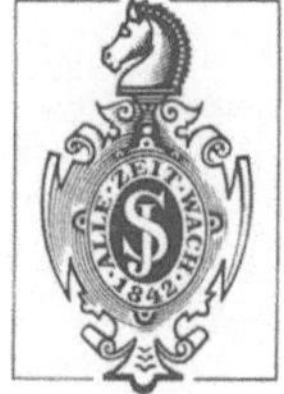

Hans-Jürgen Möller · Eva Pelzer (Hrsg.)

Neuere Ansätze zur Diagnostik und Therapie schizophrener Minussymptomatik

Mit 43 Abbildungen

Springer-Verlag Berlin Heidelberg New York
London Paris Tokyo Hong Kong Barcelona

Professor Dr. Hans-Jürgen Möller
Direktor der Universitäts-
Nervenklinik und Poliklinik
Psychiatrie
Sigmund-Freud-Str. 25
5300 Bonn 1

Dr. Eva Pelzer
Universitäts-Nervenklinik
und Poliklinik
Psychiatrie
Sigmund-Freud-Str. 25
5300 Bonn 1

CIP-Titelaufnahme der Deutschen Bibliothek. Neuere Ansätze zur Diagnostik und Therapie schizophrener Minussymptomatik/Hans-Jürgen Möller; Eva Pelzer (Hrsg.). Berlin; Heidelberg; New York; London; Paris; Tokyo; Hong Kong; Barcelona: Springer 1990

ISBN-13: 978-3-642-76264-2   e-ISBN-13: 978-3-642-76263-5
DOI: 10.1007/978-3-642-76263-5

NE: Möller, Hans-Jürgen [Hrsg.]

Gesamtherstellung: Brühlsche Universitätsdruckerei, Gießen
2125/3020-543210 – Gedruckt auf säurefreiem Papier

Autorenverzeichnis

Ackenheil, M., Prof. Dr.
Psychiatrische Klinik und Poliklinik der Universität, Nußbaumstraße 7, 8000 München 2

Ashtari, M., Dr.
Hillside Hospital, Psychiatric Research, Long Island Jewish Medical Center, Glen Oaks,
New York

Awouters, F., Dr.
Janssen Research Foundation, Turnhoutseweg 30, B-2340 Beerse

Beckmann, H., Prof. Dr.
Psychiatrische Klinik der Universität, Füchsleinstr. 15, 8700 Würzburg

Berger, M., Prof. Dr.
Psychiatrische Klinik der Universität, Hauptstr. 5., 7800 Freiburg

Bogerts, B., PD Dr.
Rheinische Landesklinik/Psychiatrische Klinik der Universität, Bergische Landstraße 2,
4000 Düsseldorf 12

Bondy, B., PD Dr.
Psychiatrische Klinik und Poliklinik der Universität, Nußbaumstr. 7, 8000 München 2

Degreef, G., M.D.
Hillside Hospital, Psychiatric Research, Long Island Jewish Medical Center, Glen Oaks,
New York

Deister, A., Dr.
Universitäts-Nervenklinik und Poliklinik, Psychiatrie, Sigmund-Freud-Straße 25,
5300 Bonn 1

Dierks, T., Dr.
Psychiatrische Klinik der Universität, Füchsleinstr. 15, 8700 Würzburg

Dose, M., Dr.
Bezirkskrankenhaus Ansbach, Feuchtwangerstraße 38, 8800 Ansbach

Emrich, H.M., Prof. Dr.
Max-Planck-Institut für Psychiatrie, Kraepelinstraße 10, 8000 München 40

Falkai, P., Dr.
Rheinische Landesklinik/Psychiatrische Klinik der Universität, Bergische Landstr. 2,
4000 Düsseldorf 12

Fleckenstein, P., Dr.
Psychiatrische Klinik des Zentralinstituts für Seelische Gesundheit, Postfach 12 21 20,
6800 Mannheim

Gaebel, W., PD Dr.
Psychiatrische Klinik und Poliklinik der Freien Universität, Eschenallee 3, 1000 Berlin 19

Garcia-Borreguero, D., Dr.
Max-Planck-Institut für Psychiatrie, Kraepelinstr. 10, 8000 München 40
Gelders, Y., Dr.
Janssen Research Foundation, Turnhoutseweg 30, B-2340 Beerse
Gross, G., Prof. Dr.
Universitäts-Nervenklinik und Poliklinik, Psychiatrie, Sigmund-Freud-Straße 25,
5300 Bonn 1
Gründer, G., Dr.
Psychiatrische Klinik und Poliklinik der Universität, Untere Zahlbacher Str. 8, 6500 Mainz
Günther, W., PD Dr. Dr.
Psychiatrische Klinik und Poliklinik der Universität, Nußbaumstraße 7, 8000 München 2
Held, T., Dr.
Rheinische Landesklinik Bonn, Kaiser-Karl-Ring 20, 5300 Bonn 1
Hillert, A., Dr. Dr.
Psychiatrische Klinik und Poliklinik der Universität, Untere Zahlbacher Str. 8, 6500 Mainz
Hohagen, F., Dr.
Psychiatrische Klinik der Universität, Hauptstr. 5, 7800 Freiburg
Huber, G., Prof. Dr. em
Universitäts-Nervenklinik und Poliklinik, Psychiatrie, Sigmund-Freud-Str. 25, 5300 Bonn 1
Janssen, P.A.J., Prof. Dr.
Janssen Research Foundation, Turnhoutseweg 30, B-2340 Beerse
Kasper, S., Dr.
Universitäts-Nervenklinik und Poliklinik, Psychiatrie, Sigmund-Freud-Str. 25, 5300 Bonn 1
Kempkens, D.
Rheinische Landesklinik Bonn, Kaiser-Karl-Ring 20, 5300 Bonn 1
Klieser, E., PD Dr.
Rheinische Landesklinik/Psychiatrische Klinik der Universität, Bergische Landstr. 2,
4000 Düsseldorf 12
Klingler, T., Dr.
Psychiatrische Klinik und Poliklinik der Universität, Untere Zahlbacherstr. 8, 6500 Mainz
Klosterkötter, J., PD Dr.
Psychiatrische Klinik der Rheinisch-Westfälischen Technischen Hochschule Aachen, Pau-
welsstr. 30, 5100 Aachen
Kornhuber, J., Dr.
Psychiatrische Klinik der Universität, Füchsleinstraße 15, 8700 Würzburg
Kraemer, S., Dr.
Psychiatrische Klinik und Poliklinik der Techn. Universität, Ismaningerstraße 22,
8000 München 80
Lieberman, J., Prof. Dr.
Hillside Hospital, Psychiatric Research, Long Island Jewish Medical Center, Glen Oaks,
New York
Maier, W., PD Dr.
Psychiatrische Klinik und Poliklinik der Universität, Untere Zahlbacherstraße 8,
6500 Mainz
Marneros, A., Prof. Dr.
Universitäts-Nervenklinik und Poliklinik, Psychiatrie, Sigmund-Freud-Str. 25, 5300 Bonn 1
Maurer, K., Prof. Dr.   *(Die Bedeutung kognitiver Wellen...)*
Psychiatrische Klinik der Universität, Füchsleinstraße 15, 8700 Würzburg

Maurer, K., Dr.   *(PSE-standardisierte Verlaufsdaten...)*
Zentralinstitut für Seelische Gesundheit, Postfach 59 70, 6800 Mannheim
Möller, H.-J., Prof. Dr.
Universitäts-Nervenklinik und Poliklinik, Psychiatrie, Sigmund-Freud-Str. 25, 5300 Bonn 1
Müller-Spahn, F., Prof. Dr.
Psychiatrische Klinik der Universität, von-Siebold-Straße 5, 3400 Göttingen
Mundt, C., Prof. Dr.
Psychiatrische Klinik und Poliklinik der Universität, Voßstraße 4, 6900 Heidelberg 1
Niemegeers, C., Dr.
Janssen Research Council, Turnhoutseweg 30, B-2340 Beerse
Novikov, J., Dr.
4. Psychiatrische Abteilung des Allgemeinen Krankenhauses Ochsenzoll, Langenhorner
Chaussee 560, 2000 Hamburg 62
Olbrich, R., Prof. Dr. Dr.
Psychiatrische Klinik des Zentralinstituts für Seelische Gesundheit, Postfach 12 21 20,
6800 Mannheim
Rao, M.-L., Prof. Dr.
Universitäts-Nervenklinik und Poliklinik, Psychiatrie, Sigmund-Freud-Str. 25, 5300 Bonn 1
Riederer, P., Prof. Dr.
Psychiatrische Klinik der Universität, Füchsleinstr. 15, 8700 Würzburg
Riemann, D., Dr.
Psychiatrische Klinik des Zentralinstituts für Seelische Gesundheit, Postfach 12 21 20,
6800 Mannheim
Rohde, A., Dr.
Universitäts-Nervenklinik und Poliklinik, Psychiatrie, Sigmund-Freud-Str. 25, 5300 Bonn 1
Scharfetter, C., Prof. Dr.
Psychiatrische Universitätsklinik, Forschungsdirektion, Lenggstraße 31, CH-8029 Zürich 8
Schlegel, S., Dr.
Psychiatrische Klinik und Poliklinik der Universität, Untere Zahlbacherstr. 8, 6500 Mainz
Schönell, H., Dr.
Rheinische Landesklinik/Psychiatrische Klinik der Universität, Bergische Landstr. 2,
4000 Düsseldorf 12
Strik, W.K., Dr.
Psychiatrische Klinik der Universität, Füchsleinstr. 15, 8700 Würzburg
Tegeler, J., PD Dr.
Psychiatrische Klinik der Universität, Bergische Landstraße 2, 4000 Düsseldorf 12
Uchtenhagen, A., Prof. Dr. Dr.
Sozialpsychiatrischer Dienst, Psychiatrische Universitätsklinik Zürich, Züricherstraße 8,
Postfach 904, CH-8021 Zürich
Weber, M.M., Dr.
Max-Planck-Institut für Psychiatrie, Kraepelinstr. 10, 8000 München 40
Wetzel, H., Dr.
Psychiatrische Klinik und Poliklinik der Universität, Untere Zahlbacherstraße 8,
6500 Mainz
Woggon, B., Prof. Dr.
Psychiatrische Klinik der Universität, Postfach 68, CH-8029 Zürich 8
Zinner, H.-J., Dr.
Universitäts-Nervenklinik und Poliklinik, Psychiatrie, Sigmund-Freud-Straße 25,
5300 Bonn 1

Vorwort

Nachdem die produktive Symptomatik schizophrener Psychosen durch die heute verfügbaren Neuroleptika erfolgreich behandelbar ist, wird um so schmerzlicher deutlich, daß die therapeutischen Möglichkeiten im Bereich der Minussymptomatik bisher unbefriedigend sind. Deshalb muß sich das Forschungsinteresse der Zukunft verstärkt auf diese Problematik richten.

Das erste Bonner Kraepelin-Symposion, das im November 1989 zu Ehren des großen Schizophrenieforschers Emil Kraepelin (1869–1926) durchgeführt wurde, hatte die schizophrene Minussymptomatik zum Tagungsthema. Von verschiedenen Experten wurde zu psychopathologischen, psychopathometrischen, biologisch-psychiatrischen, psychosozialen und pharmakotherapeutischen Aspekten Stellung genommen. Dabei wurden sowohl der Stand der Literatur wie auch eigene neuere Forschungsresultate referiert.

Die Vorträge dieses Symposions wurden unter Einbeziehung der Diskussion während des Symposions überarbeitet und liegen jetzt hier als Sammelband vor. Insgesamt spiegeln diese Beiträge gut den aktuellen Wissensstand wider.

Allen Referenten sei herzlich gedankt für ihre engagierte Arbeit an den Manuskripten. Ganz besonderer Dank gebührt der Fa. Janssen, die nicht nur in großzügiger Weise die Sponsorenschaft für das Bonner Kraepelin-Symposion übernommen hat, sondern auch großzügige finanzielle Hilfe für den Druck dieses Buches gewährt hat.

Im August 1990

Hans-Jürgen Möller
Eva Pelzer

Inhalt

Teil II   Neuropathologische, neuroradiologische, neurobiochemische und neurophysiologische Untersuchungsmethoden und -befunde

Teil III   Beiträge zur Pharmakotherapie

Teil I
Psychopathologie und standardisierte Diagnostik

Geschichtliche und psychopathologische Bemerkungen zur sogenannten Negativsymptomatik Schizophrener

C. SCHARFETTER

Unionisten und Separatisten in der Gruppe der Schizophrenien

Die Unterscheidung in (vorwiegend) positive, produktive (gemeint sind in erster Linie paranoid-halluzinatorische Syndrome) und negative (durch Adynamie, Affektverflachung und kognitive sowie sprachliche Defizienzen charakterisierte) Formen von Schizophrenien wurde 1974 von STRAUSS et al. vorgeschlagen. Es ist mit der Positiv-Negativ-Gruppierung ähnlich wie mit dem Vulnerabilitätskonzept von ZUBIN (ZUBIN u. SPRING 1977): Nicht nur trotz einer Fülle von inhärenten theoretisch-konzeptionellen Problemen, sondern gerade wegen dieser sind beide Konzepte fruchtbare Anreger des Forschungsprozesses in der jeweiligen Perspektive. Das Überlegen, Fragen, Kombinieren, der Versuch reliabler Erhebung, der Validierung der Konzepte und die Versuche, falsifizierbare Hypothesen und nicht nur „stimmige" Konstrukte zu bilden, ist heute lebhaft im Fluß.

Die Kenntnis von wenig produktiven, stillen, passiven, lahmen, energetisch entleert erscheinenden Menschen mit Psychosen ist sehr alt. Sie reicht weit vor den nosopoetischen Akt KRAEPELINS zurück, in welchem er die „endogenen" Geistesstörungen in eine affektdominante Gruppe und in eine rigorose Zusammenstellung „endogener Verblödungen" (Dementia praecox und Paraphrenien) aufteilte. Eugen BLEULER folgte ihm in dieser Abgrenzung und wurde der erfolgreiche Taufpate der Schizophrenien. Mit der Namensgebung ist Wichtiges markiert:
1) Das Gemeinsame der Schizophrenien ist ein Psychologisches, nämlich die Uneinheitlichkeit, Zerrissenheit der Person des Kranken.
2) Der Beginn muß nicht „praecox" sein.
3) Die Ausgänge sind andere als „Demenz" im Sinne des psychoorganischen Syndroms.

Ob die vorgeschlagene Dichotomie der heterogenen Gruppe der „Schizophrenien" in positive und negative Formen (notwendigerweise drängt sich gleich eine gemischte Gruppe auf) mehr ist als ein Stimulans der Forschungsaktivität, ob sie als einer der zahlreichen Versuche der „would-be-splitters" in die Geschichte eingeht, oder ob die „lumpers" (FARMER et al. 1984) an einem Morbus schizophreniae als nosologischer Entität festhalten können, wird u. a. auch von den psychopathologisch reflektierten Grundlagen des Konzeptes abhängen, nicht nur von dem Dazupassen neuromorphologischer und neurophysiologischer, neurochemischer sowie von Verlaufsbefunden und Therapieresultaten (Andreasen et al. 1990; Carpenter et al. 1988).

Negativsymptomatik vor Kraepelin und Bleuler

Caraka (1000 v. Chr.) – Heinroth (1818) – Griesinger (1861) – Maudsley (1868)

Im großen altindischen Medizinkompendium CARAKA SAMHITA (dessen Quellen etwa ins erste Jahrtausend vor Christi Geburt zurückgehen) finden wir unter den Beschreibungen verschiedener Arten von Unmada (Psychosen) neben Wahn und Halluzinationen auch die heute negativ genannten Symptome. Da ist die Unbekümmertheit um die Umgebung und um die Normen (Autismus) erwähnt, die Selbstvernächlässigung, Gleichgültigkeit, passiv-apathisches Wesen, Verarmung an und Verlangsamung der Bewegungen, Energieverlust sowie die Denkblockade. Sprachverarmung und Sprachdissoziation sowie verschiedene Affektstörungen (wenig oder kein Affekt, kein adäquater Affekt, Gleichzeitigkeit konträrer Affekte) und der soziale Rückzug (1896, Bd. 2, S. 1265 und 1949, Bd. 5, S. 268).

Aus der ersten Hälfte des 19. Jahrhunderts greife ich HEINROTH (1818) heraus. Er lehnt sich in seiner Formenlehre (wie auch in der Ableitung der Psychosen aus irreleitenden Leidenschaften) an PINEL und ESQUIROL an. HEINROTH beschreibt verschiedene Arten von Willenlosigkeit (Abulie): reine (S. 347), solche mit und ohne Schwermut (S. 349), mit und ohne Blödsinn (S. 344). Diese klinischen Bilder sind charakterisiert von den heute Negativsymptomatik genannten Zeichen.

Wilhelm Griesinger's „Psychische Schwächezustände"

GRIESINGER (1861) vertrat die Vorstellung einer psychischen Störung, die, beginnend mit Melancholie, Hypochondrie, Manie, schließlich in die psychischen Schwächezustände einmünden kann. Diese entsprechen weitgehend dem, was heute als Negativ-Schizophrenie bezeichnet wird. GRIESINGER sieht darin eine „natürliche Gruppe" (S. 322). „Schon damit stehen sie sich alle nahe, daß sie ... kein primäres, sondern ein consecutives Irresein bilden, daß sie als Reste und Residuen der bisher betrachteten Formen, wenn diese nicht geheilt werden, zurückbleiben. Ferner dadurch, daß ... die Störungen der Intelligenz ... bei zurückgetretenen oder ganz abwesenden Affekten die Grund-Anomalie bilden. Diese Störung trägt entweder ganz offen den entschiedenen Charakter der Schwäche an sich, der ... bis zum gänzlichen Auseinanderfallen des geistigen Lebens gehen kann, womit zugleich Schwäche auf der motorischen Seite des Seelenlebens, Energielosigkeit oder völliger Verlust des Willens und Gemütsschwäche ... gegeben ist. Oder jener Charakter psychischer

Schwäche ist gewissermassen verdeckt durch das Herrschen einzelner Wahnvorstellungen ..." (S. 323).

Man findet in diesen psychischen Schwächezuständen eine „entschieden gesunkene Energie des Seelenlebens" (S. 324). Sofern noch einzelne Wahnideen vorgebracht werden, spricht GRIESINGER von der „partiellen Verrücktheit" (S. 323, 328 ff.). Dabei handelt es sich um „Anomalien der Selbstempfindung, der Triebe und des Wollens" (S. 328). Es kommt zu einem „Schwächerwerden des Affekts" (S. 328), gar zu einem „Erlöschen der Affekte" (S. 329).

„Diese durchgreifende Veränderung ... besteht wesentlich in Abstumpfung und Schwäche aller psychischen Reactionen, in Gemüthsleere, Gleichgültigkeit und verminderter Energie des Willens. Keiner dieser Kranken ist derselben Theilnahme an der Außenwelt, derselben Liebe und desselben Hasses fähig wie früher" (S. 329).

Henry Maudsleys „Psychische Schwäche in der chronischen Demenz"

Bei MAUDSLEY (1868) erscheint die heutige Negativ-Schizophrenie unter der Bezeichnung chronische Demenz (S. 375). Er sagt von ihr: „Chronische Dementia ... der wir in den allerverschiedensten Graden psychischer Schwäche begegnen. Man hat gefunden, daß nach heftigen Anfällen von akutem Irresein ... die ... Folgen nach längerer Zeit in einer gewissen psychischen Schwäche ohne eigentliche intellektuelle Störung erkennbar sind. Die Kraft des Charakters scheint untergraben zu sein ... Die feineren Gefühle sind verschwunden ... Die Schwäche kann mit der Zeit wieder vollständig verschwinden ... oder sie bleibt für das ganze übrige Leben ... zurück. Im letzteren Falle kommen nicht selten in unbestimmten Zwischenräumen Rezidive von positivem Irresein vor" (S. 376).

MAUDSLEY unterscheidet drei Arten von solcher chronischen Demenz:
1. Solche, die weiterhin Wahnideen haben, diese aber mit einer emotionalen Unbeteiligtheit, „gleichsam automatisch" (S. 376) äußern. Er beschreibt diese Menschen als gleichgültig gegenüber Vergangenheit und Gegenwart, als unfähig sich zu beschäftigen. Manche „stehen oder kauern beständig in einer Ecke", ein anderer „wandelt dauernd auf einer kleinen Stelle auf und ab", ein dritter „schmückt sich phantastisch mit Federn und Blumen" (S. 377).
2. Die zweite Gruppe ist in erster Linie charakterisiert durch Verwirrtheit im Denken und Reden und durch Echolalie. „Sehr oft sind sie im höchsten Grad indifferent gegen alles, was um sie vorgeht, zuweilen auch sehr unempfindlich für Schmerz" (S. 377).
3. Die dritte Gruppe entspricht dem, was wir heute als Demenz im Sinne des fortgeschrittenen psychoorganischen Syndroms bezeichnen.

Die Negativsymptomatik bei Eugen Bleuler und Emil Kraepelin

Nur künstlich aus dem Gesamtzusammenhang herausgerissen sind die heute Minussymptomatik genannten Symptome.

Abulie, Adynamie, Anergie

Bleuler (1911)

„Der Wille ... ist in der mannigfaltigsten Weise gestört ... die Kranken erscheinen faul und nachlässig, weil sie keinen Trieb mehr haben irgendetwas zu tun, weder aus eigener Initiative noch auf Geheiß" (S. 57).

„Das ausgesprochen schizophrene Handeln ist gestempelt durch Interesselosigkeit, Mangel an Initiative und an einem bestimmten Ziel, durch ungenügende Anpassung an die Umgebung, d. h. Außerachtlassen vieler Faktoren der Wirklichkeit, durch Zerfahrenheit, plötzliche Einfälle und Sonderbarkeiten" (S. 74).

„Das Streben ist meist kraftlos, wenn es nicht ganz aufgehört hat" (S. 75).

Kraepelin (1913)

KRAEPELIN spricht vom „psychischen Siechtum" (S. 667), das in schwer beschreibbarer, aber doch spürbarer Weise anders sei als bei anderen psychischen Krankheiten.

Charakteristisch ist die „Herabsetzung der Willensantriebe" und die Antriebslosigkeit, der „Ausfall des Beschäftigungstriebes" (S. 706).

Der „Gesichtsausdruck ist leer und stumpf, ihre Gebärden sind schlaff, spärlich, eintönig" (S. 727).

Affektstörung

Bleuler (1911)

„Bei den ausgesprochenen Formen der Schizophrenie steht die gemütliche Verblödung im Vordergrund des Bildes" (S. 31). „Die Kranken haben keinen Affekt" (S. 31), sie sind „gleichgültig" (S. 32), sie zeigen „Wurstigkeit" (S. 33), womit Bleuler „eine Mischung von Euphorie und Gleichgültigkeit" meint. Dem Untersucher erscheint ein „ungenügender Tiefgang der Affekte" (S. 34).

Auch die zwischenmenschlichen Gefühle sind betroffen: Es fällt auf, „wie die Gefühle, die den Umgang der Menschen untereinander regeln, verkümmert sind" (S. 39). Manche Kranke erscheinen „ethisch abgestumpft" (S. 40).

Kraepelin (1913)

Es handelt sich um eine „eigenartige Zerstörung des inneren Zusammenhanges der psychischen Persönlichkeit mit vorwiegender Schädigung des Gemütslebens und Willens" (S. 668).

„Sehr auffallende und tiefgreifende Schädigungen spielen sich regelmäßig im Gemütsleben unserer Kranken ab. Wohl die wichtigste dieser Veränderun-

gen ist ihre gemütliche Stumpfheit: eigentümliche Gleichgültigkeit ... keine
rechte Lebensfreude ... alles egal (S. 701), stumpf, Verlust des Mitleids (S.
702), Schwinden des Feingefühls (S. 703), Einförmigkeit der Stimmung" (S.
705).

Kognitive, Denk- und Sprachstörungen

Bleuler (1911)

Für BLEULER ist die Assoziationsstörung (S. 10) der Oberbegriff für viele Arten von Störungen der Auffassung, der Aufmerksamkeit (die Ablenkbarkeit,
an anderer Stelle wird die Aufmerksamkeitsstörung als sekundär der Affekt-
störung zugeordnet, S. 56), des Urteilens, für viele Arten Denkstörungen in
formaler Hinsicht (z. B. Zusammenhangsverlust bis zur Verwirrtheit, Stereotypien) und auch inhaltlich (alogische Verknüpfungen, Monoideismus, Ideen-
armut). Dabei gilt die „Assoziationsstörung" für BLEULER als eine „einfache", d. h. als eine grundlegende Störung, welche vom unbekannten Krankheitsprozeß hervorgebracht werde. In diesem Sinne ist sie primär, d. h. nicht
psychologisch ableitbar, vielmehr selbst psychologische Matrix sekundärer,
abgeleiteter Symptome.

Als solcherart sekundär, d. h. Folge von primären Störungen der Assoziationen sowohl wie des Affektes gelten Bleuler die Störungen der Sprache und
der Schrift (S. 121).

Kraepelin (1913)

KRAEPELIN hingegen verzichtete auf eine solche theoretische Stufung der Symptome in primär oder basal und sekundär – abgeleitet. Er blieb bei der Beschreibung:

Auffassungsstörungen (S. 670), Aufmerksamkeitsstörungen (S. 671), Störungen des Denkens, besonders Zerfahrenheit (S. 687), Schädigung der „Ur-
teilsfähigkeit" (S. 693), Entgleisungen des Gedankenganges (S. 745). Daraus
resultiert: „Die geistige Leistungsfähigkeit der Kranken ist regelmäßig erheb-
lich herabgesetzt. Sie sind zerstreut, unaufmerksam, müde, matt, arbeitsunlu-
stig, nicht bei der Sache, verlieren den Zusammenhang ..." (S. 691).

Mannigfach sind die Störungen der Sprache: „Die Kranken schweigen
viel, sind einsilbig, wortkarg, ihre Sprache ist stockend, verstummt rasch, sie
erzählen nichts aus eigenem Antrieb, sie lassen Antworten nur mühsam aus
sich herauspressen" (S. 727).

Autismus, sozialer Rückzug, Isolierung

Bleuler (1911)

Autismus ist ein zentrales Konzept für BLEULER: „Die schwersten Schizophrenen, die gar keinen Verkehr mehr pflegen, leben in einer Welt für sich; sie haben sich mit ihren Wünschen, die sie als erfüllt betrachten, oder mit den Lei-

den ihrer Verfolgung in sich selbst verpuppt und beschränken den Kontakt mit der Außenwelt soweit als möglich. Diese Loslösung von der Wirklichkeit zusammen mit dem relativen und absoluten Überwiegen des Binnenlebens nennen wir Autismus" (S. 52).

Dabei ist zu bedenken: „Der Autismus ist gar nicht immer auf den ersten Blick zu bemerken. Das Benehmen vieler zeigt zunächst nichts Auffallendes; erst bei längerer Beobachtung sieht man, wie sehr sie immer eigene Wege suchen und wie wenig sie die Umgebung an sich herankommen lassen" (S. 53). „Besonnene Kranke erscheinen oft viel weniger autistisch als sie sind, weil sie die autistischen Gedanken unterdrücken können oder sich mit ihnen nur theoretisch beschäftigen ... ihnen aber für gewöhnlich keinen oder nur einen ganz geringen Einfluß auf ihr Handeln gestatten" (S. 54, 55).

„Den Inhalt des autistischen Denkens bilden Wünsche und Befürchtungen" (S. 55). „Dem autistischen Denken entspringen die Wahnideen, die groben Verstöße gegen Logik und Anstand ..." (S. 55).

„Wir haben also ein realistisches und ein autistisches Denken zu unterscheiden und zwar beim gleichen Patienten nebeneinander."

Nach außen besteht selten ein „vollständiger Abschluß gegen die Außenwelt" (S. 55). Diesen findet man nur beim schwersten Bild: „Nimmt der Autismus überhand, so bildet er schließlich einen vollen Abschluß um die kranke Psyche. Wie im Traum leben die schwersten Schizophrenen in den ihnen angewiesenen Räumen, bald maschinenmäßig herumgehend oder sonst sich bewegend ohne ein äußeres Ziel, bald stumm und regungslos, den Kontakt mit der Außenwelt auf ein unfühlbares Minimum herabsetzend" (S. 77).

KRAEPELIN (1913) verzichtet auf ein so komplexes Konstrukt wie Autismus, welches als primär, als Matrix anderer Symptome, positiver als auch negativer, aufgefaßt werden könnte. Er beschreibt die soziale Beziehungsarmut schlicht: Die Kranken „knüpfen keine Beziehungen an" (S. 727). In der Schilderung der Dementia simplex (S. 763) zeichnet KRAEPELIN einen reinen Typus von Negativsymptomatik.

Minussymptomatik – ein transnosologisches Reduktionssyndrom

Die Zuordnung zu positiver und negativer Symptomatik

Welche Symptome sind positiv, welche negativ? Bei der Kreation von Wahnwelten und einer halluzinatorischen Anreicherung wahrnehmungsartiger Erfahrung wird unschwer ein Konsensus der Zuordnung zu erreichen sein. Aber wie ist es mit dem sog. ausgebrannten Wahn, welcher in doppelter Buchführung als autistische Privatwirklichkeit weder affektiv noch deutlich bewegt noch das Handeln wesentlich bestimmt? Manche zoenästhetischen Halluzinationen und die ohnehin nicht scharf abzugrenzenden wahnhaften Körperveränderungen, z. B. das Herz sei aus Plastik, der Rumpf weise eine Kluft auf, in welcher der rechte Arm eingeklemmt sei, machen eine eindeutige Zuordnung schwer. Wohin gehören die vielen katatonen Zeichen, die Echopraxie, Echolalie, Parakinesen, Stereotypien? Wohin gehört die Parathymie? Wohin der Negativismus?

Angst, Depression, Resignation, Mißtrauen, Argwohn entziehen sich der Positiv-Negativ-Dichotomie.

Welche Denkstörungen sollen als positiv, welche als negativ gewertet werden? Bei der Denkverarmung und Eingleisigkeit, dem Gedankenstop, -abreißen, der Dissoziation bis zum Paragrammatismus und zur Schizophasie wird das Fehlen einer aktiven Eigengestaltung nach den sozialen Normen die Zuordnung zur Negativsymptomatik vielleicht leichter machen. Aber wenn wir diese Argumentation gelten lassen, müssen wir sie dann nicht auch für Gedankeneingebung, -steuerung, -lenkung, -ausbreitung akzeptieren? (Andreasen 1986).

Damit sind wir beim Interpretieren der Symptome. Welches Interpretationsmodell lassen wir gelten? Wie weit dürfen wir gehen in der Rückführung auf „Primäres"?

Wenn sozialer Rückzug, die Schaffung einer autistisch abgeschirmten Eigenwelt, passives Verweigern von Kommunikation und Kooperation mit den „normalen" Verhaltensweisen der anderen, nicht kranken Menschen Minussymptomatik ist, so kann diese sehr wohl noch aktive, also auch produktive Abwehr, z. B. des Ich-Untergangs, der Grenzauflösung, der Identitätsdiffusion, sein, also noch positive Abwehrleistung des Bewußtseins, zeigt sich doch in der Psychose nach den Worten IDELERS (1847, S. 11) „das angestrengte Arbeiten des Bewußtseins an seiner eigenen Reorganisation."

Noch weiter gehen manche Psychoanalytiker in ihrer Interpretation, nach FREUDS Deutungen der Abwehrneuropsychosen (1894, 1896). RACAMIER (1982) deutet selbst die völlige Passivität in schizophrener Ohnmacht noch als eine Abwehrleistung des Ichs. Selbst der psychodynamischem Denken nach dem Muster FREUDS so abgeneigte KRAEPELIN verwies auf den Schutz- und damit auf den sekundären Charakter z. B. des sozialen Rückzuges (S. 725). In neuerer Zeit haben SOMMERS (1985), CARPENTER et al. (1988), STRAUSS (1985) auf die Mannigfaltigkeit der Bedeutungen von Negativsymptomatik hingewiesen.

CARPENTER und STRAUSS schlagen eine Zweiteilung der Negativsymptomatik vor in sekundär-negativ (abgeleitet aus anderen Symptomen) und in „nicht sekundär-negativ" oder primär-negativ. Damit ist der Interpretation jede Tür geöffnet und das Splitting, das Untergruppenbilden, setzt sich in der Gruppe der Minussymptomatik fort. Ganz zu verzichten auf Interpretation, ist unmöglich. In jeder Deskription ist sie da, in jeder Einteilung noch mehr.

Auch Adynamie kann als Produktion von Abwehrverhalten gedeutet werden. Also kann Minussymptomatik auch Leistung sein, positive Hervorbringung – wenn auch, wie alle psychotische Symptomatik, negativ in den Folgen für die Lebensbewältigung, d. h. zu Dysfunktionalität führend. Was an Abulie ist Reaktion auf die Erfahrung psychotischer Ich-Desintegration, auf schwere Entmutigung und Selbstentwertung, auf Depression, Angst, Vertrauensverlust? Was an „Minussymptomen" ist aktiver Schutz gegen nicht anders abzu-

wehrende Sinnesüberflutung, überwältigende (auch positive) Gefühle, Grenz-
verschmelzung? Wenn wir Adynamie und Rückzug aus dem aktiven Leben als
Folge von Passivierung durch zu geringe Beanspruchung, zu viel Schonung
und Überbefürsorgung deuten können, liegt die Zuordnung näher. Aber wie
können wir sie von den anderen, aktiven Schutzhandlungen abgrenzen? Und
wie von den Folgen neuroleptischer Dämpfung (wie früher z. B. als Folge
frontaler Lobotomie)? Wie oft dient „Minussymptomatik" als ein vorgehalte-
nes Schild zur Abschirmung eines verletzlichen, bewegten Innenlebens, das
der kommunikativen Auseinandersetzung entzogen werden und in der Alien-
ation seinen Freiraum bewahren soll?

Man kann Konventionen treffen, was man als Minussymptomatik bezeichnen will. Es bleiben Festsetzungen. Sie mögen ihren heuristischen Wert
haben. Mit modernen Instrumenten wie SANS und SAPS (Andreasen
1979a, b, 1982a, b, 1983, 1984) ist eine gute Reliabilität zu erzielen. Für die
Validität der Positiv-Negativ-Klassifizierung müssen externe Variablen herangezogen werden.

Klinisch reine Formen werden um so seltener festzustellen sein, je besser,
näher, länger ein Arzt seinen Patienten kennt. Die positiv-negativen Mischfäl-
le werden dann immer häufiger. Was bleibt dann noch? Sicher nicht zwei Kategorien von Schizophrenen, sondern positive und negative Symptomatik stellen Pole eines dimensionalen Kontinuums dar. Oder: zur „produktiven" Symptomatik kommt ein allgemeinmenschliches Ringen, Kämpfen, Abwehren,
Verteidigen, Resignieren, die Selbstaufgabe hinzu.

Deskriptiv-kategoriale Psychopathologie bedarf der Ergänzung um eine funktionale Psychopathologie

Rein deskriptive Psychopathologie bleibt weit von der Person, dem Ich des
Kranken entfernt – und bedarf der Ergänzung um eine funktionale Psychopathologie (vgl. Scharfetter 1990, S. 68). Das heißt, die Frage stellen: Was bringt
dem Patienten ein Symptom, was veranlaßt ihn dazu, warum muß er sich so
verhalten? Welches Selbst/Ich- und welches Welterleben bestimmt sein de-
skriptiv und terminologisch festgestelltes Verhalten? Das ist für jede Therapie
bedeutsam.

Die kategoriale „diagnosenorientierte Psychopathologie richtet sich auf
die Krankheit, nicht auf den Kranken, auf den reifizierten oder potentiell reifi-
zierbaren Morbus, nicht auf die Person. Diese deskriptiv-kategoriale Psychopathologie ist wichtig, um die Fachsprache für die internationale Verständi-
gung zu vereinheitlichen ... Daher ist solche deskriptive Psychopathologie –
bei aller ihrer Unschärfe und der Gefahr, interaktionell fluktuierende
Erlebens- und Verhaltensweisen im „Status" zu fixieren – unentbehrlich.

Aber sie allein ist nicht genug! Sie zielt auf die Feststellung einer hypostasierten Sache „Krankheit". Deskriptive Psychopathologie gibt noch keine
Antwort auf die Fragen, warum ein Mensch ein Symptom hervorbringt, pro-
duziert, kreiert, vielleicht sogar braucht, wozu das Symptom ihm dient: was

für eine Not er damit zum Ausdruck bringt, was für eine Therapiebedürftigkeit er damit signalisiert, und was wir dem Symptom an Hinweisen auf die Ebene der therapeutischen Ansprechbarkeit entnehmen können. Deskriptive Psychopathologie allein fragt noch nicht nach dem funktionell-finalen Sinn von Symptomen. Daher ist sie allein eine ungenügende Grundlage für die Entwicklung eines Behandlungsplans, der auf die Behandlungsbedürfnisse und die therapeutische Zugänglichkeit des Patienten eingeht. Wir brauchen aber eine therapierelevante Psychopathologie. Die diagnostischen Feststellungen „Depression" oder „Schizophrenie", getroffen aufgrund der deskriptiv-kategorialen Psychopathologie, sagen noch nichts Direktes über die Behandlungsbedürftigkeit des Kranken und über seine therapeutische Ansprechbarkeit aus.

Also bedarf die deskriptiv-kategoriale Psychopathologie der Ergänzung durch eine funktionell-finale Interpretation der Symptome ..." (S. 69/70). „Das Symptom zeigt, in welchen Bereichen der Patient schwerpunktmäßig betroffen ist, was er therapeutisch am meisten an Rekonstruktionshilfe braucht und in welchen Schichten der Existenz er therapeutisch ansprechbar ist..." (S. 71).

„Grundsätzlich bestimmt der Patient (natürlich nicht willentlich und rational, sondern) durch sein Erleben und Verhalten, was für ihn Therapie ist, was er therapeutisch am dringlichsten braucht. Der Therapeut erfährt dies aus der Psychopathologie. Die Symptome sind nämlich mehr als bloß pathognomonische Zeichen, die eine Zuordnung zu einer nosologischen Kategorie erlauben ... Symptome sind wichtige Wegweiser zur Therapie: Sie sind Indikatoren der Betroffenheit, der Therapiebedürftigkeit und -ansprechbarkeit. Sie zeigen auch den Stand der Selbstrettungsversuche und ihres Ungenügens. Denn es ist ja das Versagen der Selbstheilungsbemühungen, welches einen Menschen zum Infirmen, zum Kranken macht, dem es nicht mehr gelingt, den Ansprüchen seines Lebens in einem soziokulturellen Kontext zu genügen ... Die funktionelle Deutung von Verhaltensweisen als Selbstrettungsversuche ist nützlich und somit auch wichtig für die Gestaltung des Behandlungsplanes. Aber man sollte diesen Interpretationsansatz der Psychopathologie auch nicht überbeanspruchen. Keineswegs alle Verhaltensweisen von Patienten sind damit schon verstanden, gar ‚erklärt', schon gar nicht Erlebensweisen (ob das nun direkt das Selbst/Ich-Erleben betrifft oder Erfahrungen wie Halluzinationen) ... Woher weiß der Therapeut, was der Patient als Hilfe braucht, welche Hilfe dieser annehmen kann, auf welcher Ebene seiner Existenz (kognitiv, affektiv, verbal, averbal, konkret, symbolisch, mimisch, gestisch, gesamtleiblich) er ansprechbar ist? Der Therapeut kann das nur aus den Symptomen erschließen. Die Symptome weisen ihn auf den Stand der Betroffenheit des Patienten. Sie zeigen an, wo der Schwerpunkt seiner Infirmität liegt ..." (S. 219). Auch Negativsymptomatik ist nicht immer stabil, kann aufgegeben werden, sich wandeln – unter überraschenden, erschütternden Erlebnissen, durch Versetzung, Psycho-, Sozio-, Familientherapie – und auch unter neuroleptischem Schutz.

Die interaktionelle und situative Abhängigkeit aller Psychopathologie

Alle psychopathologischen Symptome, die zur Diagnose einer Schizophrenie im heutigen Sinne herangezogen werden, sind interaktionell abhängig. Selbst mancher Wahn, viele Halluzinationen und katatone Symptome, Denkstörungen und Sprachbesonderheiten können in geeigneter sozialer Umgebung – und dazu gehört auch die Gesprächssituation über die Symptome – zurücktreten, verschwinden.

KAHLBAUM (1863, S. 101) hat das klar an der intersubjektiven Abhängigkeit der „Veränderungen des Ich-Bewußtseins" beobachtet. Es gibt nicht nur in der psychiatrischen Institution, sondern auch in und außerhalb der Familie symptomprovozierende und symptomreduzierende Interaktionspartner.

Wie flüchtig darf ein Symptom sein, wie lange muß es in welcher Situation, wem gegenüber bestehen, um „festgestellt" zu werden? Gilt eine Alogie, ein Mutismus, eine Schizophasie, eine soziale Inaktivität als Minussymptom, wenn es in entspannter Atmosphäre in einem Patientferienlager, bei einem Fest, in einer Gefahrensituation verschwindet? Wer kann da morbogenes Symptom, exogen – soziogen – iatrogen induziertes Verhalten sicher trennen?

Was von Negativsymptomen gehört zur Schizophrenie?

Wiederholt wurde auf die Nähe von Apathie, Passivität, Initiativelosigkeit, Sprach- und Denkarmut, sozialer Inaktivität und Rückzug zum depressiven Syndrom hingewiesen. Und wie viele Schizophrene sind in ihrer Weise bei ihrer leidvollen Ich-Krankheit nicht ständig oder häufig depressiv? Chronische Depressivität bei chronifizierten „Affekterkrankungen" kann recht ähnlich in Erscheinung treten. Persönlichkeitsstörungen, sog. neurotische Entwicklungen, können ebenfalls so verlaufen. Selbst milde chronische organische Psychosyndrome vor der vollen Ausprägung des amnestischen Syndroms und hirnlokale Psychosyndrome können verwandte Züge zeigen. Desgleichen allgemeine vitale Reduktion bei Unterernährung, Resignation in Armut und anderem sozialen Elend sowie schwere Formen der Posttraumatic Stress Disorder. ERNST (1962) sprach deshalb von einem „allgemeinen residuären Psychosyndrom". CIOMPI (1982) hat die „Chronifizierung der Verrücktheit" (S. 312) wiederholt diskutiert und auf das Schizophrenie-Überschreitende darin hingewiesen. JANZARIK (1959, 1988) führte ältere energetisch-dynamische Konzepte in seiner strukturdynamischen Interpretation weiter. Die dynamische Entleerung, allenfalls auch Strukturverformungen, sind darin Grundlage der Minussymptome. MUNDT (1985) stellte die Apathie in den Varianten asthenisch, autistisch und amorph dar und bot eine Interpretation als Stabilisierungsversuch durch Entlastung vom Intendieren-Müssen. Ein empirischer Zugang zu den physikalistischen Metaphern Dynamik, Energie u. ä. ist nicht im Bereiche des heutigen Wissenschaftskurses.

Was an Minussymptomen bleibt dann als schizophrenie-kennzeichnend? Was ist primäre, was sekundäre „disability" – jenseits diagnostischer Kategorien? Zeigt sich in der Minussymptomatik ein transnosologisch Gemeinsames vieler Arten psychosozialer Behinderung? Erhält ein solches gemeinsames Reduktionssyndrom bei den schweren Ich-Krankheiten seine besondere Tönung? Ist nicht – psychopathologisch – die Krankheit „der ganzen Person" (HEINROTH 1827, S. 358), des Ichs (S. 545), die „Veränderung des Ich-Bewußtseins" (KAHLBAUM 1863, S. 901), die „Krankheit des Ich (GRIESINGER 1871, S. 114), die Spaltung der Persönlichkeit" (S. 245) der gemeinsame Nenner des schizophren Genannten, wie es auch KRAEPELIN und BLEULER sahen? Ein psychopathologisch Gemeinsames kann Ergebnis verschiedener ätiopathogenetischer Entwicklungen und Verarbeitungen sein.

In einer Zeit kategorial deskriptiver Psychopathologie und in einer wissenschaftshistorischen Ära, in der in so fruchtbarer Weise, ausgehend von Syndromen mit Kriterien des Beginns, des Verlaufs, der Endzustände, naturwissenschaftlich-empirische Befunde zur Hirnmorphologie und Physiologie, zur Biochemie, zur Psychopharmaka-Ansprechbarkeit, zur Neuropsychologie und zur Genetik gesucht werden, sollte dieses Forschungsziel nicht ganz vom Horizont verschwinden: das Ich/Selbst, die Person des Schizophrenen. Darin liegt auch die Aufforderung, dem Werdegang eines Menschen zu einem einigermaßen stabilen und autonomen Ich, seinen Verletzlichkeiten, seinen Gefährdungen, seinem Ringen um seinen Bestand, seinen Selbstrettungsmaßnahmen und Schutzstrategien nachzugehen. Daraus erhoffen wir uns Hilfen für eine Verbesserung bedürfnisangepaßter Therapieangebote und Hinweise für eine sekundäre Prävention (Scharfetter 1990).

Literatur

Andreasen NC (1979 a) The clinical assessment of thought, language, and communication disorders: I. The definition of terms and evaluation of their reliability. Arch Gen Psychiatry 36:1315–1325

Andreasen NC (1979 b) The clinical assessment of thought, language, and communication disorders: II. Diagnostic significance. Arch Gen Psychiatry 36:1325–1330

Andreasen NC (1982 a) Negative symptoms in schizophrenia: definition and reliability. Arch Gen Psychiatry 39:784–788

Andreasen NC (1982 b) Negative vs. positive schizophrenia: definition and validation. Arch Gen Psychiatry 39:789–794

Andreasen NC (1983) The Scale for the Assessment of Negative Symptoms (SANS). The University of Iowa, Iowa City

Andreasen NC (1984) The Scale for the Assessment of Positive Symptoms (SAPS). The University of Iowa, Iowa City

Andreasen NC (1985) Positive vs. negative schizophrenia: a critical evaluation. Schizophr Bull 11:380–389

Andreasen NC, Grove WM (1986) Thought, language, and communication in schizophrenia: diagnosis and prognosis. Schizophr Bull 12:348–359

Andreasen NC (1986) Scale for the Assessment of Thought, Language, and Communication (TLC). Schizophr Bull 12:473–482

Andreasen NC, Flaum M, Swayze VW, Tyrrell G, Arndt ST (1990) Positive and negative symptoms in schizophrenia. Arch Gen Psychiatry 47:615–621

Bleuler E (1911) Dementia praecox oder Gruppe der Schizophrenien. In: Aschaffenburg G (Hrsg) Handbuch der Psychiatrie, 4. Abteilung, 1. Hälfte. Deuticke, Leipzig
Caraka Samhita: 1. (Ed) Kaviratna KACH, Calcutta 1896; 2. (Ed) Ayurvedic Society, Jamnagar 1949
Carpenter WT, Heinrichs DW, Wagman AMI (1988) Deficit and nondeficit forms of schizophrenia: the concept. Am J Psychiatry 145:578–583
Ciompi L (1982) Affektlogik. Klett-Cotta, Stuttgart
Ernst K (1962) Neurotische und endogene Residualzustände. Arch Psychiat 203:61–84
Farmer AE, McGuffin P, Gottesman JJ (1984) Searching for the split in schizophrenia: a twin study perspective. Psychiatry Res 13:109–118
Freud S (1894) Die Abwehrneuropsychosen. GWI. Fischer, Frankfurt 1968
Freud S (1896) Weitere Bemerkungen über die Abwehrneuropsychosen. GWI. Fischer, Frankfurt 1968
Griesinger W (1871) Die Pathologie und Therapie der psychischen Krankheiten, 2. Aufl. 1861, 3. Aufl. 1871. Krabbe, Stuttgart
Heinroth ICA (1818) Lehrbuch der Störungen des Seelenlebens oder der Seelenstörungen und ihre Behandlung. Anhang: Anweisung für angehende Irrehärzte zur richtigen Behandlung ihrer Kranken. Vogel, Leipzig
Heinroth ICA (1827) ESQUIROLE. Allgemeine und spezielle Pathologie und Therapie der Seelenstörungen. Bearbeitet von Hille KC und mit Zusätzen von Heinroth ICA. Hartmann, Leipzig
Ideler KW (1847) Der religiöse Wahnsinn. Schwetschke, Halle
Janzarik W (1959) Dynamische Grundkonstellationen in endogenen Psychosen. Springer, Berlin Göttingen Heidelberg
Janzarik W (1988) Strukturdynamische Grundlagen der Psychiatrie. Enke, Stuttgart
Kahlbaum K (1863) Die Gruppierung der psychischen Krankheiten und die Einteilung der Seelenstörungen. Kafemann, Danzig
Kraepelin E (1913) Psychiatrie. Ein Lehrbuch für Studierende und Ärzte, 8. Aufl. Barth, Leipzig
Maudsley H (1870) Die Physiologie und Pathologie der Seele. Übersetzt von Boehm R. Stuber, Würzburg (Originalarbeit 1868)
Mundt C (1985) Das Apathiesyndrom der Schizophrenen. Springer, Berlin Heidelberg New York Tokyo
Racamier PC (1982) Die Schizophrenien. Eine psycho-analytische Interpretation. Springer, Berlin Heidelberg New York
Scharfetter C (1990) Schizophrene Menschen, 3. Aufl. Urban u. Schwarzenberg, München
Sommers AA (1985) „Negative symptoms": conceptual and methodological problems. Schizophr Bull 11:364–379
Strauss JS, Carpenter WT jr, Bartko JJ (1974) The diagnosis and understanding of schizophrenia: Part III. Speculations on the processes that underlie schizophrenic symptoms and signs. Schizophr Bull 11:61–69
Zubin J, Spring G (1977) Vulnerability – a new view of schizophrenia. J abnorm Psychol 86:103–126

Minussymptomatik und kognitive Basissymptome

J. KLOSTERKÖTTER

Einleitung

In diesem Beitrag soll es um das Verhältnis der sog. schizophrenen Minussymptomatik zu den Basissymptomen gehen – und zwar vornehmlich den kognitiven Störungen unter ihnen. Also gilt es zunächst, diese beiden Symptomgruppen kurz so weit zu charakterisieren, daß man ihre Unterschiede erkennen und vor diesem Hintergrund dann auch die möglichen Beziehungen zueinander erörtern kann.

Minussymptomatik

Minussymptomatik meint – jedenfalls wenn diese Bezeichnung nicht nur im klinischen Jargon, sondern im bestimmteren Sinne verwendet wird – dasselbe, was in der angloamerikanischen Schizophrenieforschung seit den 70er Jahren Negativsymptomatik heißt. Diese Negativsymptomatik aber stellt ihrerseits nichts anderes als eine operationalisierte Neufassung der alten, durch Verhaltens- und Ausdrucksmerkmale definierten Grundsymptomatik dar.

Wing u. Brown (1970) waren wohl die ersten, die die von Kraepelin (1904) eingeführte und durch E. Bleuler (1911) dann weiter ausgearbeitete Trennung akut-reversibler Produktivität von einem chronisch-defektuösen Grundsyndrom in der Positiv-Negativ-Terminologie wieder aufgenommen haben. 4 Jahre später folgte die gleiche Reaktualisierung auch in der amerikanischen Psychiatrie durch Strauss et al. (1974), und Tabelle 1 zeigt, daß beispielsweise „negative symptoms" wie „blunting of affect" oder „apathy" in bruchloser Kontinuität mit den Grundsymptomen der „gemütlichen Abstumpfung" oder der „Einbuße an Tatkraft" stehen.

Crows (1980) 2-Syndrom-Konzept entspricht weitgehend dem von Wing, faßt aber die „negative symptoms" – wie in Tabelle 2 zu sehen – mit nur 2 durch die Krawiecka-Skala (1977) gemessenen Merkmalen deutlich restriktiver. Andreasen (1982) dagegen knüpft mit ihren SANS-operationalisierten Bestimmungen von allen modernen Negativ-Positiv-Dichotomisten am direktesten an E. Bleulers Grundsymptom-Definitionen an. Kays in Tabelle 2 noch

Tabelle 1. Grundsymptom- und Negativsymptom-Bestimmungen

Kraepelin (1904)	Bleuler (1911)	Wing u. Brown (1970)	Strauss et al. (1974)
Verstandesabnahme („Verblödung", „Demenz")	Assoziationsstörung	Schizophrenic thought disorders	Certain kinds of formal thought disorders, such as blocking
		Slowness of thought Poverty of speech	
Gemütsabstumpfung	Affektivitäts- störung	Flatness of affect	Blunting of affect
	Autismus	Social withdrawal	
Einbuße an Willens- festigkeit	Ambivalenz Abulie	Low motivation	
Einbuße an Tatkraft	Mangel an Initiative Interessenlosigkeit	Lack of initiative Underactivity	Apathy

Tabelle 2. Negativsymptom-Definitionen

Crow (1980)	Andreasen (1982)	Kay et al. (1989)
Poverty of speech	Alogia-Paralogia	Difficulty in abstract thinking Stereotyped thinking
	Attention impairment	
Flattening of affect	Affective flattening Anhedonia – Asociality Avolition – Apathy	Blunted affect Emotional withdrawal Passive/apathetic social withdrawal Lack of spontaneity
Scales		
A Standardized Psychiatric Assessment for Rating Chronic Psychotic Patients (Krawiecka)	The Scale for Assessment of Negative Symptoms (SANS)	The Positive and Negative Syndrome Scale (PANSS)

mit angeführte Einteilung belegt exemplarisch, daß es im definitorischen De-
tail inzwischen zwar manche, für die Vergleichbarkeit der Forschungsergebnisse nicht gerade förderliche Variationen gibt.

Im Rückblick auf Kraepelin zeigt sich aber doch so etwas wie ein gemein-
samer, in den meisten Negativsymptom-Konzeptionen wiederkehrender defi-
nitorischer Kern. Er schließt die in Tabelle 3 umrissenen Merkmale Affektverflachung, Interessen- und Initiativenverlust, Inaktivität und soziale Rückzugs-
haltung ein und weist so die Negativsymptomatik – und mit ihr eben auch ihr
deutsches Pendant, die Minussymptomatik – als ein überwiegend dynami-

Tabelle 3. Grundsymptom- und Negativsymptom-Konzeptionen

	Kraepelin (1904)	Bleuler (1911)	Wing u. Brown (1970)	Strauss et al. (1974)	Crow (1980)	Andreasen (1982)	Kay et al. (1989)
Formale Denkstörung	+	+	+	−	−	−	−
Gedanken- blockierung	−	+	−	+	−	+	−
Abstraktions-, Zielvorstel- lungsverlust	−	+	−	−	−	+	+
Aufmerksam- keitsstörung	+	+	−	−	−	+	−
Sprech- verarmung	−	−	+	−	+	+	−
Anhedonie	−	+	−	−	−	+	−
Affekt- verflachung	+	+	+	+	+	+	+
Interessen-, Initiativen- verlust	+	+	+	+	−	+	+
Inaktivität	+	+	+	+	−	+	+
Soziale Rück- zugshaltung	+	+	+	+	−	+	+

Von den meisten Konzeptionen berücksichtigtes Störungsmuster

sches Verarmungssyndrom aus. Weitgehend das gleiche Störungsmuster erfaßt übrigens auch die Intentionalitätsskala von Mundt (1985), das erste deutsche zur quantitativen Dokumentation schizophrenietypischer Residualsym-
ptome konstruierte Instrument. Dennoch darf man es wohl nicht einfach in
die Folge der Grundsymptom-Redefinitionen mit einreihen, und zwar aus
konzeptologischen Gründen und Gründen der Machart nicht, aber auch im
Hinblick auf den Einschluß einiger, sonst zu den positiven Symptomen ge-
rechneter Phänomene nicht. Die formale Denkstörung, von Kraepelin und E.
Bleuler noch in fester Verbindung mit den dynamischen Defizienzen gesehen,
wurde bei der angloamerikanischen Dichotomie-Reaktualisierung in sich sel-
ber aufgeteilt. Auf der negativen Seite blieben danach beispielsweise in Andre-
asens Definition von der alten Denkzerfahrenheit nur das Gedankenabreißen
und der paralogische Verlust der Zielvorstellungen übrig. Hinzu kommen
sonst lediglich noch die aus dem Sprechverhalten erschlossene Denkverar-

mung und eine allerdings sehr global gefaßte Aufmerksamkeitsstörung mit Konzentrationsschwäche als neben den Klagen über Denkerschwernis einziger hier mitberücksichtigter subjektiver Erfahrung kognitiver Defizienz.

Kognitive Basissymptome

Auch diese Symptomgrupe ist von den Begründern der modernen Schizophrenieforschung zumindest im Umriß schon vorgegeben worden. Denn Kraepelin hat 1913 nicht nur die Konzeption der Schizophrenia simplex – also der Vorform der heutigen negativen Schizophrenie oder des Typ-II-Syndroms – anerkannt. Er akzeptierte auch E. Bleulers Vorstellungen von der latenten Schizophrenie, der wohl exaktesten Vorwegnahme dessen, was man heute schizophrene Vulnerabilität (Nuechterlein 1987) nennt. Indikatoren für die latente Störanfälligkeit sollten auch wieder die Grundsymptome, hier aber in viel schwächerer Ausprägung sein, und als klinischer Ausdruck für diesen Gradunterschied wurde u. a. die Nachweisbarkeit allein in der Selbstwahrnehmung und noch nicht auch im offenen Verhalten angesehen (Klosterkötter 1985).

Tabelle 4. Angloamerikanische Entsprechungen zur deutschen Basissymptomforschung

Chapman (1966)	Chapman et al. (1980)	Liddle (1986)	Cutting u. Dunne (1989)
Disturbances in attention, memory and thinking		Disturbances in thinking	Thinking change
Disturbances in speech production and perception			Linguistic changes
Disturbances in visual perception	Changes in visual and auditory experience	Disturbances of perception	Visual and auditory perceptual change
Disturbances in body image	Body image aberrations	Disturbances of cenesthesia	Self-concept change, i. a. bodily change
Disturbances in motor functions		Disturbances of motor function	Movement change
	Physical anhedonia	Disturbances of emotion and volition	Emotional changes
Scales			
Special Questionaire	Perception Aberration Scale, Physical Anhedonia Scale	Scale for the assessment of Subjective Experience of Deficits in Schizophrenia (SEDS)	Special Questionaire

Genau hieran hat nun in den 60er Jahren die in Tabelle 4 skizzierte Entwicklungslinie angeknüpft, die sich als angloamerikanische Richtung der Basisstörungsforschung auffassen läßt. So beschrieb J. Chapman (1966) beispielsweise Blockierungsphänomene des Denkens, die für die Betroffenen subjektiv schon lange vor der psychotischen Erstmanifestation bemerkbar waren und erst viel später auch als Minussymptom des Gedankenabreißens im Sprechverhalten zum Ausdruck kamen. Deshalb traten bei ihm und treten heute bei Cutting u. Dunne (1989) solche subjektiven Defizienzerfahrungen unter der Bezeichnung „early symptoms" auf. Demgegenüber ging die deutsche Entdeckung der Basissymptome von Hubers (1957, 1966) Erstbeschreibung schizophrenietypischer Residualzustände aus. Der Nachweis genau gleicher Beschwerden auch in präpsychotischen Basisstadien, vor allem durch Gross (1969), lenkte jedoch auch hier das Interesse zu den frühen und schon vorauslaufenden Defizienzen hin und Süllwold (1977) bezog ihren Begriff der uncharakteristischen Basisstörungen ja ohnehin von vornherein auf die Defizienzerlebnisse von Patienten mit überwiegend beginnender Schizophrenie.

Tabelle 5. Kerngruppe kognitiver Basissymptome. (Nach Klosterkötter 1988)

1. *Denkstörungskomplex*	(C.1)
– Gedankeninterferenz	(C.1.1)
– Zwangähnliches Perseverieren	(C.1.2)
– Gedankendrängen	(C.1.3)
– Gedankenblockierung	(C.1.4)
– Störung der rezeptiven Sprache	(C.1.6)
– Störungen der Diskriminierung von Vorstellungen u. Wahrnehmungen	(C.1.15)
Erlebnisfolge:	
Autopsychische Depersonalisation bzw. Gedankenlautwerden	(B.3.4)
2. *Wahrnehmungsstörungskomplex*	(C.2)
Insgesamt 25 Einzeltypen von kognitiven Wahrnehmungsstörungen auf optischem, akustischem, olfaktorischem, gustatorischem u. taktilem Gebiet (z. B. Makropsien, Mikropsien, Metamorphopsien)	
Erlebnisfolge:	
Allopsychische Depersonalisation (Derealisation)	(C.2.11)
3. *Handlungsstörungskomplex*	(C.3)
– Motorische Interferenz	(C.3.1)
– Automatosesyndrom	(C.3.1)
– Motorische Blockierung	(C.3.2)
– Bannungszustände	(C.3.2)
Erlebnisfolge:	
Autopsychische Depersonalisation	(B.3.4)
4. *Leibgefühlstörungskomplex*	(D)
Insgesamt 11 Einzeltypen von Störungen der Proprioception (z. B. Bewegungs-, Zug- und Druckempfindungen im Körperinneren, Sensationen der Schrumpfung o. Vergrößerung)	
Erlebnisfolge:	
Somatopsychische Depersonalisation	(D.1.1)

Einteilung nach BSABS (Gross et al. 1987).

Zugleich waren damit auch die den Beschwerden zugrundeliegend gedachten
Störungen der Informationsaufnahme und -verarbeitung gemeint. Um diesen
Doppelsinn zu vermeiden, hat sich Süllwold (1986) jedoch inzwischen der Terminologie von Huber (1983) angeschlossen, der nur die hypostasierten Hinter-
grundveränderungen Basisstörungen, den Niederschlag im Erleben aber Basissymptome nennt. Von beidem sind übrigens die gleich noch kurz anzuspre-
chenden bisher test- oder experimentalpsychologisch erfaßten Korrelate der
Basissymptome getrennt zu halten. Denn sie stellen beim heutigen Kenntnisstand bestenfalls Indikatoren für die im einzelnen noch nicht definierbaren
Basisstörungen dar. Auf die bei uns in der deutschen Psychiatrie bisher entwickelten Dokumentationsinstrumente, die verschiedenen Fassungen des
Frankfurter Beschwerdefragebogens (FBF), die Günzburger Selbstbeurtei-
lungsskala (GSBS) und das Bonner Schema zur standardisierten Beurteilung
von Basissymptomen (BSABS) ist hier nicht näher einzugehen. Es soll nur anhand der prägnantesten kognitiven BSABS-Items kurz angedeutet werden,
wie weit die Übereinstimmung zwischen der anglo-amerikanischen „Early-
symptoms"- und der deutschen Basisstörungs-Forschung tatsächlich reicht.
    Der Denkstörungskomplex in Tabelle 5 mit Gedankeninterferenz, Ge-
dankendrängen u. a. findet in den beiden Kategorien der „thinking" und „lin-
guistic changes" in Tabelle 4 seine Entsprechung, der Wahrnehmungsstö-
rungskomplex mit Makropsien, Mikropsien u. a. in der Kategorie der „disturbances of perception", der Leibgefühlstörungskomplex mit verschiedenen
Einzeltypen veränderter Propriozeption in den „body image aberrations" und
der Handlungsstörungskomplex mit Interferenzen und Blockierungen auch
auf diesem Gebiet in der in Tabelle 4 angeführten motorischen Kategorie.

Unterschiede und Beziehungen

Damit sind die wichtigsten Unterschiede zwischen den beiden Symptomgruppen eigentlich schon alle kenntlich gemacht: Mit Basissymptomen meint man
also die subjektiven Erfahrungen einer vorwiegend kognitiven Defizienz, die
sensorische Reizaufnahme, Informationsverarbeitung und motorische Reiz-
antwort mitumfaßt. Auf experimentalpsychologischer Ebene – das läßt sich
hier nur sehr global und vereinfacht andeuten – scheint ihnen mehr eine erhöhte Distraktibilität bei den verschiedenen bisher verwandten Aufgaben zu
entsprechen und auf der psychophysiologischen Ebene ähnlich eine Hyperre-
aktivität. Mit Minussymptomatik dagegen meint man überwiegend die
Verhaltens- und Ausdruckskorrelate einer vornehmlich dynamischen Defizienz, die sich psychologisch mehr in einer generellen, je nach eingesetzter
Testbatterie unterschiedlich viele Funktionsbereiche betreffenden Ausfüh-
rungsschwäche und psychophysiologisch als autonome Hyporeaktivität nie-
derschlägt (Nuechterlein 1987). Verlaufsbezogen betrachtet sind die Basisdefi-
zienzen eher frühere Symptombildungen und kommen genauso auch bei
"High-risk"-Kindern und den Störungen des sog. schizophenen Spektrums

Tabelle 6. Bewältigungsreaktionen „Was mir hilft und meinen Zustand bessert". (Aus Süllwold u. Huber 1986)

	Ja-Antworten in %
– Wenn ich Unruhe um mich herum meide	65,9
– Wenn ich mich auf wenige Aktivitäten konzentriere und alles andere weglasse	58,5
– Wenn ich langsam arbeite	52,0
– Wenn ich Gefühlsregungen vermeide	41,5
– Wenn ich mich viel zurückziehe	34,1
– Wenn ich mich viel in den gleichen Räumen aufhalte	33,2
– Wenn ich mich ruhig verhalte und wenig bewege	30,6
– Wenn ich wenig spreche	27,1
Korrelation der Bewältigungsreaktionen mit Summenwert des FBF 3 = 0,41	

(Parnas et al. 1982) vor. Auch Minussymptome können sich natürlich schon früh manifestieren, aber hier gehen doch die meisten Untersucher von einer Zunahme der dynamischen Verarmung mit der Dauer des Krankheitsverlaufs aus (Walker 1987). Diese relative Früh-Spät-Differenz paßt gut zu der Hypothese, daß die Basissymptome leichtere und im Verlauf früher auftretende Ausprägungsgrade der Minussymptome sind (Chapman 1966; Süllwold u. Huber 1986 u. a.). Sie könnte insbesondere für die unter den Basissymptomen ja auch mitberücksichtigten, in diesem Beitrag nur nicht eigens dargestellten dynamischen Defizienzen oder etwa auch für das Verhältnis der nur selbst wahrnehmbaren Störungen der rezeptiven und expressiven Sprache zur von außen beobachtbaren Verarmung des Sprachverhaltens zutreffend sein. Aber auch eine zweite Hypothese zu den Beziehungen zwischen den beiden Symptomgruppen wird heute international viel diskutiert (Hemsley 1987 u. a.). Danach stellt die dynamische Verarmung mehr eine sekundäre dysfunktionale Folge von Bewältigungsreaktionen dar.

Würden nämlich gerade die Patienten mit kognitiven Basissymptomen genau das tun, was ihnen hilft und ihren Zustand bessert, dann käme bei den in Tabelle 6 angeführten Reaktionsmustern ersichtlich ein volles Minussyndrom mit Inaktivität, Verlangsamung, scheinbarer Affektverflachung und Interessenlosigkeit, sozialem Rückzug, aber auch Sprechverarmung und sozialer Unaufmerksamkeit heraus.

Konsequenzen

Sollte man nun in Anbetracht solcher Unterschiede und möglicher Relationen die Basissymptome in die Minussymptomforschung miteinbeziehen oder nicht? Ich meine, auf jeden Fall, und möchte dafür noch kurz die vier folgenden Argumente nennen:

Erstens bliebe sonst der ca. 40% große Anteil an reinen, nur aus Basissymptomen bestehenden Residualsyndromen ausgespart, der zumindest beim

Krankengut einer Universitätsklinik nach langen Verläufen unter neueren Behandlungsbedingungen zu erwarten ist (Huber et al. 1979). Das gilt übrigens auch, wenn man zwischen purer Schizophrenie und schizoaffektiven Psychosen trennt und dann etwa gleich große Anteile an uncharakteristischen residualen Basissyndromen in den beiden Gruppen bekommt (Marneros et al. 1989).

Zweitens scheinen nach eigenen Untersuchungen (Klosterkötter 1988) und solchen von Maher (1988) aus den USA bestimmte kognitive Basissymptome die positive Symptombildung in Gang bringen zu können, wenn die negative Schutzhaltung versagt. Also bekäme man durch sie möglicherweise den Schlüssel zum Verständnis der in dem Beitrag von Deister et al. in diesem Band (s. S. 25–34) gezeigten Negativ-Positiv-Übergänge und Mischverhältnisse in die Hand.

Drittens sind die kognitiven Basissymptome – das zeigen beispielsweise die von Wieser (1982) angegebenen tiefenelektroenzephalographischen Korrelate – aus neuropsychologischer Sicht von allen Schizophreniesymptomen am eindeutigsten auf limbische Funktionsanomalien zu beziehen. Deshalb stimmen sie gut mit einem der inzwischen „härtesten" biologischen Befunde, dem Substanzmangel des vorderen – vor allem linken – Temporallappens überein, der offenbar gleichfalls präpsychotisch schon vorbesteht (Bogerts et al. 1987).

Viertens kann man mit Hilfe bestimmter Basissymptome möglicherweise ein erhöhtes Risiko zur Entwicklung von schizophrenen Plus- und Minussymptomen schon vor der psychotischen Erstmanifestation erkennen.

Dazu zeigt Abb. 1 vorläufige Ergebnisse der ersten 61 Patienten aus einer laufenden, vom BMFT geförderten prospektiven Studie, die bei der Index-Untersuchung trotz zum großen Teil schon gebotener Basissymptome noch alle als neurotisch oder persönlichkeitsgestört einzustufen, bei der 1. Nachun-

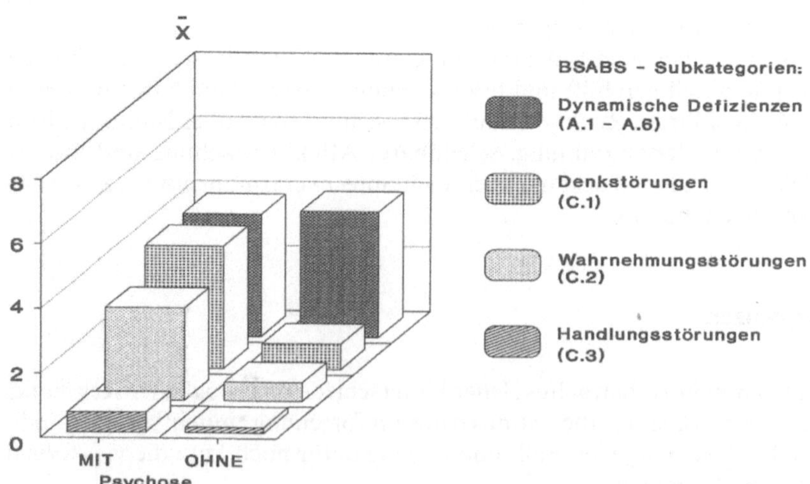

Abb. 1. Vergleich zwischen psychotisch gewordenen (n = 24) und nicht psychotisch gewordenen (n = 37) Patienten im Hinblick auf präpsychotisch gebotene Basissymptome

tersuchung im Mittel 6,3 Jahre später aber zu 39% in eine gesicherte Schizophrenie nach DSM-III-R-Kriterien übergegangen waren. Die psychotisch gewordenen Patienten haben ersichtlich vorher im Mittel hochsignifikant häufiger Denk- und Wahrnehmungsstörungen geboten, während der dynamische – mit leichter, nur selbst wahrnehmbarer Minussymptomatik gleichzusetzende – Anteil nicht zwischen den beiden Gruppen trennt. Solche kognitiven Basissymptome könnten also durchaus zur Früherkennung geeignet sein, und in ihrer wirksamen Reduktion wäre dann ein Ansatz zur Primärprävention der später ja nur noch schwer behandelbaren Minussymptomatik zu sehen.

Literatur

Andreasen NC (1982) Negative symptoms in schizophrenia: definition and reliability. Arch-Gen Psychiatry 39:784–788

Bleuler E (1911) Dementia praecox oder Gruppe der Schizophrenien. In: Aschaffenburg G (Hrsg) Handbuch der Psychiatrie, Spezieller Teil 4. Deuticke, Leipzig

Bogerts B, Wurthmann C, Piroth HD (1987) Hirnsubstanzdefizit mit paralimbischem und limbischem Schwerpunkt im CT Schizophrener. Nervenarzt 58:97–106

Chapman J (1966) The early symptoms of schizophrenia. Br J Psychiatry 112:225–251

Chapman LJ, Edell WS, Chapman JP (1980) Physical anhedonia, perceptual aberration and psychosis proneness. Schizophr Bull 6:639–653

Crow TJ (1980) Molecular pathology of schizophrenia: more than one disease process? Br Med J 280:66–68

Cutting J, Dunne F (1989) Subjective experience of schizophrenia. Schizophr Bull 15:217–231

Gross G (1969) Prodrome und Vorpostensyndrome schizophrener Erkrankungen. In: Huber G (Hrsg) Schizophrenie und Zyklothymie. Thieme, Stuttgart

Gross G, Huber G, Klosterkötter J, Linz M (1987) Bonner Skala für die Beurteilung von Basissymptomen (BSABS: Bonn Scale for the Assessment of Basic Symptoms). Springer, Berlin Heidelberg New York Tokyo

Hemsley DR (1987) An experimental psychological model for schizophrenia. In: Häfner H, Gattaz WF, Janzarik W (eds) Search for the causes of schizophrenia. Springer, Berlin Heidelberg New York Tokyo

Huber G (1957) Pneumencephalographische und psychopathologische Bilder bei endogenen Psychosen. Springer, Berlin Göttingen Heidelberg

Huber G (1966) Reine Defektsyndrome und Basisstadien endogener Psychosen. Fortschr Neurol Psychiatr 34:409–426

Huber G (1983) Das Konzept substratnaher Basissymptome und seine Bedeutung für Theorie und Therapie schizophrener Erkrankungen. Nervenarzt 54:23–32

Huber G, Gross G, Schüttler R (1979) Schizophrenie. Verlaufs- und sozialpsychiatrische Langzeituntersuchungen an den 1945–1959 in Bonn hospitalisierten schizophrenen Kranken. Springer, Berlin Heidelberg New York

Kay SR, Opler LA, Lindenmayer J-P (1989) The Positive and Negative Syndrome Scale (PANSS): rationale and standardisation. Br J Psychiatry 155 (Suppl 7):59–65

Klosterkötter J (1985) Formes frustes der Schizophrenien. In: Huber G (Hrsg) Basisstadien endogener Psychosen und das Borderline-Problem. Schattauer, Stuttgart

Klosterkötter J (1988) Basissymptome und Endphänomene der Schizophrenie. Springer, Berlin Heidelberg New York Tokyo

Kraepelin E (1904/1913) Psychiatrie, 7. Aufl, Bd 2; 8. Aufl, Bd 3. Barth, Leipzig

Krawiecka M, Goldberg D, Vaughan M (1977) A standardized psychiatric assessment scale for rating chronic psychotic patients. Acta Psychiatr Scand 55:299–308

Liddle PF (1986) A Scale for the Assessment of Subjective Experience Deficits in Schizophrenia (SEDS). Presented at the 3rd Bi-annual Winter Workshop on Schizophrenia. Schladming/Austria

Maher BA (1988) Anomalous experience and delusional thinking: The logic of explanation. In: Oltmanns TF, Maher BA (eds) Delusional beliefs. Wiley, New York

Marneros A, Deister A, Rohde A, Steinmeyer EM, Jünnemann H (1989) Long-term outcome of schizoaffective and schizophrenic disorders: A comparative study. Part I: Definitions, methods, psychopathological and social outcome. Eur Arch Psychiatr Neurol Sci 238:118–125

Mundt CH, Fiedler P, Pracht B, Rettig R (1985) InSka (Intentionalitätsskala) – ein neues psychopathologisches Instrument zur quantiativen Erfassung der schizophrenen Residualsymptomatik. Nervenarzt 56:146–149

Nuechterlein KH (1987) Vulnerability models for schizophrenia: State of the art. In: Häfner H, Gattaz WF, Janzarik W (eds) Search for the causes of schizophrenia. Springer, Berlin Heidelberg New York Tokyo

Parnas J, Schulsinger F, Schulsinger H, Mednick SA, Teasdale TW (1982) Behavioral precursors of schizophrenia spectrum. Arch Gen Psychiatry 39:658–664

Strauss JS, Carpenter WT, Bartko JJ (1974) The diagnosis and understanding of schizophrenia: Part III. Speculations on the processes that underlie schizophrenic symptoms and signs. Schizophr Bull 11:61–76

Süllwold L (1977) Symptome schizophrener Erkrankungen. Uncharakteristische Basisstörungen. Springer, Berlin Heidelberg New York

Süllwold L, Huber G (1986) Schizophrene Basisstörungen. Springer, Berlin Heidelberg New York Tokyo

Walker EF (1985) Validating and conceptualizing positive and negative symptoms. In: Harvey PD, Walker EF (eds) Positive and negative symptoms of psychosis. Hillsdale, NJ

Wieser HG (1982) Zur Frage der lokalisatorischen Bedeutung epileptischer Halluzinationen. In: Karbowski K (Hrsg) Halluzinationen bei Epilepsien und ihre Differentialdiagnose. Huber, Bern

Wing JK, Brown GW (1970) Institutionalism and schizophrenia. Oxford University Press, London

Zur Stabilität negativer und positiver Syndromatik

A. Deister, A. Marneros und A. Rohde

Einleitung

Die Unterteilung schizophrener Symptomatologie in eine Gruppe sog. positiver und eine Gruppe sog. negativer Symptome hat im Verlaufe der letzten 10 Jahre eine umfangreiche und sehr kontroverse Diskussion in praktisch allen Bereichen der Schizophrenieforschung ausgelöst.

Eine Vielzahl von ätiologischen, pathogenetischen, therapeutischen und prognostischen Hypothesen bezieht sich auf diese Unterteilung.

Zum jetzigen Zeitpunkt scheint allerdings allein gesichert, daß die Zahl der aufgeworfenen Fragen die der auch nur annähernd gesicherten Antworten bei weitem übersteigt.

Schon die Frage, welche Symptome den jeweiligen Symptomgruppen zuzuordnen sind, erscheint problematisch. Eine allgemein anerkannte oder gar verbindliche Einteilung existiert auch hier nicht.

Die weiteste Verbreitung hat sicherlich die Einteilung von Andreasen (1982 a, b) gefunden. Die Tabelle 1 zeigt, welche Symptome in diesem Konzept als positiv bzw. negativ klassifiziert werden. Andreasen selbst stellte bei der Beschreibung dieser Symptome eine Beziehung zwischen den negativen Symptomen und Bleulers Grundsymptomen her – eine Parallele, die sich zwanglos aber sicherlich nur auf die reine Symptomaufzählung beziehen kann. Parallelen wurden auch zu anderen Begriffspaaren hergestellt, wie etwa:

produktive – nichtproduktive Symptomatik,
Plus- bzw. Minussymptomatik,
Produktivität – Defizienz,
akute – chronische Symptomatik.

In verschiedenen Arbeiten werden diese Begriffe sogar – sicherlich sehr vereinfachend – synonym gebraucht.

Die begrifflichen und teilweise auch ideengeschichtlichen Wurzeln positiver und negativer Symptomatik reichen zurück bis zum Anfang bzw. der Mitte des letzten Jahrhunderts und sind mit den Namen Reynolds und Jackson verbunden (Berrios 1985).

Reynolds (1828–1896) benutzte die Begriffe „positiv" und „negativ" zur Beschreibung und Klassifizierung der bei Epilepsie zu beobachtenden Symptomatik. In seinem Konzept erscheinen die positive und die negative Syndro-

Tabelle 1. Positive und negative Symptomatik und positive, negative und gemischte Schizophrenie. (Nach Andreasen 1982a, b; Andreasen u. Olsen 1982)

Negative Symptome	*Negative Schizophrenie*
Alogie (Sprachverarmung)	1. Zwei der negativen Symptome sind in deutlichem Ausmaß vorhanden
Affektverarmung	2. Keines der positiven Symptome dominiert das klinische Bild
Apathie	
Anhedonie – Asozialität	
Aufmerksamkeitsstörungen	
	Gemischte Schizophrenie
	Entweder sind weder die Kriterien der positiven oder der negativen Schizophrenie erfüllt oder sowohl die Kriterien der positiven als auch die der negativen Schizophrenie sind erfüllt
Positive Symptome	*Positive Schizophrenie*
Halluzinationen	1. Eines der positiven Symptome dominiert das klinische Bild
Wahnphänomene	2. Keines der negativen Symptome ist in einem deutlichen Ausmaß vorhanden
Positive formale Denkstörungen	
Bizarres oder desorganisiertes Verhalten	

matik als strukturell und funktionell voneinander unabhängig (Reynolds 1858).

Bei J. H. Jackson (1835–1911) hatte sich das geändert: Seinem Konzept positiver und negativer Symptome liegt die Vorstellung einer funktionellen Hierarchie des Nervensystems zugrunde. Strukturelle Schädigungen im Bereich entwicklungsgeschichtlich jüngerer Hirnstrukturen sollen zu als negativ bezeichneten Symptomen führen. Die aus dieser Schädigung resultierende verminderte Inhibition entwicklungsgeschichtlich älterer Hirnstrukturen wurde als notwendige Bedingung für das Sichtbarwerden positiver Symptome angesehen. Daraus geht hervor, daß – im Konzept Jacksons und im Gegensatz zum Konzept von Reynolds – eine strukturelle und funktionelle Abhängigkeit der beiden Symptomgruppen existieren muß: Positive Symptome können nach diesem Konzept nur gemeinsam mit negativer Symptomatik auftreten (Jackson 1889).

In der modernen psychiatrischen Literatur wurde die Unterscheidung positiver und negativer Symptome in der Schizophrenieforschung vor allem durch Fish (1962), Wing u. Brown (1970), Strauss et al. (1974) sowie Andreasen (1979) aufgenommen.

Das heutige Konzept der positiven und negativen Schizophrenie

Das heutige Konzept positiver und negativer Symptomatik geht über die reine Aufzählung und Einteilung von Symptomen hinaus.

Andreasen u. Olsen haben 1982 drei verschiedene Formen schizophrener Psychosen definiert und Kriterien für die jeweiligen Formen angegeben. Die

Tabelle 1 zeigt die Kriterien für die positive, negative und gemischte Schizophrenie:

Dominiert mindestens eines der positiven Symptome das klinische Bild, und sind gleichzeitig negative Symptome nicht in einem deutlichen Ausmaß vorhanden, dann wird in diesem Konzept eine positive Schizophrenie angenommen. Sind andererseits mindestens zwei der genannten negativen Symptome in einem deutlichen Ausmaß vorhanden, und dominiert keines der positiven Symptome das klinische Bild, dann wird eine negative Schizophrenie angenommen.

Zwei unterschiedliche Bedingungen führen zur Annahme einer „gemischten Schizophrenie": Entweder sind sowohl die Kriterien der positiven als auch die der negativen Schizophrenie erfüllt oder weder die Kriterien der positiven noch die der negativen Schizophrenie sind erfüllt.

Andreasen u. Olsen (1982) betonten ausdrücklich den *Querschnittscharakter* dieser Einteilung und unterstellten im *Langzeitverlauf* Fluktuationen der Symptomatik:

„Several aspects of these criteria should be noted. First, they are designed to evaluate patients cross-sectionally during the index episodes. In our own use of the criteria, we evaluated the severity of symptoms during the preceding month. The most prominent symptoms may fluctuate in some patients over the course of months or years. These criteria do not take such fluctuations into account and instead attempt to characterize only current symptoms" (S. 790).

Diese Einschränkung konnte jedoch nicht verhindern, diese Syndrome distinkten Subtypen schizophrener Erkrankungen zuzuordnen, die auch für den Längsschnitt gültig sein sollen. In diesem Zusammenhang ist z. B. die Dichotomisierung der Schizophrenien in einen Typ I und einen davon abgrenzbaren Typ II (Crow 1980, 1985) zu sehen.

An diese Einteilung wiederum knüpfen sich verschiedene ätiopathogenetische, therapeutische und prognostische Hypothesen.

Beispielhaft können folgende Hypothesen genannt werden: Negative Schizophrenien sollen auf einer strukturellen Hirnschädigung basieren (Crow 1980, 1985), schlecht auf Neuroleptika ansprechen (Angrist et al. 1980) und einen eher schlechten Ausgang haben (Strauss et al. 1974). Positive Schizophrenien werden mit einer Dopamin-Dysfunktion in Verbindung gebracht (Crow 1980, 1985), sollen gut auf Neuroleptika ansprechen (Angrist et al. 1980) und einen eher guten Langzeitausgang haben (Strauss et al. 1974).

Unabdingbare Voraussetzung, vom phänomenologischen Charakter der Einteilung negativer und positiver Symptome zu evtl. Subtypen schizophrener Erkrankungen zu gelangen, ist eine gesicherte Aussage über die Stabilität positiver und negativer Syndromatik im Verlauf der Erkrankung.

Die unterschiedlichen Modelle, die die Syndromatik im Verlauf beschreiben, können im Prinzip zu drei Modellen zusammengefaßt werden (Walker 1987):

Subtypen-Modell. Dieses Modell geht davon aus, daß positive bzw. negative Symptomatik Ausdruck zweier ätio-pathogenetisch distinkter Erkrankungen sind.

Stadien-Modell. Dieses Modell nimmt an, daß positive bzw. negative Symptomatik unterschiedliche Stadien einer insgesamt progressiven Erkrankung repräsentieren.

Episoden-Modell. In diesem Modell wird davon ausgegangen, daß sich das Auftreten positiver und negativer Symptomatik von Episode zu Episode während des gesamten Verlaufes ändern kann.

Verläßliche und empirisch überprüfbare Angaben zur Stabilität der hier definierten Syndrome sind in der Literatur äußerst rar.

Angaben, die dazu gemacht werden, beziehen sich üblicherweise auf vergleichsweise kurze Zeiträume, also etwa 2–5 Jahre (Pogue-Geile u. Harrow 1984, 1985; Lindenmayer et al. 1986; Kay u. Singh 1989).

Studien, die die Stabilität der Syndromatik an einer ausreichend großen Patientenpopulation und über einen ausreichend langen Zeitraum untersucht haben, existieren zur Zeit nicht.

Zur Frage der Stabilität negativer und positiver Syndromatik

In der Köln-Studie wurden insgesamt 383 Patienten nach langjährigem Verlauf persönlich und unter Anwendung standardisierter Methoden nachuntersucht. Von diesen Patienten erfüllten 139 Patienten im Längsschnitt die Kriterien der Diagnose Schizophrenie.

Wir unterscheiden in der Köln-Studie zwischen „Episode" einerseits und „Erkrankung" bzw. „Psychose" andererseits. Eine Episode wird im Querschnitt, eine Erkrankung im Längsschnitt definiert (Marneros et al. 1988 b).

Eine Schizophrenie wurde nur dann diagnostiziert, wenn im gesamten Verlauf keine melancholische und/oder manische Symptomatik aufgetreten war (Marneros et al. 1986, 1988 a, 1989).

56,8% der untersuchten Patienten waren männlich, 43,2% weiblich (Tabelle 2). Das durchschnittliche Alter bei Erstmanifestation betrug 28,1 Jahre, das durchschnittliche Alter bei Katamnese 50,9 Jahre. Die durchschnittliche Katamnesedauer betrug 22,8 Jahre, mit einem Minimum von 10 Jahren und einem Maximum von 50 Jahren.

Die Kriterien von Andreasen u. Olsen (1982) für negative, positive und gemischte Schizophrenie wurden getrennt auf jede Krankheitsepisode angewendet.

Wir definieren eine Episode als den Zeitraum zwischen Beginn und Ende einer stationären psychiatrischen oder gleichwertigen ambulanten Behandlung (Marneros et al. 1988 b). Eine gleichwertige ambulante Behandlung muß folgende Kriterien erfüllen:
- intensive Pharmakotherapie und häufige Konsultationen des Psychiaters und
- Unterbrechung der gewohnten Tätigkeiten wie etwa Berufstätigkeit oder der Haushaltsführung.

Tabelle 2. Merkmale der untersuchten Population

Schizophrenie ($n = 139$)

Geschlecht	
Männlich	79 (56,8%)
Weiblich	60 (43,2%)
Alter bei Erstmanifestation	
Arithm. Mittelwert	28,1 Jahre
Median	24,0
Minimum	14,0
Maximum	64,0
Katamnesendauer	
Arithm. Mittelwert	22,8 Jahre
Median	25,0
Minimum	10,0
Maximum	50,0
Alter bei Katamnese	
Arithm. Mittelwert	50,9 Jahre
Median	51,0
Minimum	27,0
Maximum	84,0

Der Beginn der Erkrankung wurde unter anderem mit Hilfe des im Mannheimer Zentralinstitutes für Seelische Gesundheit entwickelten Instrumentes IRAOS (Häfner et al. 1990) erfaßt.

Die Symptomatik in der jeweils ersten Episode wurde bei 44,6% der Patienten als positiv, bei 31,7% als negativ und bei 23,7% der Patienten als gemischt klassifiziert (Abb. 1).

Die Abb. 2 zeigt Art und prozentuale Häufigkeit der im weiteren Verlauf der Erkrankung auftretenden Episoden in Abhängigkeit von der Art der Symptomatik bei der ersten Episode. Die grau unterlegten Felder stellen diejenigen Felder dar, die bei einer stabilen Syndromatik mit möglichst hohen Prozentzahlen belegt sein müßten. Tatsächlich aber ist dies nur ansatzweise der Fall.

Nur 50% der folgenden Episoden bei Patienten mit positivem Beginn sind ebenfalls positiv, bei negativem Beginn sind nur 43% der folgenden Episoden vom gleichen Typ, bei gemischtem Beginn beträgt die Rate sogar weniger als ein Drittel (32%).

Natürlich könnte es sich bei dieser Art der globalen Betrachtung auch um den Ausdruck eines gruppenstatistischen Artefaktes handeln.

Es soll deshalb eine besondere Verlaufsform gesondert betrachtet werden. Diejenigen Verlaufsformen scheinen von besonderem klinischen und wissenschaftlichen Interesse, die jeweils nur *einen* Episodentyp während des gesamten Verlaufes aufweisen.

Aus der Abb. 3 ist die Häufigkeit solcher homogenen Verläufe in Abhängigkeit von der Zeitdauer seit Erstmanifestation zu ersehen.

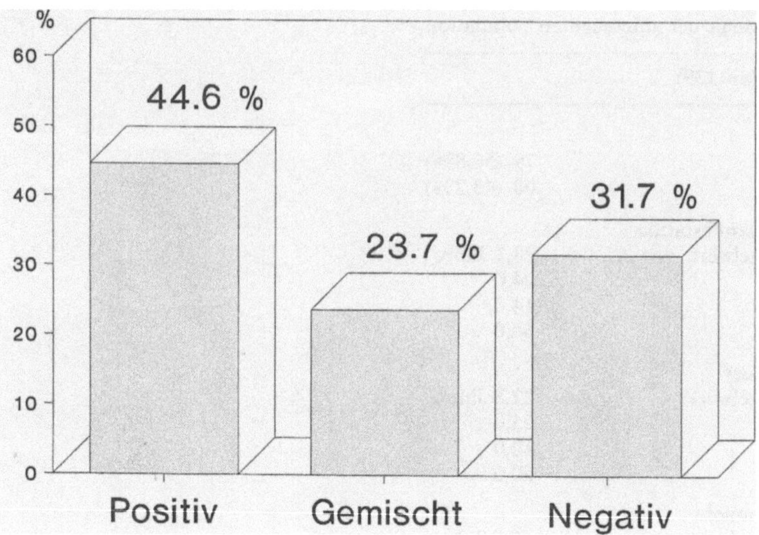

Abb. 1. Typ der jeweils ersten Episode

	Episodentyp im Verlauf		
Beginn	positiv	gemischt	negativ
positiv	50 %	23 %	27 %
gemischt	16 %	32 %	52 %
negativ	26 %	31 %	43 %

Abb. 2. Episodentyp im Verlauf in Abhängigkeit vom Episodentyp bei Beginn

Es zeigt sich, daß die Häufigkeit solcher Verläufe auch eine Funktion der Erkrankungsdauer ist: Die Zahl der homogen negativen Verläufe sinkt bereits innerhalb der ersten 10 Jahre nach Erkrankungsbeginn rapide auf etwa ein Drittel der Zahl der Patienten, die zu Beginn eine negative Symptomatik aufwiesen, ab.

Ein ähnliches Bild ergibt sich auch für die homogen positiven sowie die rein gemischten Verläufe.

Bei der Mehrzahl der Patienten ist es also im Verlauf zu einem Syndromshift gekommen, d. h. zum Wechseln von einem Syndromtyp in einen anderen.

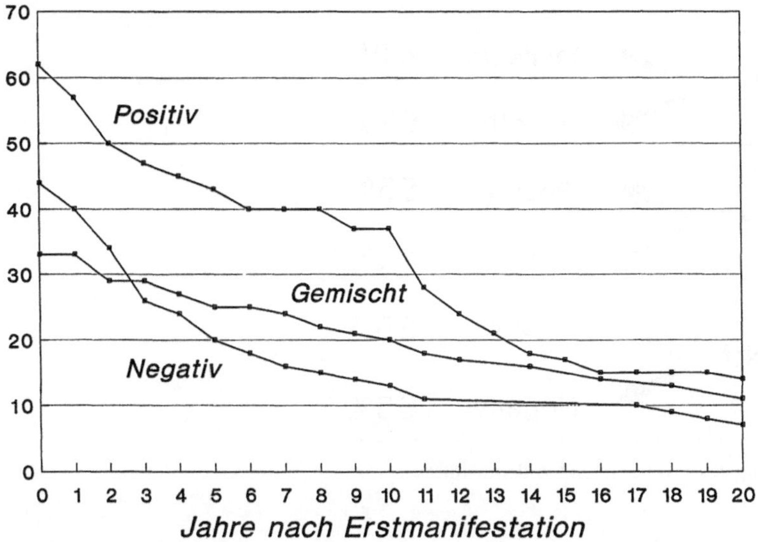

Abb. 3. Homogene Verläufe in Abhängigkeit von der Erkrankungsdauer

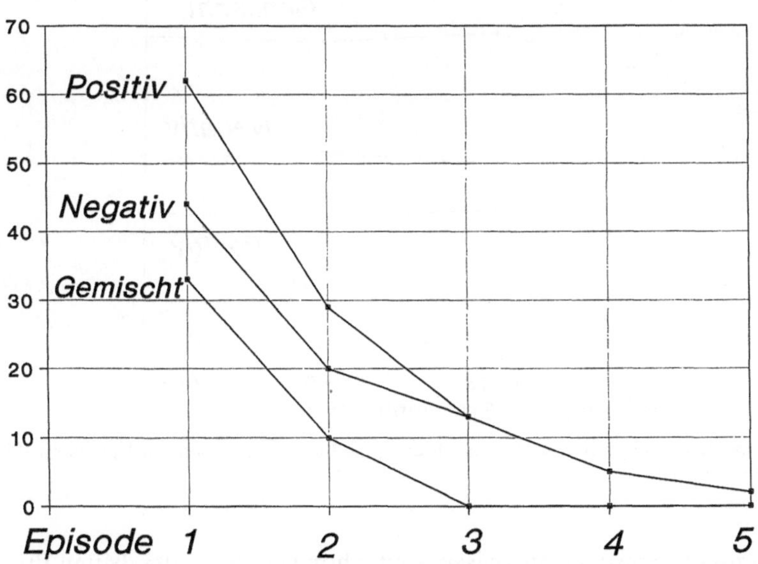

Abb. 4. Zahl der homogenen Verläufe in Abhängigkeit von der Zahl der Episoden

Noch eindrucksvoller wird die Häufigkeit des Syndromshifts dargestellt, wenn man ihn nicht auf die Dauer seit der Erstmanifestation bezieht, sondern auf die einzelnen Episoden (Abb. 4).

Es zeigt sich, daß die Zahl der homogenen Verläufe bereits bei der zweiten Episode nur noch etwa die Hälfte des Ausgangswertes beträgt. Verläufe, die

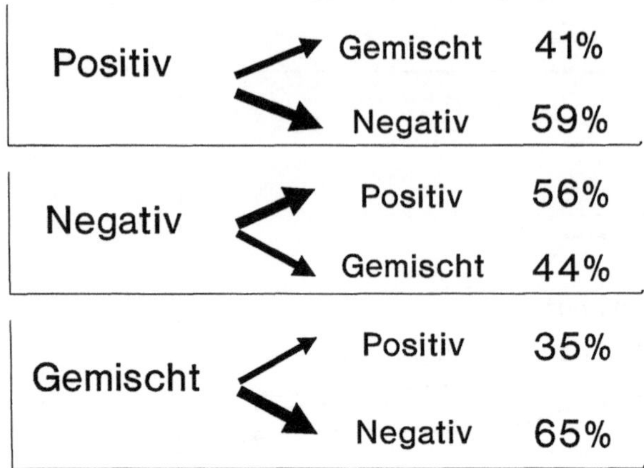

Abb. 5. Richtung des jeweils ersten Syndromshiftes

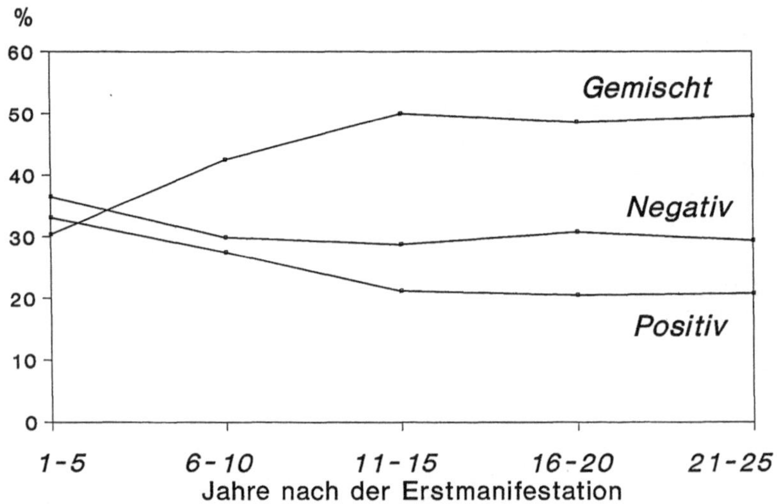

Abb. 6. Anteil positiver, negativer und gemischter Episoden an der gesamten Episodenzahl (in 5-Jahres-Intervallen)

lediglich gemischte Episoden aufweisen, sind schon bereits bei der dritten Episode überhaupt nicht mehr zu finden.

Ein Syndromshift findet also statt. Er ist nicht die Ausnahme, er ist die Regel. Psychopathologisch homogene Verläufe sind dagegen selten.

Der Syndromshift findet in der Regel bereits anläßlich der zweiten oder dritten Episode statt (arithmetischer Mittelwert: 2,8 Episoden), durchschnittlich 6,1 Jahre nach der Erstmanifestation.

Sowohl bei positivem als auch bei negativem Beginn erfolgt der jeweils erste Syndromshift mit einer leichten Bevorzugung in Richtung der jeweils polaren Form. 59% der zunächst positiven Patienten werden negativ, 56% der zunächst negativen Patienten positiv. Diejenigen Patienten, die zunächst ein gemischtes psychopathologisches Bild zeigten, wechseln zu etwa zwei Dritteln (65%) zunächst zu negativen Bildern (Abb. 5).

Ein Syndromshift findet also in ganz verschiedene „Richtungen" statt. Feste Beziehungen zwischen verschiedenen Syndromen fanden sich – zumindestens beim ersten Syndromshift – nicht.

Es bleibt die Frage, inwieweit der Syndromshift Ausdruck einer langfristigen Progredienz der Erkrankung ist, Ausdruck eines Übergangs von einem eher akuten zu einem eher chronischen Stadium der Erkrankung.

Die Abb. 6 zeigt den prozentualen Anteil der Episoden mit positiver, negativer und gemischter Symptomatik in verschiedenen Abschnitten des Krankheitsverlaufs.

Es zeigt sich dabei eine deutliche Tendenz: Sowohl die Häufigkeit negativer als die positiver Episoden nimmt ab – die der positiven dabei ein wenig stärker als die der negativen Episoden.

Ganz deutlich zu nimmt dafür – besonders in den ersten 10 Jahren – die Frequenz von Episoden mit gemischter Symptomatik. Sie erreicht schließlich 50%.

Diskussion und Schlußfolgerungen

Unsere Ergebnisse bestätigen Befunde, die sich in der internationalen Literatur der letzten Jahre zunehmend mehr durchgesetzt haben. Auch Autoren wie z. B. Kay, der zu den ursprünglichen Verfechtern der Hypothese distinkter Subtypen gehört, sehen klinische Hinweise auf eine Instabilität der Symptomatik und fordern die Untersuchung langer Verläufe (Kay u. Singh 1989).

Es ist allerdings in diesem Zusammenhang noch ein weiterer Aspekt von besonderer Bedeutung, den wir ausdrücklich betonen wollen:

Die empirische Verlaufsforschung hat aufzeigen können, daß die Unterteilung in positive, negative oder gemischte Episoden der Symptomatik und der Situation schizophrener Patienten außerhalb der einzelnen Krankheitsepisoden – so wie wir sie definiert haben – nicht ausreichend gerecht wird.

Wir meinen hier prodromale und insbesondere residuale Zustände.

Sind prodromale Zustände, die wir ja bei der Mehrheit der Patienten sehen, mit den beschriebenen Kriterien positiver, negativer oder gemischter Symptomatik überhaupt zu fassen?

Und sind residuale Zustände, mit allen ihren Folgen auch im sozialen Bereich, ausreichend mit der Bezeichnung „positiv", „negativ" oder „gemischt" beschrieben? Wir meinen nein.

Zusammenfassend können wir feststellen. Die sinnvolle Korrelation sozialer und prämorbider Daten, genauso wie von Verlaufs- und biologischen Daten mit einem negativen, positiven oder gemischten Subtyp schizophrener Erkrankung setzt Stabilität der Syndromatik voraus.

Eine solche Stabilität besteht jedoch nicht.

Literatur

Andreasen NC (1979) Affective flattening and the criteria for schizophrenia. Am J Psychiatry 136:944–947

Andreasen NC (1982a) The scale for assessment of negative symptoms. University of Iowa, Iowa City

Andreasen NC (1982b) The scale for assessment of positive symptoms. University of Iowa, Iowa City

Andreasen NC, Olsen S (1982) Negative vs. positive schizophrenia. Arch Gen Psychiatry 39:789–794

Angrist B, Rotrosen J, Gershon S (1980) Differential effects of amphetamine and neuroleptics on negative vs. positive symptoms in schizophrenia. Psychopharmacology 72:17–19

Berrios GE (1985) Positive and negative symptoms and Jackson. Arch Gen Psychiatry 42:95–97

Crow TJ (1980) Positive and negative schizophrenic symptoms and the role of dopamine. Br J Psychiatry 137:383–386

Crow TJ (1985) The two syndrome concept: origins and current status. Schizophr Bull 11:471–486

Fish FJ (1962) Schizophrenia. Williams & Wilkins, Baltimore

Häfner H, Riecker A, Meissner S, Maurer K (1990) Interview zur retrospektiven Einschätzung des Erkrankungsbeginns bei Schizophrenie (IRAOS). (Im Druck)

Jackson JH (1889) On postepileptic states: A contribution to the comparative study of insanities. J Ment Sci 34:490–500

Kay SR, Singh MM (1989) The positive-negative distinction in drug free schizophrenic patients. Arch Gen Psychiatry 46:711–718

Lindenmayer JP, Kay SR, Friedman C (1986) Negative and positive schizophrenic syndromes after the acute phase: a prospective follow-up. Compr Psychiatry 27:276–286

Marneros A, Deister A, Rohde A (1986) The Cologne study on schizoaffective disorders and schizophrenia suspecta. In: Marneros A, Tsuang MT (eds) Schizoaffective psychoses. Springer, Berlin Heidelberg New York Tokyo

Marneros A, Deister A, Rohde A, Jünemann H, Fimmers R (1988a) Long-term course of schizoaffective disorders. Definitions, methods, frequency of episodes and cycles. Eur Arch Psychiatry Neurol Sci 237:264–275

Marneros A, Deister A, Rohde A (1988b) Syndrome shift in the long-term course of schizoaffective disorders. Eur Arch Psychiatr Neurol Sci 238:97–104

Marneros A, Deister A, Rohde A, Jünemann H (1989) Long-term outcome of schizoaffective and schizophrenic disorders – A comparative study. I. Definitions, methods, psychopathological and social outcome. Eur Arch Psychiatr Neurol Sci 238:118–125

Pogue-Geile M, Harrow M (1984) Negative and positive symptoms in schizophrenia and depression: a follow-up. Schizophr Bull 10:371–387

Pogue-Geile M, Harrow M (1985) Negative syndroms in schizophrenia: Their longitudinal course and prognostic importance. Schizophr Bull 11:427–439

Reynolds JR (1858) On the pathology of convulsions, with special reference to those of children. Liverpool Med Chir J 2:1–14

Strauss JS, Carpenter WT jr, Bartko JJ (1974) The diagnosis and understanding of schizophrenia: Part III. Speculations on the processes that underlie schizophrenic symptoms and signs. Schizophr Bull 1:61–69

Walker EF (1987) Validating and conceptualizing positive and negative symptoms of schizophrenia. In: Harvey PD, Walker EF (eds) Positive and negative symptoms of psychosis. Hillsdale, Lawrence Erlbaum, Hillsdale, NJ

Wing JK, Brown GW (1970) Institutionalism and schizophrenia. Oxford University Press, London

PSE-standardisierte Verlaufsdaten zur Minussymptomatik

K. Maurer

Einleitung

Die Weltgesundheitsorganisation (WHO) hat beginnend in den 70er Jahren
drei multizentrische Schizophrenieverlaufsstudien geplant und koordiniert,
nämlich
- die International Pilot Study of Schizophrenia (WHO 1973, 1979),
- die Determinants of Outcome Studie (Sartorius et al. 1986; Häfner 1987;
  Jablensky 1987 a, b) sowie
- die Behinderungsstudie (Jablensky et al. 1980; Canavan et al. 1984).

An der letztgenannten Studie war das Zentralinstitut für Seelische Gesundheit
in Mannheim als eines von 7 Zentren beteiligt (Schubart et al. 1986 a, b; Biehl
et al. 1985, 1986 a, b).

Bei den WHO-Studien stand immer die Frage transnationaler Vergleichbarkeit der untersuchten Phänomene im Mittelpunkt des Interesses. Deshalb
war es unabdingbar, die Datenerhebung mit reliablen und standardisierten Instrumenten durchzuführen, wofür die Mitarbeiter der WHO-Forschungszentren ein einheitliches Interviewer- und Ratertraining absolvierten.

Zur Erfassung der Symptomatik kam in allen drei WHO-Studien das
Present-State-Examination (PSE-9; Wing et al. 1974) zum Einsatz, welches
entsprechend der vier Ebenen der Operationalisierung nach Katschnig (1988)
– der Ebene der Algorithmen, der Definition der Merkmale, der standardisierten Erfassung und der standardisierten Einweisung in die Handhabung dieser
Verfahren – ein frühes, heute noch vorbildliches Erhebungsinstrument darstellt. Der Algorithmus CATEGO faßt die Symptome sowohl zu dimensionalen Scores als auch im neokraepelinischen Sinne (Blashfield 1984) zu diagnostischen Klassen und ICD-(8)-Diagnosen zusammen.

Eine Operationalisierung der Minussymptomatik ist im CATEGO-
Programm außer dem eng gefaßten „Residual-Syndrome" nicht vorgesehen,
so daß wir den Schritt der Kombination der Symptome – also den der Algorithmen – selbst durchführen mußten. Wing legte immer wieder Wert auf die
„Definition der Datenbasis" (Wing 1984) und deren Vollständigkeit, so daß
bei Änderung der diagnostischen Regeln die Daten neu gruppiert werden können.

Ergebnisse

Im folgenden werden mehrere Alternativen zur Operationalisierung der Minussymptomatik im PSE vorgeschlagen, verglichen und zur Verlaufsdarstellung herangezogen. Es wird eine Typisierung der Probanden entsprechend günstiger Verläufe, Verläufe mit vorherrschender Minussymptomatik bzw. mit vorherrschender Positivsymptomatik und einem ungünstigen Verlaufstyp mit häufigem Auftreten beider Symptombilder vorgestellt. Einige Ergebnisse zur Behandlung dieser Verlaufstypen werden abschließend dargestellt und diskutiert.

Operationalisierung der Minussymptomatik

Folgende Möglichkeiten der Operationalisierung der Minussymptomatik auf PSE-Basis wurden erprobt:
a) Es wurde geprüft, welche Negativsymptome im PSE enthalten sind, und zwar durch den Vergleich mit vorhandenen Skalen.
b) Es wurden Faktorenanalysen mit PSE-Daten durchgeführt, um so einen Minussymptomatik-Faktor methodisch abzuleiten.
c) In der Behinderungsstudie wurde Minussymptomatik im Sinne beobachtbarer Verhaltensauffälligkeiten mit der Psychological Impairments Rating Schedule (PIRS) operationalisiert. Da die PIRS eine Erweiterung der PSE-Verhaltenssektionen darstellt und sämtliche PSE-Verhaltensitems enthält, konnten nur auf PSE-Items basierende Scores der Positiv- und Negativsymptomatik mit den entsprechenden PIRS-Scores verglichen werden.
d) Ein weiterer Ansatz besteht darin, die Kriterien des „Residualen Typus" der Schizophrenie (z. B. nach DSM-III) zu operationalisieren. Dazu wurde ein Computerprogramm für DSM-III-Diagnosen entwickelt, basierend auf PSE-Daten, wobei die 140 PSE-Symptome durch 22 zusätzliche DSM-III-spezifische Items ergänzt wurden.

Zu a): Gruppierung entsprechend vorhandener Skalen

Pogue-Geile u. Zubin (1988) stellten in einem Übersichtsartikel zur schizophrenen Negativsymptomatik auch die wichtigsten operationalen Definitionen der Negativsymptomatik dar.

In Tabelle 1 werden diese Skalen mitgeteilt, einschließlich der Anzahl Symptome pro Skala, sowie der Anzahl davon im PSE enthaltener Symptome.

Zur Operationalisierung von Negativsymptomatik wurden jeweils die im PSE enthaltenen Items entsprechend der verschiedenen Definitionen zur additiven Scorebildung herangezogen. Diese Scores sind in sämtlichen Querschnitten hoch korreliert und definieren jeweils einen gemeinsamen Faktor, d. h. daß sie dasselbe Konstrukt repräsentieren.

Welche Minussymptome werden am häufigsten bei der Scorebildung berücksichtigt? Es sind dies – wie Tabelle 2 zeigt – Verlangsamung und Aktivitätsverlust (PSE-Symptom Nr. 110), Interessenverlust (Nr. 22), Affektverar-

Tabelle 1. Die wichtigsten operationalen Definitionen von Minussymptomatik. (Nach Pogue-Geile u. Zubin 1988)

Quelle/Skala	Items	Davon enthalten im PSE
Venables (1957)		
Activity-Withdrawal Scale	10	8
Wing (1961)		
Rating Scale for Chronic Schizophrenia	8	7
Overall u. Gorham (1962)		
Brief Psychiatric Rating Scale	3	3
Krawiecka et al. (1977)		
Manchester Rating Scale	4	4
Abrams u. Taylor (1978)		
Rating Scale for Emotional Blunting	3	3
Andreasen (1982)		
Scale for the Assessment of Negative Symptoms (SANS)	25	9
Lewine et al. (1983)		
Schedule for Affective Disorders and Schizophrenia – Current (SADS-C)	11	10
Pogue-Geile u. Harrow (1984)		
Negative Symptom Behaviour Rating Scales	3	3
Iager et al. (1985)		
Negative Symptom Rating Scale (NSRS)	10	4
Kay et al. (1987)		
Positive and Negative Syndrome Scale (PANSS)	7	4

Tabelle 2. Häufigkeit von PSE-Symptomen in Operationalisierungen der Minussymptomatik

PSE-Symptom	Anzahl Definitionen
110 Verlangsamung und Aktivitätsverlust	9
022 Nachlassen der Interessen	6
128 Affektverarmung	6
028 Soziale Zurückgezogenheit	5
108 Äußerliche Vernachlässigung	4
138 Inhaltliche Sprachverarmung	4
129 Inadäquater Affekt	3
006 Müdigkeit oder Erschöpfungsgefühl	2
130 Verlangsamte Sprache	2
136 Inkohärenz der Sprache	2
019 Subjektiv erschwertes, ineffizientes Denken	1
038 Libidoverlust	1
122 Theatralisches Verhalten	1
133 Mutismus	1

mung (Nr. 128), sozialer Rückzug (Nr. 28), Vernachlässigung des Äußeren (Nr. 108) und inhaltliche Sprachverarmung (Nr. 138). Diese Symptome sind in mindestens 4 der genannten 10 Skalen enthalten. Es ist somit möglich, mit PSE-Daten bereits vorhandene Operationalisierungen der Minussymptomatik nachzubilden bzw. zu approximieren und den Nachweis zu führen, daß diese Operationalisierungen weitgehend dieselbe Dimension erfassen.

Zu b): Faktorenanalyse mit PSE-Daten
Neben der Simulation von Skalen der Minussymptomatik besteht die Möglichkeit, aufgrund der Korrelationsstruktur der PSE-Symptome auf dahinterliegende Dimensionen zu schließen. Da die Behinderungsstudie zwischen Symptomatik als vom Patienten mitgeteilter Psychopathologie und Impairments als beobachtbare Verhaltensauffälligkeiten differenziert, wurden die Items dieser beiden Konstruktebenen getrennten Faktorenanalysen unterzogen.

Eine Faktorenanalyse der PSE-Verhaltens-Items führte zu einer 4-Faktoren-Lösung, wobei ein Faktor hohe Ladungen der Negativsymptome aufweist, darunter Störungen im Bereich der Verlangsamung und Antriebsverlust, Affektverarmung und Störungen im Bereich des Sprechens. Diese Faktorenanalyse erklärte für die verschiedenen Meßzeitpunkte zwischen 70 und 75% der Variablenvarianz, wobei auf den Negativsymptomatik-Faktor zum 5. Querschnitt ca. 30% entfielen (Tabelle 3).

Eine zweite Faktorenanalyse, in welcher nur mitgeteilte Symptome berücksichtigt wurden, führte zu einer über die Querschnitte stabilen 3-Faktorenlösung mit einem Faktor der Plussymptomatik, der Minussymptomatik und einem Angstfaktor (Krüger et al. 1985, 1988; Biehl et al. 1988).

Zu c): Statistische Anpassung an die PIRS-Scores
Verhaltensauffälligkeiten oder „Impairments" wurden in der Behinderungsstudie nicht mit dem PSE, sondern mit der „Psychological Impairments Rating Schedule" (PIRS) (Biehl et al. 1989a, b) – einer Erweiterung der PSE-

Tabelle 3. Faktorenladungen der PSE-Verhaltens-Items auf dem Negativ-Symptom-Faktor

PSE-Items		Q1	Q5
PSE 110	Verlangsamung und Aktivitätsverlust	0,41	0,78
PSE 114	Ablenkbarkeit	0,08	0,61
PSE 120	Beobachtete Angst	0,48	–
PSE 126	Ratlosigkeit	0,81	0,20
PSE 128	Affektverarmung	0,74	0,69
PSE 130	Verlangsamte Sprache	0,64	0,91
PSE 134	Einschränkung der Sprachäußerungen	0,50	0,85
Erklärte Varianz insgesamt		70%	75%
Durch Minusfaktor		19%	31%

Tabelle 4. Korrelationen zwischen PSE- und PIRS-Scores

PSE-Scores	PIRS-Scores	r	R
PSE-Total	PIRS-Total	0,80–0,95	0,93–1,00
PSE-positiv	POSY	0,77–0,98	0,83–1,00
PSE-negativ	NESY	0,69–0,93	0,64–0,98

r = Korrelation der additiven Scores.
R = multiple Korrelationen der PSE-Items (Regressionsgleichung zur Vorhersage der PIRS-Scores).

Verhaltenssektionen – erfaßt. Hier hatten sich zwei additive Scores für Positiv- und Negativ-„Symptomatik", als POSY und NESY bezeichnet, bewährt (Biehl et al. 1987), so daß der Versuch lohnend erschien, POSY und NESY mit Hilfe der Verhaltenssektionen des PSE zu rekonstruieren.

In einem ersten Schritt wurden dazu die Ratings der PSE-Items, welche auch in POSY bzw. NESY enthalten sind, addiert, und die entsprechenden Scores wurden korreliert. Danach wurden PSE-Positiv- und PSE-Negativsymptome mittels schrittweiser Regression ausgewählt und gewichtet, um eine optimale Anpassung an POSY und NESY zu erreichen.

Tabelle 4 zeigt die Zusammenhänge zwischen den PSE- und PIRS-Scores. Die PSE-Maße lassen sich weitgehend als Äquivalent der umfassenderen PIRS-Operationalisierungen verstehen: PSE-Positivsymptomatik korreliert mit POSY bis zu 0,98 im Querschnitt, PSE-Negativsymptomatik bis zu 0,93 mit NESY. Bei differenzierter Itemgewichtung können die multiplen Korrelationen auf 1,00 für positive Symptome und 0,98 für negative Symptome erhöht werden.

Zu d): Berücksichtigung residualer Schizophrenie in einem Diagnosen-Algorithmus

Die Kurzzeitverlaufsdaten von 15 neu erkrankten und 15 chronischen schizophrenen Patienten über 4 Monate zeigen, daß bei Patienten ohne akute Symptomatik das DSM-Programm zwischen „keiner Diagnose" und „residualem Untertyp" differenzieren konnte, während CATEGO diese Unterscheidung nicht vornehmen kann und Patienten mit Minussymptomatik häufig mit einer Depression belegt (Maurer et al. 1989).

Verlauf der Negativsymptomatik über 5 Jahre

Für einige der vorgeschlagenen Operationalisierungen der Negativsymptomatik auf PSE-Basis (nach Venables 1957; Wing 1961; Overall et al. 1967; Pogue-Geile u. Harrow 1984) wird der Verlauf über 5 Jahre dargestellt.

Um die Skalen trotz unterschiedlicher Itemzahl vergleichbar zu machen, wurde das durchschnittliche Itemrating pro Skala über die Zeit abgetragen. Die Verläufe der Minussymptomatik bieten unabhängig von der Operationalisierung weitgehend dasselbe Bild: bei Einschluß finden wir einen verhältnis-

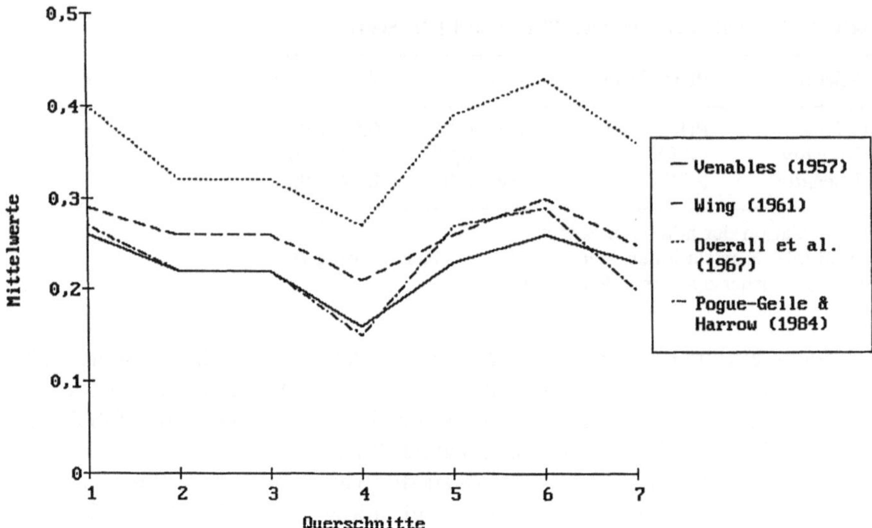

Abb. 1. Verläufe der anhand des PSE nachgebildeten Negativsymptomatik

mäßig hohen Startwert mit anschließender Reduktion, zum 2- und 3-Jahres-Follow-up erfolgt eine Zunahme und zum Schluß hin eine erneute Verringerung (Abb. 1).

Es sieht so aus, als ob sich Minussymptomatik nicht erst im Verlauf der Schizophrenie entwickelt, sondern an akute Episoden gekoppelt schon in der Frühphase nachweisbar ist. Deshalb könnte der dargestellte Verlauf durch zwei gegenläufige Prozesse erklärt werden: die erste abnehmende Phase durch den Rückgang der akuten Episoden, der zweite ansteigende Teil der Kurve durch die Entwicklung negativer Symptome bei chronischen Verläufen.

Zur Klassifikation des Verlaufs

Würde man pro Querschnitt die Plus- und Minussymptomatik auf drei Intensitätsgraden differenzieren, so resultieren 9 unterscheidbare Formen, die im Verlauf über 7 Meßzeitpunkte 9**7, also fast 5 Millionen unterscheidbare Individualverläufe zuließen. Bei nur 2facher Stufung – z. B. Plussymptomatik vorhanden/nicht vorhanden; Negativsymptomatik vorhanden/nicht vorhanden – sind immer noch über 16000 (4**7) Verlaufsformen möglich. Erst die Vernachlässigung der Abfolge mit Rekurs auf die Anzahl der Meßzeitpunkte mit positiver und negativer Symptomatik führt zu einer Reduktion auf 49 Kategorien, von welchen in der Behinderungsstudie 30 besetzt sind (Tabelle 5).

Legt man entsprechend der Regel, daß bei günstigem Verlauf in weniger als der Hälfte der Meßzeitpunkte Plus- und Minussymptomatik vorliegen, vier Quadranten fest, so sind weitere drei Verlaufstypen unterscheidbar: chronische Verläufe mit häufiger Negativsymptomatik, akute Verläufe mit häufiger Positivsymptomatik und ungünstige gemischte Verläufe.

Tabelle 5. Definition und Verteilung der Verlaufstypen

n (%)	Anzahl Meßzeitpunkte mit Minussymptomatik							Gesamt
	1	2	3	4	5	6	7	
	Typ 1			Typ 2				
1	6 9,7	6 9,7	4 6,5	1 1,6	3 4,8	1 1,6		21 33,9
2	2 3,2	1 1,6	2 3,2	2 3,2	4 6,5	1 1,6	1 1,6	13 21,0
3			1 1,6	1 1,6	2 3,2	4 6,5	2 3,2	10 16,1
	Typ 3			Typ 4				
4	1 1,6			1 1,6	1 1,6		1 1,6	4 6,5
5		1 1,6		3 4,8		3 4,8	2 3,2	9 14,5
6					1 1,6		2 3,2	3 4,8
7						1 1,6	1 1,6	2 3,2
Gesamt	9 14,5	8 12,9	7 11,3	8 12,9	11 17,7	10 16,1	9 14,5	62 100,0

(Zeilen: Anzahl der Meßzeitpunkte mit Plussymptomatik)

Typ 1: günstiger Typus: n=22 (35,5 %)
    in *weniger* als der Hälfte der Meßzeitpunkte Negativsymptomatik,
    in *weniger* als der Hälfte der Meßzeitpunkte Positivsymptomatik

Typ 2: negativer Typus: n=22 (35,5 %)
    in *mehr* als der Hälfte der Meßzeitpunkte Negativsymptomatik,
    in *weniger* als der Hälfte der Meßzeitpunkte Positivsymptomatik

Typ 3: positiver Typus: n=2 (3,2 %)
    in *mehr* als der Hälfte der Meßzeitpunkte Positivsymptomatik,
    in *weniger* als der Hälfte der Meßzeitpunkte Negativsymptomatik

Typ 4: gemischter Typus: n=16 (25,8 %)
    in *mehr* als der Hälfte der Meßzeitpunkte Negativsymptomatik,
    in *mehr* als der Hälfte der Meßzeitpunkte Positivsymptomatik

Die Abb. 2 zeigt die Verteilung der vier Verlaufstypen über die Zeit. Der günstige Verlaufstyp kam erst ab dem 1-Jahres-Zeitpunkt vor: zwischen 31% und 37% der Probanden fallen dann in diese Kategorie, beim Verlauf über 5 Jahre sind es 36%. In vergleichbarer Häufigkeit treten die durch Minussym-

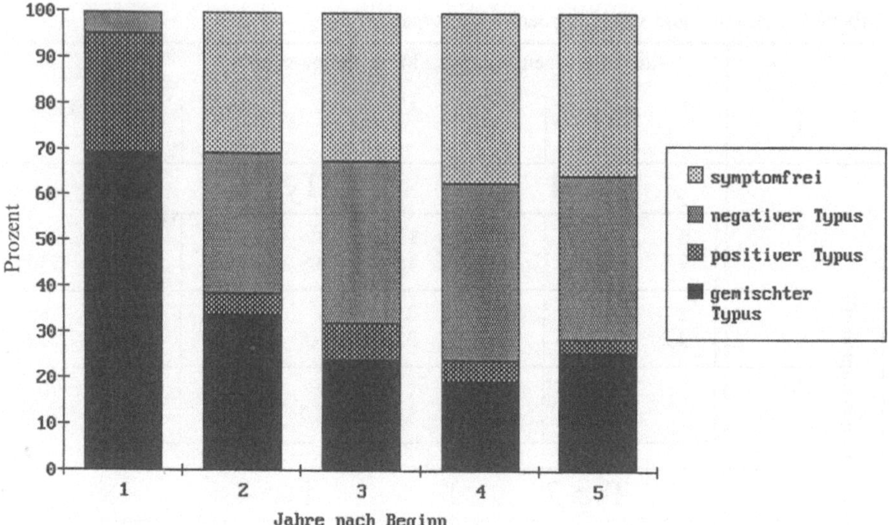

Abb. 2. Prozentuale Häufigkeitsverteilungen der Verlaufstypen

ptomatik gekennzeichneten Verläufe auf, nämlich ab dem 1-Jahres-Follow-up zwischen 31% und 39%, mit 36% nach 5 Jahren. Der Typus mit Dominanz akuter Phasen ohne Negativsymptomatik ist nur zu Beginn (mit 26%), danach bei 3–8% der Probanden präsent. Ungünstige Verläufe auf beiden Symptomdimensionen finden wir anfänglich bei 69% der Patienten, danach zunehmend weniger mit 19% zum 3-Jahres-Follow-up, danach jedoch mit einem erneuten Anstieg auf 26% nach 5 Jahren.

Die Stabilität der Verlaufstypen von einem Meßzeitpunkt zum nächsten nimmt über die Zeit notwendigerweise zu – da der Anteil neuer Information an der Gesamtinformation über die Zeit abnimmt –, für den günstigen und den residualen Typus jedoch schneller als für den gemischten Typ. Es ist relativ schnell klar, welche Patienten einen günstigen und welche einen chronischen Verlauf nehmen werden, wohingegen bei den akuten und den „gemischten" Verläufen erst in einem späteren Stadium eine entsprechend sichere Aussage über den weiteren Verlauf möglich wird. Dies stimmt mit der Prädiktorenforschung überein, wonach sich Akutsymptomatik weder zur Vorhersage des Verlaufs eignet noch aufgrund anderer früher Variablen prognostizierbar ist. Demgegenüber eignet sich frühe Minussymptomatik zur Verlaufsprognose, und der Outcome dieser Störung läßt sich durch eine Reihe von Prädiktoren vorhersagen.

Unterscheiden sich die Verlaufstypen hinsichtlich der erfolgten Behandlung?

Da der nur durch akute Episoden gekennzeichnete Verlaufstyp sehr selten vorkam, wurde er für die folgende Analyse mit dem ungünstigen, durch häufige Plus- und Minussymptomatik gekennzeichneten Typus zusammengefaßt.

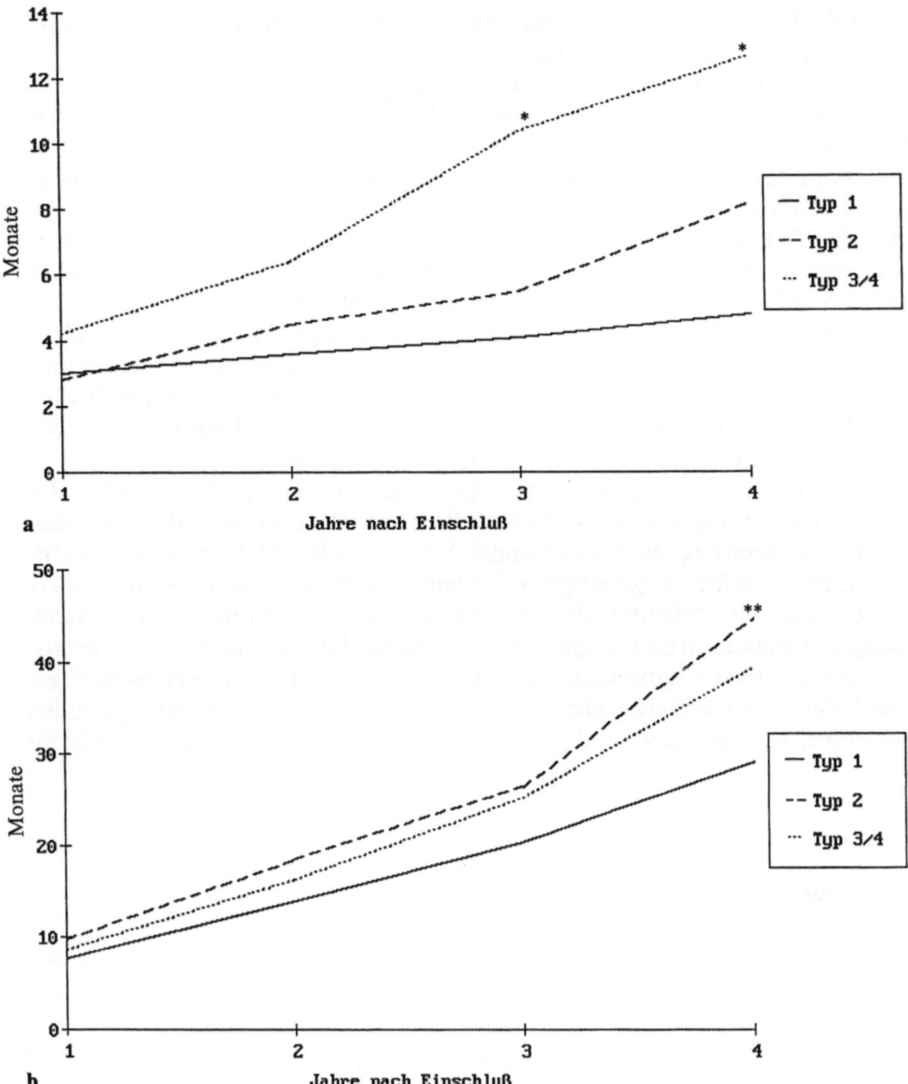

Abb. 3. a Kumulative Zeit in der Klinik; **b** kumulative Zeit mit Neuroleptika. (Signifikantsniveau: * p $\leq$ 0,05, ** p $\leq$ 0,01)

Ausgehend von der Hypothese, daß günstige Verläufe kürzere stationäre oder ambulante Behandlung benötigen als ungünstige Verläufe, wurden die Verlaufstypen jeweils zu den vollen Jahreszeitpunkten hinsichtlich ihrer Inanspruchnahme sowie der Medikamenten-Compliance verglichen. Die Compliance betreffend bestanden zu keinem Zeitpunkt signifikante Unterschiede. Hinsichtlich der Inanspruchnahme lassen sich erst in einer späten Phase des Verlaufs Unterschiede nachweisen, welche auf Unterschiede der günstigen (Typ 1) und ungünstigen Teilgruppe (Typ 3/4) zurückführbar sind. Sie lassen sich jedoch nicht durch eine unterschiedliche Behandlungsdauer des residualen und des gemischten Typs erklären (Abb. 3a, b).

Dieses Ergebnis stützt den Zusammenhang zwischen Erkrankungsschwere und Behandlungsintensität nur teilweise. Es scheint so zu sein, daß die durch Vorherrschen der Negativsymptomatik gekennzeichnete Teilgruppe (Typ 2) insgesamt durch eine längere medikamentöse Behandlungsphase akute Rückfälle und damit verbundene stationäre Aufenthalte verhindern kann. Auch die günstige Teilgruppe, deren stationäre Aufenthaltsdauer sich vom 1. bis zum 5. Jahr nur von durchschnittlich 3 Monate auf 4,8 Monate erhöht, erhält über fast 2,5 Jahre Neuroleptika, die ungünstige Teilgruppe mit insgesamt 12,7 Monate in der Klinik wird nur wenig länger neuroleptisch behandelt, nämlich über 3 Jahre und 4 Monate. Dies liegt unter der Behandlungsdauer der chronischen Verläufe, die insgesamt über 45 Monate neuroleptisch behandelt werden. Inwieweit die Negativsymptomatik auch als Nebenwirkung der Langzeitmedikation zu verstehen ist, läßt sich hier nicht beurteilen.

Vielleicht kann dieses Ergebnis folgendermaßen interpretiert werden: Jeder Patient benötigt ein bestimmtes Maß an neuroleptischer Medikation, dessen Unterschreitung die Wahrscheinlichkeit akuter Rückfälle erhöht. Der Unterschied der beiden ungünstigeren Verlaufsformen wäre dann dadurch zu erklären, daß die Patienten der chronischen Teilgruppe durch angemessene Langzeitmedikation akute Episoden verhindern, die der Teilgruppe mit positiver und negativer Symptomatik wegen zu kurzer Behandlungsphasen häufiger rezidivieren. Zu erklären bliebe dann noch, weshalb eine Teilgruppe einen günstigen Verlauf aufweist, die andere hingegen einen zur Chronizität führenden.

Zusammenfassung

Es wurde gezeigt, daß sich über verschiedene Zugangswege mit Hilfe des PSE Negativsymptomatik operationalisieren und zur Verlaufsdarstellung verwenden läßt.

Über die Kombination von Negativ- und Positivsymptomatik im Verlauf über 5 Jahre wurden 4 Verlaufstypen definiert, welche durch einen insgesamt günstigen, einen chronischen, einen akuten und einen gleichermaßen durch Plus- und Minussymptome charakterisierten Verlauf unterscheidbar sind.

Der Vergleich dieser Verlaufstypen hinsichtlich der stationär und ambulant erfolgten Behandlung einschließlich der Dauer neuroleptischer Medikation führt zu dem Schluß, daß der residuale Typ sich vom remittierenden Typ durch längerdauernde rezidivprophylaktische Medikation unterscheidet. Da der günstige Verlaufstyp insgesamt nur um 10 Monate weniger medikamentös behandelt wird als der ungünstige Typ, kann man annehmen, daß der Anteil ungünstiger Fälle durch eine individuell abgestimmte neuroleptische Behandlungsdauer weiter reduzierbar ist.

Literatur

Abrams R, Taylor MA (1978) A rating scale for emotional blunting. Am J Psychiatry 135:226–229

Andreasen NC (1982) Negative symptoms in schizophrenia: definition and reliability. Arch Gen Psychiatry 39:784–788

Biehl H, Maurer K, Jung E (1985) Entwicklung von Behinderungen bei Schizophrenen – Erfassung, Differenzierung und Vorhersage. Ergebnisbericht des BMFT-Projekts 01 ZX072/6

Biehl H, Maurer K, Jung E, Krumm B, Schubart C (1986a) Neuere Aspekte der Behinderungsforschung bei Schizophrenen – Praktische Anwendung, Versorgung und Klassifikation. Ergebnisbericht zum GSF/BFMT-Projekt 0701608 6

Biehl H, Maurer K, Schubart C, Krumm B, Jung E (1986b) Prediction of outcome and utilization of medical services in a prospective five-year follow up study. Eur Arch Psychiatry Neurol Sci 236:139–147

Biehl H, Maurer K, Jung E, Krumm B, Schubart C (1987) Zum „natürlichen Verlauf" schizophrener Erkrankungen – Begriff und Beispiele zum beobachteten Verhalten in einer prospektiven Studie. Nervenheilkunde 6:153–163

Biehl H, Maurer K, Jung E, Krüger G, Schubart C (1988) Reported symptoms in schizophrenic patients within five years of the onset of illness. In: Dencker SJ, Kulhanek F (eds) Treatment resistance of schizophrenia. Vieweg, Braunschweig

Biehl H, Maurer K, Jablensky A, Cooper JE, Tomov T (1989a) The WHO Psychological Impairments Rating Schedule (WHO/PIRS). I. Introducing a new instrument for rating observed behaviour and the rationale of the psychological impairment concept. Br J Psychiatry (Suppl) 155:68–70

Biehl H, Maurer K, Jung E, Krumm B (1989b) The WHO Psychological Impairments Rating Schedule (WHO/PIRS). II. Impairments in schizophrenics in cross-sectional and longitudinal perspective – The Mannheim experience in two independent samples. Br J Psychiatry (Suppl) 155:71–77

Blashfield RK (1984) The classification of psychopathology. Neo-Kraepelinian and quantiative approaches. Plenum Press, New York

Canavan K, Schwarz R,Wiersma D, Jablensky A, Biehl H (1984) Assessment and reduction of psychiatric disability. A selective review of legislation in seven countries participating in a WHO study. Int Digest Health Legislat 35:509–549

Häfner H (1987) Epidemiology of schizophrenia. In: Häfner H, Gattaz WF, Janzarik W (eds) Search for the causes of schizophrenia. Springer, Berlin Heidelberg New York Tokyo, pp 47–74

Iager AC, Kirch DG, Wyatt RJ (1985) A negative symptom rating scale. Psychiatric Res 16:27–36

Jablensky A (1987a) Epidemiology of schizophrenia. Paper prepared for the Mental Health Foundation Conference „New Initiatives in Schizophrenia Research", Balliol College, Oxford, Sept. 2nd–4th 1987

Jablensky A (1987b) Multicultural studies and the nature of schizophrenia: a review. J R Soc Med 80:162–167

Jablensky A, Schwarz R, Tomov J (1980) WHO-Collaborating Study on Impairments and Disabilities Associated with Schizophrenic Disorders. A Preliminary Communication: Objectives and Models. In: Strömgren E, Dupont A, Nielsen JA (eds) Epidemiological research as basis for the organization of extramural psychiatry. Acta Psychiatr Scand (Suppl 285) 62:152–163

Katschnig H (1988) Wert und Unwert der operationalisierten Diagnostik für die biologisch-psychiatrische Forschung. In: Beckmann H, Laux G (Hrsg) Biologische Psychiatrie. Synopsis 1986/87. Springer, Berlin Heidelberg New York Tokyo

Kay SR, Fiszbein A, Opler LA (1987) The Positive and Negative Syndrome Scale (PANSS) for Schizophrenia. Schizophr Bull 13:261–273

Krawiecka M, Goldberg D, Vaughan M (1977) A standardized psychiatric assessment scale for rating chronic psychotic patients. Acta Psychiatr Scand 55:299–308

Krüger G, Biehl H, Maurer K, Jung E, Schubart C (1985) 5-Jahres-Verlauf eines Samples ersterkrankter Schizophrener – Symptomatologie. In: Reimer F (Hrsg) Prognose und Prophylaxe in der Psychiatrie, 16. Weinsberger Kolloquium. Weissenhof, Weinsberg

Krüger G, Biehl H, Maurer K, Jung E, Bauer-Schubart C (1988) Longitudinale Symptomveränderungen bei schizophrenen Patienten über 5 Jahre nach Krankheitsbeginn. In: Bender W, Dencker SJ, Kulhanek F (eds) Schizophrene Erkrankungen. Theapie, Therapieresistenz – eine Standortbestimmung. Vieweg, Braunschweig

Lewine RRJ, Fogg L, Meltzer HY (1983) Assessment of negative and positive symptoms in schizophrenia. Schizophr Bull 9:368–376

Maurer K, Biehl H, Kühner C, Löffler W (1989) On the way to expert systems. Comparing DSM-III computer diagnoses with CATEGO (ICD) diagnoses in depressive and schizophrenic patients. Eur Arch Psychiatry Neurol Sci 239:127–132

Overall JE, Gorham DR (1962) The Brief Psychiatric Rating Scale. Psychol Rep 10:799–812

Overall JE, Hollister LE, Pichot P (1967) Major psychiatric disorders: A four-dimensional model. Arch Gen Psychiatry 16:146–151

Pogue-Geile MF, Harrow M (1984) Negative and positive symptoms in schizophrenia and depression: A follow-up. Schizophr Bull 10:371–385

Pogue-Geile MF, Zubin J (1988) Negative symptomatology and schizophrenia: a conceptual and empirical review. Int J Ment Health 16:3–45

Sartorius N, Jablensky A, Korten A, Ernberg G, Anker M, Cooper JE, Day R (1986) Early manifestations and first-contact incidence of schizophrenia in different cultures. Psychol Med 16:909–928

Schubart C, Krumm B, Biehl H, Schwarz R (1986a) Measurement of social disability in a schizophrenic patient group. Soc Psychiatry 21:1–9

Schubart C, Schwarz R, Krumm B, Biehl H (1986b) Schizophrenie und soziale Anpassung. Springer, Berlin Heidelberg New York Tokyo

Venables PH (1957) A short scale for rating „activity-withdrawal" in schizophrenics. J Ment Sci 103:197–199

Wing JK (1961) A simple and reliable subclassification of chronic schizophrenia. J Ment Sci 107:862–875

Wing JK (1984) Defining the data base. World Psychiatric Association, Regional Symposium, Helsinki, Juni 18–21, 1084. Book of Abstracts, p 10

Wing JK, Cooper JE, Sartorius N (1974) Measurement and classification of psychiatric symptoms. Cambridge University Press, London

World Health Organization (1973) The international pilot study of schizophrenia, vol 1, WHO, Geneva

World Health Organization (1979) Mental disorders: Glossary and guide to their classification in accordance with the Ninth Revision of the International Classification of Diseases, WHO Geneva

Skalen zur Erfassung schizophrener Minussymptomatik im Vergleich. Lassen sich primäre und sekundäre Minussymptome differenzieren?

C. MUNDT und S. KASPER

Einleitung

Der Vergleich verschiedener Skalen zur quantitativen Beurteilung schizophrener Minussymptomatik soll einen Beitrag leisten zur Validierung der Konstrukte, die den Skalen zugrunde liegen, also letztlich von psychopathologischen Krankheitsmodellen des sog. schizophrenen Defektes. Man wird sich dabei wohl im Wechselschritt zwischen Konstrukt- und Kriteriumsvalidierung bewegen müssen. Es wird tentativ zwar immer eines der beiden als gesichert vorausgesetzt, weil nur dann die Validität des anderen überprüft werden kann; in Wirklichkeit sind aber beide hypothetisch, wenn mit einer Skala zu arbeiten begonnen wird.

Der theoretische Hintergrund zu den Skalen ist sehr komplex, die Arbeit an den Konstrukten in den letzten Jahren zunehmend differenzierter geworden. Eine Auswahl interessanter älterer und der heute meist diskutierten Modelle gibt Tabelle 1. Die Bedeutung, die das Negativsyndrom für die Auffassungen zur Nosologie der endogenen Psychosen allgemein und der Schizophrenien im besonderen hat, soll Abb. 1 verdeutlichen. Die Auffassungen bewegen sich zwischen den Extrempositionen, das schizophrene Apathiesyndrom als Ausgangspunkt und Ursprung oder als Folgezustand schizophrener Verläufe anzusehen. Die jüngeren und heute am besten akzeptierten Klassifikationsansätze, wie etwa der des DSM-III-R, engen die Schizophreniediagnostik wieder mehr auf das klassische Kernsyndrom Kraepelins mit deutlicher Residualbildung ein.

Mit der vermehrten Anwendung operationalisierter psychopathologischer Methoden in der Untersuchung der Negativsymptome wurde vielfach als Mangel empfunden, daß der Blick für die psychopathologische Komplexität des Syndroms verlorengehe. Insbesondere der griffige Terminus Negativ- oder Minussymptomatik verleitet zu einer zu vereinheitlichenden Anschauung des Syndroms. Die Scores der standardisierten Skalen suggerieren eine Homogenität, die nicht der klinischen Wirklichkeit entspricht.

Von den vielen Differenzierungen, die in den letzten 25 Jahren vorgeschlagen wurden, sollen nur zwei Erwähnung finden, auf die bei der Interpretation der Daten Bezug genommen wird:
1. Schon in den 60er Jahren hat Lorr (1966) mit Faktorenanalysen der IMPS gezeigt, daß die schizophrene Gesamtpsychopathologie durch die drei

Tabelle 1. Psychopathologische Krankheitsmodelle des schizophrenen Residualsyndroms

Modell und Autoren	Wichtige Begriffe	Aussage
Mayer-Gross (1920)	Ausscheidung, Einschmelzung, Koexistenz, Bekehrung	Verarbeitung von „Komplexen" im Wahn
Psychoanalyse (Schindler 1960)	Verpuppung, Ausgliederung, Verkörperung	Chronifizierte Abwehrhaltung gegen Psychose
Basisstörungen – Basisstadien (Huber 1966)	„Reiner" – asthenischer Defekt, gemischter Defekt, Prozeß	Basisstadien sind Ausgangspunkt für Psychose. Bezug zu: Vulnerabilitätsmodell
Strukturdynamisches Modell (Janzarik 1968)	Dynamische Insuffizienz, gefährdete Struktur, vorauslaufender Defekt	Primäre Vitalschwäche der Thymopsyche wird durch Psychose freigelegt
McGlashan et al. (1975)	Integration, sealing over	Typologie des Widerstandes gegen Realitätsverlust
Dichotomes Schizophreniemodell (Crow 1980; Andreasen 1982)	Typ-I- u. Typ-II-Schizophrenie	Substanzminderung im limbischen System ergibt die Minusvariante des Schizophrenen Syndroms
Intentionalitätsmodell (Mundt 1985)	Instabilität der Sinnsetzungen, dialogische Offenheit fehlt	Rücknahme, Reparation, Stützung der Sinnsetzungen

Faktoren (zweiten Grades) Disorganisation, Projektion und Retardierung gestaltet wird; man könnte auch sagen Denkstörungen, Wahn und Apathie, ein Befund, der vielfach repliziert wurde und auch – etwas weniger stringent als bei akuten – für defektkranke Schizophrene gilt. In einer eigenen Typologie ließen sich entsprechend amorphe, autistische und asthenische Residualtypen differenzieren (Mundt 1985).

2. Eine Differenzierung, die speziell auf das Modell von Crow (1980) und Andreasen (1982) Bezug nimmt, ist die von primären und sekundären Negativsymptomen, erstmals durch Carpenter et al. (1985) vorgenommen. Sie stellen eine so sorgfältige Auflistung von sekundären Negativsymptomen zusammen, daß am Ende eine gewisse Ratlosigkeit bleibt, was denn nun eigentlich die primären Negativsymptome seien. Zu den sekundären, die als Morbus-extrinsisch betrachtet werden – dies ist eine alte Unterscheidung, die J. Wing bereits in den 60er Jahren getroffen hatte – gehören:

a) Negativsymptome als Ausdruck von psychotischer Disorganisation, die die affektiven Besetzungen mindert und sinnkonstituierende Inter-

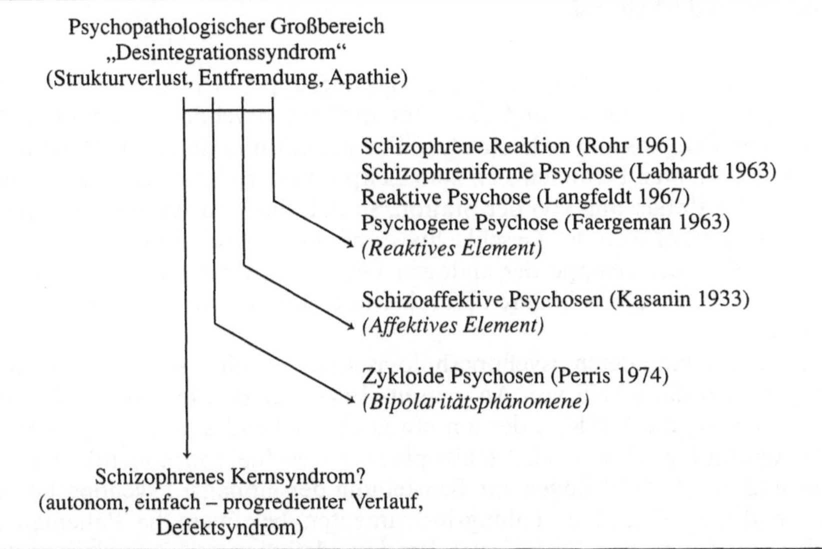

Abb. 1. Nosologische Bedeutung schizophrener Residualsyndrome

aktionen erschwert. Das entspricht einer Störung der Intentionalität in unserem Sinne.

b) Neuroleptische Retardierung, die durch Reduzierung exterozeptiver Reize im Tierversuch negative Effekte auf Sexual- und Aggressionsverhalten mache und die durch chemische Läsion des noradrenergen Verstärkersystems über die Ausbildung von Anhedonie zu einem Verfall der Autostimulation führe.

c) Negativsymptome als Antwort auf Unterstimulierung der sozialen Umgebung – ein Zusammenhang, der durch die klassische Studie von Wing u. Brown (1970) gut belegt ist.

d) Negativsymptome durch Dysphorie mit gestörtem Selbstbewußtsein, Angst und sozialem Rückzug. Zu diesem Punkt gibt es jüngere Untersuchungen von Kulhara et al. (1989) und von Barnes et al. (1989), die jeweils zeigen konnten, daß sich depressiver Affekt von Negativsymptomen trennen läßt und nicht kovariiert.

Was übrigbleibe nach Therapie aller sekundären Negativsymptome sei der Kern dessen, was Kraepelin und Bleuler als Psychopathologie der Schizophrenien beschrieben hätten. Carpenter et al. (1985) bleiben hier allerdings vage, sie sprechen vom Prozeß der Persönlichkeitsspaltung (personality disruption), fügen aber hinzu, daß auch diese Kernsymptomatik nicht pathognomonisch für Schizophrenie sei.

Die folgenden Daten sollen nun vor allem daraufhin betrachtet werden, ob sie einen Beitrag zu einer solchen Differenzierung der Negativsymptome leisten können.

Methode und Material

Es wurden jeweils 20 Patienten der Diagnosegruppen Schizophrenie, endogene Depression, Neurose und Diabetes mellitus psychopathologisch untersucht. Die Diagnosen wurden nach ICD 9 gestellt und durch DSM III bestätigt. Die Patienten befanden sich zum Zeitpunkt der Untersuchung unmittelbar vor der Entlassung von der Station, so daß die Akutsymptomatik remittiert war, hinsichtlich der Geschlechtsverteilung und des Durchschnittsalters fällt lediglich die Gruppe der endogen Depressiven mit einem Frauenüberschuß und einem etwas höheren Durchschnittsalter aus den übrigen Gruppen heraus.

Zu den verwendeten psychopathologischen Fremdbeurteilungsinstrumenten gehörten die SANS von Andreasen (1982) zur Beurteilung der Negativsymptomatik, die INSKA, der ein etwas abweichendes, aber vergleichbares psychopathologisches Modell schizophrener Residualsymptomatik zugrunde liegt und der AMDP-Bogen zur Beurteilung der globalen Psychopathologie. Neben diesen Fremdbeurteilungsinstrumenten bekamen die Patienten zur Selbstbeurteilung den Frankfurter Beschwerdefragebogen vorgelegt und erläutert sowie das Freiburger Persönlichkeitsinventar und den Fragebogen zur Beurteilung der Handlungs-Lage-Orientierung nach Kuhl (1983; s. auch Legende zu Tabelle 6). Die Ergebnisse der letzteren beiden Instrumente sind an anderer Stelle ausführlich erläutert (Mundt u. Kasper 1988).

Jeder Patient wurde von zwei erfahrenen Klinikern untersucht, die eine Interrater-Reliabilität von $r = 0,6$ beim AMDP, bis zu 0,73 bei der INSKA erreichten. Für die Datenverarbeitung wurden die Werte der beiden Untersucher gemittelt, Gruppenvergleiche wurden mit Kruskal-Wallis-Tests gerechnet, bei Angaben zu Signifikanz die Alpha-Korrektur berücksichtigt.

Ergebnisse

Bei einem Vergleich der AMDP-Profile der Subscores und des Gesamtscores für die 4 Diagnosegruppen miteinander (s. auch Mundt et al. 1989) zeigt sich, daß das Gesamtkollektiv nicht erregt maniform ist, so gut wie nicht produktiv psychotisch und nicht hirnorganisch verändert ist. Neurotische Patienten zeigen eine Akzentuierung vegetativer Störungen und von Zwang. Das Apathiesyndrom trennt die Schizophrenen von den übrigen Gruppen, wobei die Diabetes-mellitus-Gruppe am geringsten lädt. Depressivität ist mäßiggradig gestreut über die vier Gruppen.

Ein Vergleich der Gesamtscores für Schizophrene zwischen den drei Untersuchungsinstrumenten INSKA, SANS und FBF (Tabelle 2) zeigt, daß nur für die Fremdbeurteilungsinstrumente eine klare Trennung von seelisch Kranken und nicht seelisch Kranken gelingt, die Abgrenzung depressiver und neurotischer Patienten zu Schizophrenen mit dem Gesamtscore ist nur mit der INSKA auf dem 5%-Niveau möglich. Die Abgrenzung aller psychisch Kran-

Tabelle 2. Skalen im Vergleich: Gesamtscores Schizophrene

Skala	Min	Med	Max	X	STD	Trennung zu Schiz.		
						Depr.	Neur.	Diab.
INSKA	4	21,2	36	20,8	8,4	*	*	**
SANS	12	42,2	82,5	45,5	18,5	–	–	**
FBF	0	21,5	85	25,3	20,0	–	–	–

Kruskal-Wallis H-Tests dann Mann-Whitney U-Tests für Diagnoseuntergruppen – Paarvergleiche.
$p < 0,05 =$ *; $p < 0,01 =$ ** (α-korrigiert).
INSKA Intentionalitätsskala (Mundt et al. 1985).
SANS   Scale for the assessment of negative symptoms (Andreasen 1982).
FBF   Frankfurter Beschwerde-Fragebogen (Süllwold 1977).
Min niedrigster Score, Med Median, Max höchster Score, X Mittelwert, STD Standardabweichung.
Depr. endogene Depression, Neur. Neurosen, Diab. Diabetes mellitus, Schiz. Schizophrene.

Tabelle 3. Skalen im Vergleich: Sprachscores Schizophrene. (Abkürzungen s. Tabelle 2)

Skala	Min	Med	Max	X	STD	Trennung zu Schiz.		
						Depr.	Neur.	Diab.
INSKA	0	1,7	5	1,8	1,4	*	*	**
SANS	2	7,2	17	7,9	4,5	**	*	**
FBF	0	7	23	7,5	6,3	–	–	–

Kruskal-Wallis H-Tests dann Mann-Whitney U-Tests für Diagnoseuntergruppen – Paarvergleiche.
$p < 0,05 =$ *; $p < 0,01 =$ ** (α-korrigiert).

ken gegenüber den körperlich kranken Diabetespatienten gelingt natürlich besser. Da nach dem graphischen Vergleich der Skalensubscores über die 4 Diagnosegruppen (s. Mundt et al. loc.cit.) die Subscores für Sprache und Sozialverhalten eine besondere Trennschärfe versprachen, wurden ihre Unterschiede für die Gruppen gerechnet. Tabelle 3 zeigt, daß die Sprachscores in der Tat in den Fremdbeurteilungsinstrumenten die diagnostischen Gruppen trennen, insbesondere die SANS Schizophrene von Depressiven auf dem 1%-Niveau, während dies wiederum mit dem Selbstbeurteilungsinstrument nicht möglich ist. Die Subscores für Sozialverhalten zeigen jedoch eine sehr breite Überlappung der Ratings von Rückzugsphänomenen über alle 3 Diagnosegruppen der psychisch Kranken (Tabelle 4).

Die Interkorrelationen zwischen allen verwendeten Instrumenten und der Gesamthospitalisationsdauer der untersuchten Patienten (Tabelle 5) weisen INSKA und SANS als die am höchsten in den Gesamtscores miteinander korrelierenden Instrumente aus, während alle Selbstbeurteilungsskalen mit den

Tabelle 4. Skalen im Vergleich: Sozialverhalten. (Abkürzungen s. Tabelle 2)

Skala	Min	Med	Max	X	STD	Trennung zu Schiz.		
						Depr.	Neur.	Diab.
INSKA	1,5	7	10,5	6,9	2,4	*	–	**
SANS (Abulie)	0	6,2	15	6,8	4,7	–	–	**
FBF	0	5	11	4,1	3,0	–	–	–

Kruskal-Wallis H-Tests dann Mann-Whitney U-Tests für Diagnoseuntergruppen – Paarvergleiche.
$p < 0{,}05 = {*}$; $p < 0{,}01 = {**}$ (α-korrigiert).

Tabelle 5. Interkorrelation aller verwendeten Skalen – Spearmans r

	INSKA	CGI	SANS	FBF	FPI	L/H	Hosp
AMDP	0,58 ***	0,65 ***	0,64 ***	0,49 ***	0,55 ***	0,49/−0,47 ***/***	–
INSKA		0,77 ***	0,88 ***	0,35 **	0,34 **	0,44/−0,39 ***/***	0,39 ***
CGI			0,79 ***	0,51 ***	0,44 ***	0,53/−0.50 ***/***	0,34 **
SANS				0,45 ***	0,44 ***	0,50/−0,46 ***/***	0,34 **
FBF					0,75 ***	0,53/−0,51 ***/***	–
FPI						0,66/−0,64	–

INSKA	Intentionalitätsskala (Mundt et al. 1985)
AMDP	Arbeitsgemeinschaft für Methodik und Dokumentation in der Psychiatrie (Baumann u. Stieglitz 1983)
SANS	Scale for the assessment of negative symptoms (Andreasen 1982)
FBF	Frankfurter Beschwerde-Fragebogen (Süllwold 1977)
CGI	Clinical Global Impression (CGI 1980)
L/H	Handlungs-Lage Beurteilung (Kuhl 1983)
Hosp	Gesamthospitalisationsdauer
FPI	Freiburger Persönlichkeitsinventar (Fahrenberg et al. 1983)

Fremdbeurteilungsinstrumenten weniger gut übereinstimmen. Auffällig ist das hohe $r = 0{,}75$ zwischen FBF und FPI, ein Befund, der mit dem starken Ansprechen des FBF auf neurotische Störungen vereinbar ist.

Zur Analyse der diagnostischen Diskriminanzfähigkeit aller Subscores der verwendten Fremdbeurteilungsinstrumente wurde das Gesamtkollektiv in 20 Schizophrene und 60 Nichtschizophrene geteilt, sodann derjenige Skalenwert als diagnostischer Cut-off-Point aufgesucht, bei dem Spezifität und Sensitivität ein Maximum bildeten (Youden-Index = Sensitivität + Spezifität − 1). Anhand von Vierfeldertafeln wurde dann die Genauigkeit bestimmt, mit der schizophrene und nichtschizophrene Patienten bei diesem Dichotomisierungs-

Tabelle 6. Skalen-Kennwerte

Skala	Genauigkeit (%)	Cut-off-point	Sensitivität (%)	Spezifität (%)
Alogie (SANS)	86	5	65	93
Sprache (INSKA)	86	1	55	96
Wahn – Autism. (INSKA)	86	1	50	98
Motorik (INSKA)	82	3	55	93
Apathie (AMDP)	82	5	50	93
Sozialverhalten (INSKA)	78	6	65	83
SANS – Gesamt	77	30	80	76
Initiative – Motivation (INSKA)	77	5	55	85
Affekt (INSKA)	75	1	85	71
Affekt (SANS)	75	3	60	80
Abulie (SANS)	75	9	35	88
INSKA – Gesamt	73	11	85	70
Aufmerksamkeit (SANS)	73	9	40	85
Anhedonie (SANS)	70	7	85	65

punkt richtig klassifiziert werden konnten. Die Rangreihe gut diskriminierender Skalen wurde mit einer schrittweisen loglinearen Regression abgesichert (Tabelle 6). An der Spitze dieser Rangliste stehen die Subscores für Sprachverhalten in SANS und INSKA, gefolgt von Autismus, psychomotorischer Aktivität und sozialer Aktivität. Am wenigsten trennscharf zeigen sich Abulie, Aufmerksamkeit und Anhedonie.

Schlußfolgerungen

Die in den operationalen psychopathologischen Skalen als charakteristisch für schizophrene Residualsyndrome enthaltene Symptomatik überlappt generell sehr breit mit anderen Diagnosegruppen in unserem Kollektiv, vor allem der depressiver und neurotischer Patienten. Die größte Trennschärfe wird von solchen Subscores erzielt, die auf geringgradige schizophrene Sprachstörungen abzielen. Aus diesen Befunden läßt sich die Hypothese ableiten, daß die primären Negativsymptome im Bereich derjenigen Psychopathologie liegen könnten, die von den Sprach- und Denkstörungssubscores der verschiedenen Instrumente umfaßt wird. Dies würde, klinisch-psychopathologisch interpretiert, bedeuten, daß primäre Negativsymptome durch Denkstörungen charakterisiert sind, die in vielen Fällen latent bleiben mögen und sich mit affektiver und motorischer Retardierung verbinden; während das manifeste Sozialverhalten und die Faktoren Initiative und Motivation jene morbusextrinsischen Symptome darstellen, die mehr eine Reaktion auf die primäre Störung und Verarbeitungsmodalitäten widerspiegeln.

Danksagung. Wir danken Herrn Dipl.-Psych. Thomas Niedermeier, jetzt Konstanz, für die Berechnung der Subscore-Rangordnung mit dem Youden-Index.

Literatur

Andreasen N (1982) Negative symptoms in schizophrenia. Definition and reliability. Arch Gen Psychiatry 39:784–788

Barnes TRE, Curson DA, Liddle PF, Patel M (1989) The nature and prevalence of depression in chronic schizophrenic in-patients. Br J Psychiatry 154:486–491

Baumann U, Stieglitz R-D (1983) Testmanual zum AMDP-System: Empirische Studien zur Psychopathologie. Springer, Berlin Heidelberg New York Tokyo

Carpenter WT, Heinrichs DW, Alphs LD (1985) Treatment of negative symptoms. Schizophr Bull 11:440–452

CGI (1970) Clinical Global Impression. In: Guy W, Bonato RR (eds) Manual for the ECDEU Assessment Battery. 2. Rev. Ed. Chevy Chase, MD

Crow TJ (1980) Molecular pathology of schizophrenia: more than one disease process? Br J Med 230:1–9

Faergeman P (1963) Psychogenic psychoses. Butterworth, London

Fahrenberg J et al. (1983) Freiburger Persönlichkeitsinventar. Hogrefe, Göttingen

Huber G (1966) Reine Defektsyndrome und Basisstadien endogener Psychosen. Fortschr Neurol Psychiat 34:409–426

Janzarik W (1968) Schizophrene Verläufe. Springer, Berlin Heidelberg New York

Kasanin J (1933) The acute schizoaffective psychoses. Am J Psychiatry 13:97–126

Kuhl J (1983) Motivation, Konflikt und Handlungskontrolle. Springer, Berlin Heidelberg New York Tokyo

Kulhara P, Avashti A, Chedda R, Chandiramani K, Mattoo SK, Kota SK, Joseph S (1989) Negative and depressive symptoms in schizophrenia. Br J Psychiatry 154:207–211

Labhardt F (1963) Die schizophrenieähnlichen Emotionspsychosen. Springer, Berlin Heidelberg New York

Langfeldt G (1967) The reactive psychoses. Wien Z Nervenheilk 25:278–285

Lorr M (ed) (1966) Explorations in typing psychotics. Pergamon, Oxford

Mayer-Gross W (1920) Über die Stellungnahme zur abgelaufenen akuten Psychose. Z Ges Neurol Psychiat 60:160–212; zitiert nach Zeiler J (1989) Schizophrenie und Alkohol. Zur Psychopathologie schizophrener Bewältigungsstile. Habilitationsschrift, Hannover

Mc Glashan TH, Levy ST, Carpenter WT (1975) Integration and sealing over: Clinical recovery styles from schizophrenia. Arch Gen Psychiatry 32:1269–1272

Mundt Ch (1985) Das Apathiesyndrom der Schizophrenen. Springer, Berlin Heidelberg New York Tokyo

Mundt Ch (1989) Die psychopathologischen Grundlagen zur Psychopathometrie des schizophrenen Residualsyndroms. Fundamenta Psychiatrica 3:2–11

Mundt Ch, Kasper S (1988) Sind negative und Basissymptome spezifisch für Schizophrenie? In: Böcker F, Weig W (Hrsg) Aktuelle Kernfragen in der Psychiatrie. Springer, Berlin Heidelberg New York Tokyo

Mundt Ch, Fiedler P, Pracht B, Rettig R (1985) InSka (Intentionalitätsskala) – ein neues psychopathometrisches Instrument zur quantitativen Erfassung der schizophrenen Residualsymptomatik. Nervenarzt 56:146–149

Mundt Ch, Kasper S, Huerkamp M (1989) The diagnostic specificity of negative symptoms and their psychopathological context. Br J Psychiatry 155 (Suppl 7):32–36

Perris C (1974) A study of cycloid psychoses. Acta Psychiat Scand (Suppl 253)

Rohr K (1961) Beitrag zur Kenntnis der sogenannten schizophrenen Reaktionen. Familienbild und Katamnesen. Arch Psychiat Nervenkr 201:626–647

Schindler R (1960) Das psychodynamische Problem beim sogenannten schizophrenen Defekt. In: Benedetti G, Müller C (Hrsg) 2. Internationales Symposium über die Psychotherapie der Schizophrenen. Karger, Basel

Süllwold L (1977) Symptome schizophrener Erkrankungen. Uncharakteristische Basisstörungen. Springer, Berlin Heidelberg New York

Wing JK, Brown GB (1970) Institutionalism and schizophrenia. A Comparative Study of Three Mental Hospitals 1960–1968, University Press, Cambridge

INSKA[a]
Intentionalitäts-Skala

Datum der Untersuchung . . . .
Name des Untersuchers . . . .
Name des Patienten . . . .
Geburtstag des Patienten . . . .
Geschlecht . . . .
Familienstand . . . .
Jahr der Ersterkrankung . . . .
Unterbringungsart: ambulant, teilstationär, vollstationär, Heim? . . . .
Gesamtdauer der bisherigen Hospitalisierung in Jahren . . . .
Dauer der aktuellen Hospitalisierung in Monaten . . . .
Diagnose . . . .
Ausbildung des Patienten . . . .
Aktueller Beruf- oder Ausbildungsstatus . . . .
Medikamente . . . .

. . . .
. . . .

Score

Die Fragen der INSKA beziehen sich auf die vorherrschende Symptomatik der letzten
2 Wochen vor der Untersuchung.

[a] Die INSKA ist hier als Anhang zu dieser Arbeit abgedruckt. Zur Erläuterung des ihr
zugrundeliegenden psychopathologischen Modells. Mundt 1985 und 1989, zu Hinweisen auf
Validierungsstudien s. Mundt et al. 1985 und 1989 sowie Mundt und Kaster 1988.

	trifft zu / trifft nicht zu
I. Motorischer Antrieb	
(1) Mimik ist unbewegt, starr, ausdruckslos	—/—
(2) Gestik verlangsamt, unbeweglich	—/—
(3) der motorische Ablauf ist langsam, wirkt energielos (Gesamteindruck)	—/—
(4) wirkt im Gang steif und verlangsamt	—/—
(5) liegt infolge eines gesteigerten Ruhebedürfnisses oder aus Langeweile viel im Bett, ohne zu schlafen	—/—
(6) geht aus eigenem Antrieb spazieren	—/—
(7) übt eine sportliche Tätigkeit aus	—/—
II. Sprachverhalten	
(8) wirkt im Sprachverhalten umständlich, weitschweifig (nicht gemeint: Danebenreden)	—/—
(9) die Stimme ist ohne Modulation, wirkt emotionslos	—/—
(10) wirkt in seinen sprachlichen Äußerungen schwerbesinnlich, macht lange Pausen	—/—
(11) antwortet nur in kurzen Brocken	—/—
(12) spricht vage, in größeren Zusammenhängen nicht recht verständlich (aber im Satzbau noch korrekt)	—/—
(13) redet „daneben"	—/—
III. Affektive Reaktionen	
(14) seine äußere Erscheinung ist dem Patienten gleichgültig (gemeint ist ungeniert schlampiges Verhalten: z.B. auch: Hemd hängt heraus)	—/—

(15) zeigt im Gespräch Verlust der Gelassenheit, wenn bestimmte Themen
berührt werden (wird vage, unverständlich, bekommt vegetative
Zeichen, weicht aus) . . . .   ——/——
(16) zeigt geringe affektive Resonanz zum Untersucher (dieser fühlt sich in
der Gesprächssituation allein, für den Patienten ohne Bedeutung) . . .   ——/——
(17) Patient verhält sich feindselig gegen den Gesprächspartner
(weist aktiv jeden Kontakt zurück, setzt sich mit dem Rücken
zum Untersucher, läuft aus dem Zimmer etc.) . . . .   ——/——
(18) wirkt ängstlich gespannt, zeigt vegetative Erregung
(z. B. Schwitzen, Erröten), ist psychomotorisch unruhig
(z. B. rutscht auf seinem Stuhl hin und her) . . . .   ——/——
(19) ist in der Lage, eindeutige Werturteile zu fällen
(äußert Vorlieben und Abneigungen) . . . .   ——/——
(20) nimmt eindeutig Stellung zum vom Unterucher erklärten Sinn des
Gesprächs (entweder positiv: Interesse, Kooperation oder negativ:
äußert Kritik) . . . .   ——/——
(21) beschreibt sich als lustlos und desinteressiert . . . .   ——/——
(22) ist ratlos darüber, wie es mit ihm weitergehen soll (nicht gemeint
ist hier Gleichgültigkeit oder fehlendes Interesse) . . . .   ——/——
(23) es ist dem Patienten vollkommen egal, wie es mit ihm weitergehen soll
(gemeint ist Gleichgültigkeit bzw. „Wurstigkeit") . . . .   ——/——
(24) zeigt gute affektive Resonanz in bezug auf seine Lebenssituation
(Unterbringung, Behandlung etc., sagt, was ihn daran freut,
was ihn stört etc.) . . . .   ——/——
(25) ihm ist es egal, was er ißt . . . .   ——/——

IV. Wahn und Autismus

(26) äußert überhaupt Wahninhalte . . . .   ——/——
(27) ist voll identifiziert mit seinen Wahninhalten . . . .   ——/——
(28) läßt den Untersucher auf Fragen hin nur unwillig Einblick
in seine Wahnwelt nehmen . . . .   ——/——
(29) hat Scheu, Wahninhalte aktiv an den Untersucher heranzutragen . . .   ——/——
(30) ist eingeengt auf seine Wahninhalte, zeigt keine Flexibilität,
sich mit anderen neuen Inhalten auseinanderzusetzen . . . .   ——/——
(31) hat Halluzinationen (akustisch, optisch etc.) . . . .   ——/——
(32) hat Coenästhesien . . . .   ——/——
(33) hat Derealisations- oder Depersonalisationserlebnisse . . . .   ——/——

V. Initiative und Motivation

(34) hat die frühere Strebsamkeit verloren . . . .   ——/——
(35) ist entschlußlos (klagt, er könne sich zu nichts aufraffen; gemeint
ist „apathische" Entschlußlosigkeit, nicht eine ambivalente Haltung) .   ——/——
(36) hat gewöhnlich Schwierigkeiten, ohne Außenreiz aufzustehen
(geht nicht zur Arbeit etc.) . . . .   ——/——
(37) äußert zwar längerfristige Zukunftspläne, die aber grob
unrealistisch oder phantastisch sind . . . .   ——/——
(38) hat längerfristig private oder berufliche Ziele (gemeint sind nicht grob
unrealistische oder wahnhafte Absichten) . . . .   ——/——
(39) liest zumindest gelegentlich Bücher oder Zeitschriften . . . .   ——/——
(40) sieht sich Fernsehsendungen an . . . .   ——/——
(41) hat Interesse, Urlaub zu machen, zu verreisen . . . .   ——/——
(42) interessiert sich für das aktuelle Tagesgeschehen (Kultur, Politik) . . .   ——/——
(43) hat Hobbys oder Liebhabereien . . . .   ——/——
(44) hat Interesse an früheren Hobbys oder bevorzugten
Beschäftigungen verloren . . . .   ——/——
(45) Hat Hoffnung, sein Befinden durch eine Therapie zu verbessern
(nicht gemeint sind grob unrealistische oder wahnhafte Erwartungen) .   ——/——

VI. Sozialverhalten

(46) beschränkt sich auf Routinearbeiten (traut sich keine neue
Tätigkeit mehr zu) . . . .   ——/——

(47) der Kontakt zu Arbeitskollegen ist gut . . . .   ——/——

(48) hat Interesse am ausgeübten Beruf oder an seiner Ausbildung . . . .   ——/——

(49) kann seine Wohnung in Ordnung halten . . . .   ——/——

(50) scheut vor sexueller Nähe zurück . . . .   ——/——

(51) zieht es vor, alleine, d. h. ohne Partnerbeziehung zu leben . . . .   ——/——

(52) lebt in einer festen Partnerbeziehung . . . .   ——/——

(53) hat mindestens eine freundschaftliche Beziehung . . . .   ——/——

(54) trifft sich häufig mit Bekannten . . . .   ——/——

(55) zieht sich zurück, kapselt sich ab (geht zwar widerwillig auf
Außenanregung Kontakte ein, zieht sich aber zurück,
wenn es die Situation erlaubt) . . . .   ——/——

(56) kann sich aus Konflikten zurückziehen, wenn sie ihn belasten . . . .   ——/——

(57) kann überfürsorgliche Hilfsangebote zurückweisen . . . .   ——/——

(58) hat den Wunsch nach Aktivitäten in Gruppen . . . .   ——/——

(59) ist motivierbar zur Teilnahme an Gruppenprogrammen
(Meetings, Beschäftigungstherapie, gesellige Zusammenkünfte) . . . .   ——/——

(60) ist aktiv in einem Verein, Kurs, einer politischen Partei etc. . . . . .   ——/——

Die Symptomrichtung ist mit der Antwort Nein gegeben bei den Items Nr. 6, 7, 19, 20, 24, 38–43, 45, 47–49, 52–54, 56–60. Bei allen übrigen Items ist die Symptomrichtung durch die Antwort Ja gegeben. Der Score wird durch einfache Addition der Antworten in Symptomrichtung gewonnen.

Psychiatrische Universitätsklinik Heidelberg 1985.

Empirische Untersuchungen zur Konkordanz verschiedener Minussymptomatik-Skalen sowie zur Korrelation mit testpsychologischen Befunden

H.-J. ZINNER, S. KRAEMER und H.-J. MÖLLER

Einleitung

Die differenzierte und standardisierte Erfassung schizophrener Minussymptomatik kann als ein Hauptanliegen der modernen Psychoseforschung angesehen werden. Verschiedene psychopathometrische Instrumente wurden in den letzten 10 Jahren zu diesem Zweck entwickelt; jedoch mangelt es noch an Wissen über die Validität dieser Skalen (Sommers 1985). Als grundsätzliches Problem stellt sich hierbei die sehr eingeschränkte Vergleichbarkeit wegen unterschiedlicher theoretischer Konzepte dar. Es sei nur an die gegensätzlichen Positionen der Iowa-Gruppe (Andreasen 1985) und der Bonner Gruppe (Huber 1983) erinnert. Ferner liegen den Skalen verschiedene methodische Prinzipien und unterschiedliche Zweckvorstellungen zugrunde: Quantifizierung versus einfache Deskription; aktueller Querschnitt versus Langzeiterfassung; objektive Krankheitszeichen versus subjektive Beschwerden. Auf eine ausführliche Darstellung der einzelnen Minusskalen möchten wir verzichten, da die vorausgegangenen Beiträge ausreichend Informationen vermittelt haben. Vergleichsuntersuchungen zwischen Apathie- oder Minussymptomatik-Skalen sind bisher eher rar gesät und berücksichtigen in der Regel jeweils nur 2 oder 3 ausgewählte Beurteilungsinstrumente (z. B. Dieterle et al. 1986; Schubert et al. 1988; Berner et al. 1988; Kulhara et al. 1989; Huerkamp 1987).

Wir planten deshalb eine empirisch-statistische Vergleichsuntersuchung verschiedener Skalen zur Fremd- und Selbstbeurteilung von Minus- bzw. Basissymptomatik. Damit sollte die Übereinstimmung von teilweise gleich oder ähnlich benannten Faktoren oder Kategorien überprüft werden – wegen der zu erwartenden Datenfülle nicht auf Item-Ebene, sondern auf der Ebene der Subskalen bzw. Syndrome. Darüber hinaus sollte der statistische Zusammenhang mit objektiven psychologischen Testverfahren untersucht werden. Über alle Skalen und Tests sollte schließlich mit Hypothesen-generierender Absicht eine orientierende Faktorenanalyse gerechnet werden.

Methodik

Patientenkollektiv und Instrumentarium

Im Rahmen eines Forschungsprojektes [1] zum Vergleich zweier verhaltenstherapeutischer Trainingsverfahren haben wir insgesamt 64 chronisch schizophrene Patienten gemäß DSM-III-Kriterien rekrutiert und voruntersucht, die sich während des Erhebungszeitraumes von Mai 1987 bis Mai 1988 alle in einem stationären Rehabilitationsprogramm im Sozialpsychiatrischen Zentrum „Haus an der Teutoburger Straße" des Deutschen Paritätischen Wohlfahrtsverbandes in München befanden. In diesem Patientenkollektiv waren 39 Männer (ca 60%); das Durchschnittsalter betrug 31,7 Jahre (21–49 Jahre); die bisherige Krankheitsdauer lag bei 10,2 Jahren (2–26 Jahre), die Gesamtdauer aller bisherigen Klinikaufenthalte bei 16,9 Monaten (0–108 Monate). 60 Patienten (ca. 94%) wurden neuroleptisch behandelt, mit einer durchschnittlichen Tagesdosierung von etwa 380 Chlorpromazin-Einheiten.

Wir untersuchten diese Patienten mit einem breiten Spektrum psychodiagnostischer Verfahren. Alle Skalen und Tests zur Erfassung der Minussymptomatik sind einschließlich der Faktoren, Symptomenkomplexe oder Subkategorien aus Tabelle 1 ersichtlich.

Als klassische *Fremdbeurteilungsskalen* wurden die Brief Psychiatric Rating Scale BPRS (Overall u. Gorham 1962), das AMDP-System (AMDP 1981), die Münchner Version der Scale for the Assessment of Negative Symptoms SANS (Ackenheil et al. 1985), sowie die Intentionalitäts-Skala INSKA (Mundt et al. 1985) eingesetzt. Zur *Erfassung von Basissymptomen* verwendeten wir die Bonn Scale for the Assessment of Basic Symptoms BSABS (Gross et al. 1986) und den Frankfurter Beschwerdefragebogen FBF (Süllwold 1977). Schließlich kamen als *testpsychologische Methoden* die Repeated Psychological Measurements RPM (Fahrenberg et al. 1977) und der d2-Aufmerksamkeits-Belastungs-Test d2-ABT (Brickenkamp 1972) zur Anwendung.

Alle verfügbaren Daten der 64 Patienten wurden statistisch verwendet. Missing data kamen aus praktischen Gründen vor allem bei der Bonner Skala vor. Mit Hilfe von BMDP-8D und -4M-Programmen errechneten wir Produkt-Moment-Korrelationen und eine Faktorenanalyse mit orthogonaler Rotation und dem Extraktionsabbruchkriterium entsprechend dem Scree-Test.

Ergebnisse und Diskussion

Die Ergebnisse der Korrelationsanalyse sind im folgenden in komprimierter Form tabellarisch dargestellt.

---

[1] Diese Studie wurde von der Wilhelm-Sander-Stiftung gefördert.

Tabelle 1. Psychopathometrisches Instrumentarium

Skala	Variable		Items
BPRS (Overall u. Gorham 1962)	ANER	Anergiefaktor	4
AMDP-System (AMDP 1981)	APA	Apathisches Syndrom	8
	PSYORG	Psychoorganisches Syndrom	10
SANS (Andreasen 1981; Ackenheil et al. 1985)	AFFE	Affektverflachung oder -starrheit	8
	ALOG	Alogie	5
	ABUL	Abulie – Apathie	4
	ANHE	Anhedonie – Sozialer Rückzug	5
	AUFM	Aufmerksamkeit	3
	COMP	Gesamtscore (composite score)	25
	SUMM	Globalscore (summary score)	5
INSKA (Mundt et al. 1985)	MOTO	Motorischer Antrieb	7
	SPRA	Sprachverhalten	6
	AFFE	Affektive Reaktionen	12
	WAHN	Wahn und Autismus	8
	INIT	Initiative und Motivation	12
	SOZI	Sozialverhalten	15
	SUMM	Summenscore	60
BSABS (Gross et al. 1986b)	DYN A	Dynamische Defizienzen mit DMS	18
	DYN B	Dynamische Defizienzen mit IMS	14
	KOGN	Kognitive Störungen	33
	COEN	Coenästhesien	16
	ZVS	Zentralvegetative Störungen	17
	BV	Bewältigungsversuche	6
	GES	Gesamtscore	98
FBF (Süllwold 1977)	KO	Verlust der Kontrolle	8
	WAS	Wahrnehmung – sensorisch	10
	WAK	Wahrnehmung – komplex	10
	SP	Sprache	10
	DE	Denken	10
	GED	Gedächtnis	10
	MO	Motorik	10
	AU	Automatismenverlust	10
	AN	Anhedonie und Angst	10
	REI	Reizüberflutung	10
RPM (Fahrenberg et al. 1977)	WE	Wörter erkennen – Treffer	
	ZD	Ziffern durchstreichen – Treffer	
	BS	Buchstaben-Symbol-Test – Treffer	
d2-ABT (Brickenkamp 1972)	d2	GZ-F %	

Sämtliche Korrelationen über die gebräuchlichsten Minusskalen (BPRS, AMDP und SANS) sind hochsignifikant (Tabelle 2); besonders hoch fallen die Werte aus für den Zusammenhang zwischen BPRS-Anergie und AMDP-Apathie, sowie zwischen diesen Subskalen und der SANS-Affektverflachung und den SANS-Totalscores. Das psychoorganische AMDP-Syndrom korre-

Tabelle 2. Korrelationsmatrix für BPRS, AMDP und SANS

	BPRS-ANER	AMDP-APA	AMDP-PSYORG
AMDP-APA	0,795		
-PSYORG	0,481	0,614	
SANS-AFFE	0,798	0,820	0,662
-ALOG	0,650	0,694	0,539
-ABUL	0,499	0,521	0,388*
-ANHE	0,675	0,729	0,593
-AUFM	0,464	0,422	0,525
-COMP	0,778	0,810	0,670
-SUMM	0,768	0,816	0,672

Alle p < 0,001 (außer * p < 0,01)

Tabelle 3. Korrelationsmatrix für INSKA mit BPRS, AMDP und SANS

	INSKA -MOTO	-SPRA	-AFFE	-WAHN	-INIT	-SOZI	-SUMM
BPRS-ANER	0,743	0,500	0,626		0.530	0,511	0,677
AMDP-APA	0,777	0,659	0,693		0,698	0,666	0,833
-PSYORG	0,729		0,625		0,662	0,500	0,715
SANS-AFFE	0,784	0,682	0,867		0,563	0,594	0,818
-ALOG	0,602	0,730	0,736		0,709	0,652	0,771
-ABUL		0,529	0,659			0,555	0,617
-ANHE	0,623	0,649	0,770		0,720	0,863	0,841
-AUFM			0,570		0,606		0,553
-COMP	0,746	0,738	0,887		0,731	0,766	0,891
-SUMM	0,767	0,710	0,843		0,769	0,766	0,892

Alle p < 0,001, nur relevante Werte mit $r \geq 0,500$.

liert ebenfalls besonders hoch mit der Affektverflachung und den Totalscores der SANS.

Die hohe Übereinstimmung dieser klassischen Minusskalen entspricht unseren Erwartungen. Befunde aus Voruntersuchungen anderer Autoren wie Dieterle et al. (1986), Schubert et al. (1988), Berner et al. (1988) und Kulhara et al. (1989), finden somit eine Bestätigung durch unsere Ergebnisse.

Auch die Korrelationen der Intentionalitätsskala mit den klassischen Apathieskalen (Tabelle 3) liegen fast ausschließlich auf sehr hohem Signifikanzniveau mit Ausnahme der Subskala „Wahn und Autismus", die hauptsächlich produktiv-psychotische Symptomatik abbildet. Besonders hinzuweisen ist auf die hohe Übereinstimmung der beiden Sprachsubskalen von SANS und IN-SKA, der beiden Affektivitäts- und der beiden Sozialverhaltens-Subskalen. Die jeweiligen Summenscores korrelieren ebenfalls sehr hoch bis zu 0,892. Diese Ergebnisse können als weiterer Beitrag zur Validierung der INSKA ge-

Tabelle 4. Korrelationsmatrix für BSABS mit anderen Skalen

	BSABS DYN A	DYN B	KOGN	COEN	ZVS	BV	GES
BPRS-ANER					0,517		0,506
AMDP-APA	0,511				0,504		0,561
-PSYORG					0,543		0,506
SANS-AFFE				0,507	0,599		0,584
-ALOG		0,572					0,504
-ABUL							
-ANHE					0,523	0,527	
-AUFM							
-COMP		0,554			0,582		0,548
-SUMM					0,543		0,505
INSKA-MOTO							
-SPRA		0,523					
-AFFE		0,588			0,562	0,527	0,566
-WAHN							
-INIT							
-SOZI							
-SUMM		0,554			0,510	0,501	0,568

sehen werden. Die von Huerkamp (1987) gefundene signifikante positive Korrelation der INSKA-Bereiche mit dem Apathiesyndrom des AMDP-Systems kann von uns ebenfalls bestätigt werden.

Die BSABS-Kategorien zeigen zwar einige signifikante Korrelationen mit anderen Minusskalen (Tabelle 4).

Auffälligerweise stehen aber hauptsächlich die besonders unspezifischen zentralvegetativen Störungen ZVS (mit Schlafstörungen und Substanzunverträglichkeiten) sowie der Gesamtscore in relevantem statistischem Zusammenhang mit einzelnen Negativsyndromen von BPRS, AMDP, SANS und INSKA. Korrelationswerte größer als 0,60 werden jedoch auch hier nicht erreicht. Die für schizophrene Störungen wahrscheinlich spezifischeren kognitiven Denk-, Wahrnehmungs- und Bewegungsstörungen sowie die Coenästhesien korrelieren interessanterweise kaum mit anderen Minusskalen (vgl. Ebel et al. 1989), was mit der prinzipiell unterschiedlichen Methodik dieser Skalen zusammenhängen könnte. Möglicherweise bilden sich hier unterschiedliche psychopathologische Phänomene ab: einerseits objektive Defizite im Bereich von Affekt, Antrieb und Soziabilität, andererseits subjektive Beschwerden über kognitive und Leibgefühlsstörungen. Eine plausible Interpretation des Befundes, daß die dynamischen Defizienzen mit indirekten Minussymptomen (z. B. innerer Unruhe, Konzentrationsstörungen, Grübeln) höherwertig mit anderen Minusskalen korrelieren als die dynamischen Defizienzen mit direkten Minussymptomen, haben wir bisher nicht finden können.

Die einzige reine Selbstbeurteilungs-Skala FBF zeigt relevante und hochsignifikante Korrelationen nur mit den BSABS-Kategorien (Tabelle 5), hier ins-

Tabelle 5. Korrelationsmatrix für FBF mit Fremdbeurteilungsskalen

	FBF KO	WAS	WAK	SP	DE	GED	MO	AU	AN	REI
BPRS-ANER										
AMDP-Skalen										
SANS-Skalen										
INSKA-Skalen										
BSABS DYN A	0,536		0,567	0,637	0,516	0,553		0,642	0,597	
DYN B							0,513			
KOGN	0,553			0,550	0,512	0,581		0,666	0,659	0,571
COEN										
ZVS										
BV										
GES				0,569				0,575	0,552	

Alle p<0,001, nur relevante Werte mit r≧0,500.

besondere mit den kognitiven Störungen, aber auch mit den dynamischen Insuffizienzen. Die Werte erreichen maximal 0.666 (für Automatismenverlust). Die hohe Konkordanz dieser Skalen überrascht nicht: beiden liegen die subjektiven Beschwerden der Patienten über ihre kognitiven Störungen zugrunde. Der FBF besteht inhaltlich im wesentlichen aus analogen kognitiven Items wie die Kategorie C der BSABS. Auffällig erscheint bei dieser Matrix die fehlende signifikante Korrelation der FBF-Kategorie „einfache Wahrnehmungsstörungen" WAS mit der BSABS, wofür uns eine schlüssige Erklärung bisher fehlt.

Schließlich korrelierten wir die drei eingesetzten Subtests aus den Repeated Psychological Measurements RPM und den d2-Test mit den psychopathologischen Beurteilungsskalen (Tabelle 6).

Der Subtest „Ziffern durchstreichen" ZD und noch viel deutlicher der „Buchstaben-Symbol-Test" BS, nicht jedoch der „Wörter-Erkennen-Test" WE, korrelierten signifikant mit den meisten Syndromen aus BPRS, AMDP, SANS und INSKA, jedoch fast ausschließlich mit nichtrelevanten Werten unter 0,500. Im wesentlichen bestehen keine signifikanten Korrelationen mit den BSABS-Kategorien und nur wenige, jedoch positive Korrelationen mit den FBF-Kategorien. Dies steht in gewissem Widerspruch zur Annahme, daß die in der BSABS und im FBF erhobenen Basissymptome die relativ „substratnahen" Basisstörungen, nämlich kognitive Informationsverarbeitungsstörungen, widerspiegeln sollen (Süllwold u. Huber 1986). Für den d2-Aufmerksamkeits-Belastungs-Test gilt das Nämliche, wobei die Korrelationswerte durchweg etwas höher liegen, mit einem Maximalwert von 0,611 für die Korrelation mit der SANS-Subskala „Aufmerksamkeit".

Die Faktorenanalyse über alle Variablen – in Tabelle 7 nach Instrumenten geordnet und auf Ladungswerte größer oder gleich 0,500 beschränkt – ergibt folgende Konstellationen: Aufgrund des Scree-Tests lassen sich 3 Faktoren extrahieren und sinnvoll interpretieren (Kaiser-Guttmann-Kriterium). Auf

Tabelle 6. Korrelationsmatrix über objektive Tests und Beurteilungsskalen

	RPM-WE	RPM-ZD	RPM-BS	d2
BPRS-ANER		$-0,357^b$	$-0,443^c$	$-0,471^c$
AMDP-APA		$-0,282^a$	$-0,363$	$-0,387^b$
-PSYORG		$-0,363^b$	$-0,364^b$	$-0,377^b$
SANS-AFFE			$-0,342^b$	$-0,374^b$
-ALOG		$-0,332^a$	$-0,464^c$	$-0,479^c$
-ABUL		$-0,289^a$	$-0,511^c$	$-0,466^c$
-ANHE			$-0,293^a$	$-0,371^b$
-AUFM		$-0,268^a$	$-0,317^a$	$-0,611^c$
-COMP		$-0,281^a$	$-0,426^b$	$-0,498^c$
-SUMM		$-0,355^b$	$-0,421^b$	$-0,568^c$
INSKA-MOTO		$-0,365^b$	$-0,321^a$	$-0,417^b$
-SPRA		$-0,272^a$	$-0,335^a$	$-0,296^a$
-AFFE			$-0,388^b$	$-0,344^b$
-WAHN				
-INIT		$-0,391^b$	$-0,390^b$	$-0,496^b$
-SOZI				$-0,301^a$
-SUMM		$-0,326^a$	$-0,346^b$	$-0,424^b$
BSABS DYN A	$0,360^a$	$0,369^a$		
DYN B				
KOGN				
COEN				
ZVS				$-0,290^a$
BV				
GES				
FBF KO		$0,349^b$		
WAS	$0,359^b$	$0,378^b$	$0,278^a$	$0,335^a$
WAK		$0,287^a$		
SP		$0,314^a$		
DE		$0,291^a$		
GED		$0,314^a$		$0,380^a$
MO		$0,260^a$		
AU				
AN				
REI				

[a] $p < 0,05$; [b] $p < 0,01$; [c] $p < 0,001$.

den *ersten Faktor* laden die klassischen „Fremdbeurteilungs-Skalen" BPRS, AMDP, SANS und INSKA sehr hoch „mit Ausnahme der Wahn-Subskala" –, ferner aus der BSABS die Kategorien dynamische Defizienzen mit indirekten Minussymptomen, zentralvegetative Störungen, Bewältigungsversuche und der Gesamtscore.

Der *Faktor 2* beruht auf Ladungen sämtlicher FBF-Kategorien und der BSABS-Kategorien dynamische Defizienzen mit direkten Minussymptomen, kognitive Denk-, Wahrnehmungs- und Handlungsstörungen sowie wiederum des Gesamtscores. Schließlich konstituiert sich ein *3. Faktor* aus den 4 testpsychologischen Verfahren, den 3 RPM-Subtests und dem d2-Test.

Tabelle 7. Faktorenmatrix über alle Variablen (orthogon. Rotation)

Variablen	Faktor 1	Faktor 2	Faktor 3	
BPRS-ANER	0,736			
AMDP-APA	0,818			
-PSYORG	0,683			
SANS-AFFE	0,881			
-ALOG	0,861			
-ABUL	0,660			
-ANHE	0,911			
-AUFM	0,659			
-COMP	0,974			
-SUMM	0,952			
INSKA-MOTO	0,744			
-SPRA	0,738			
-AFFE	0,903			
-WAHN		(0,498)		
-INIT	0,761			
-SOZI	0,821			
-SUMM	0,921			
BSABS DYN A		0,639		
DYN B	0,653			
KOGN		0,710		
COEN	(0,463)			
ZVS	0,651			
BV	0,597			
GES	0,656	0,619		
FBF KO		0,841		
WAS		0,516		
WAK		0,794		
SP		0,620		
DE		0,814		
GED		0,856		
MO		0,671		
AU		0,869		
AN		0,858		
REI		0,874		
RPM-WE			0,852	
-ZD			0,833	
-BS			0,696	
d2			0,710	
VARIANZ	13,629	8,332	3,558	Summe
Gesamte Varianz	36,0%	21,9%	9,4%	67,3%
Gemeinsame Varianz	53,4%	32,7%	13,9%	100,0%

Die 3 extrahierten Faktoren müssen ebenso vorsichtig interpretiert werden wie die Korrelationsmatrizes. Bei der relativ hohen Zahl von 38 Variablen bei eher kleinem Kollektiv von 64 Patienten können Zufallssignifikanzen die Aussagekraft beträchtlich reduzieren. Möglicherweise geben die 3 Faktoren über eine methodische Interpretation hinausgehend einen Hinweis auf verschiedene psychopathologische Störungsbereiche der schizophrenen Minussymptomatik oder, allgemeiner formuliert, der chronisch-schizophrenen Störung.

Faktor 1 könnte hypothetisch als „Minussymptomatik im engeren Sinne" betrachtet werden, hier sind meist schwerer ausgeprägte, beobachtbare Verhaltensdefizite, objektive Zeichen des „Minus" repräsentiert, die hauptsächlich in Fremdbeurteilungs-Skalen eingehen.

Faktor 2 entspricht den kognitiven Basissymptomen im Sinne von Süllwold u. Huber (1986), also subjektiv erlebten und geschilderten Defizienzen, vor allem von Denken, Wahrnehmen und Handeln. Diese Beschwerden werden eher in Selbstbeurteilungs-Skalen wie dem FBF – vermutlich auch in der Frankfurter Befindlichkeits-Skala FBS von Süllwold u. Herrlich (1987) und in der Günzburger Selbstbeurteilungs-Skala für Basisymptome GSBS (Blumenthal et al. 1989) – abgebildet, teilweise aber auch in der Bonner Skala, insbesondere in der Kategorie C „kognitive Störungen". Die BSABS nimmt u. E. skalentheoretisch eine Zwitterstellung zwischen Selbst- und Fremdbeurteilung ein.

Faktor 3 könnte schließlich Störungen kognitiver Basisfunktionen wie der Aufmerksamkeit, Auffassung oder Merkfähigkeit repräsentieren, die in entsprechenden objektiven Leistungstests zu quantifizieren sind.

Unsere Untersuchungsergebnisse stützen die Auffassung, daß auch innerhalb des Bereiches der schizophrenen Minussymptomatik eine multimethodale Psychodiagnostik bedeutungsvoll ist, da nur mit verschiedenen Instrumenten wie Fremd- und Selbstbeurteilungs-Skalen sowie kognitiven Tests die unterschiedlichen psychopathologischen Aspekte der chronischen Schizophrenie erfaßt werden können. Die Daten geben einen Hinweis auf verschiedene Dimensionen des „Minus" (vgl. Lewine et al. 1983; Bilder et al. 1985). Unsere eher hypothetisch aufgestellten Interpretationen der Faktorenanalyse sollten in Zukunft auch mit anderen Skalen und mit größeren Stichproben systematisch überprüft werden.

Literatur

Ackenheil M, Dieterle DM, Eben E, Pakesch G (1985) Beurteilung der Minussymptomatik (SANS) – Münchner Version. Universität München

Andreasen NC (1981) Scale for the Assessment of Negative Symptoms (SANS). University of Iowa, Iowa City

Andreasen NC (1985) Positive vs. negative Schizophrenia: a critical evaluation. Schizophr Bull 11:380–389

Arbeitsgemeinschaft für Methodik und Dokumentation in der Psychiatrie (AMDP/Hrsg) (1981) Das AMDP-System. Manual zur Dokumentation psychiatrischer Befunde. Springer, Berlin Heidelberg New York

Berner P, Küfferle B, Topitz A (1988) Zur Erfassung der Negativsymptomatik im Therapieverlauf unproduktiver schizophrener Psychosen. In: Gross G, Huber G (Hrsg) Neuere pharmakopsychiatrische und neurochemische Ergebnisse der Psychosenforschung. 3. Hans-Jörg-Weinbrecht-Symposion. pmi, Frankfurt a. M.

Bilder RM, Sukdeb M, Rieder RO, Pandurangi AK (1985) Symptomatic and neuropsychological components of defect states. Schizophr Bull 11:409–417

Blumenthal S, Bell V, Neumann NU, Vogel R, Schüttler R (1989) Entwicklung eines Instrumentariums zur operationalisierten Erfassung von Basissymptomen bei Schizophrenien. Nervenarzt 60:338–343

Brickenkamp R (1972) d2-Aufmerksamkeits-Belastungs-Test. Hogrefe, Göttingen

Dieterle DM, Albus MI, Eben E, Ackenheil M, Rockstroh W (1986) Preliminary experiences and results with the Munich version of the Andreasen scale. Assessment of productive and negative symptoms in chronic schizophrenic patients. Pharmacopsychiatr 19:96–100

Ebel H, Gross G, Klosterkötter J, Hubert G (1989) Basic symptoms in schizophrenic and affective psychoses. Psychopathology 22:224–232

Fahrenberg J, Kuhn M, Kulick B, Myrtek M (1977) Methodenentwicklung für psychologische Zeitreihenstudien. Diagnostica 23:15–36

Gross G, Huber G, Klosterkötter J, Linz M (1986) BSABS – Bonner Skala für die Beurteilung von Basissymptomen. Manual, Kommentar, Dokumentationsbogen. Springer, Berlin Heidelberg New Yok Tokyo

Huber G (1983) Das Konzept substratnaher Basissymptome und seine Bedeutung für Theorie und Therapie schizophrener Erkrankungen. Nervenarzt 54:23–32

Huerkamp M (1987) Die Intentionalitätsskala (InSka): Ein Beitrag zur Validierung. Psychol. Dipl.-Arbeit, Universität Heidelberg

Kulhara P, Avashti A, Chadda R, Chandiramani K, Mattoo SK, Kota SK, Joseph S (1989) Negative and depressive symptoms in schizophrenia. Br J Psychiatry 154:207–211

Lewine RJ, Fogg L, Meltzer NY (1983) Assessment of positive and negative symptoms in schizophrenia. Schizophr Bull 9:368–376

Mundt C, Fiedler P, Pracht B, Rettig R (1985) InSka (Intentionalitätsskala) – Ein neues psychopathometrisches Instrument zur quantitativen Erfassung der schizophrenen Residualsymptomatik. Nervenarzt 56:146–149

Overall JE, Gorham DR (1962) The Brief Psychiatric Rating Scale. Psychol Rep 10:799–812

Schubert H, Zangerl K, Wibmer M (1988) Zur Minussymptomatik bei chronisch schizophrenen Patienten und deren Ansprechen auf Neuroleptika. In: Bender W, Dencker SJ, Kulhanek F (Hrsg) Schizophrene Erkrankungen: Therapie – Therapieresistenz – eine Standortbestimmung. Vieweg, Braunschweig

Sommers AS (1985) „Negative Symptoms": Conceptual and methodological problems. Schizophr Bull 11:364–379

Süllwold L (1977) Symptome schizophrener Erkrankungen. Uncharakteristische Basisstörungen. Springer, Berlin Heidelberg New York

Süllwold L, Herrlich J (1987) Frankfurter Befindlichkeits-Skala (FBS) für schizophrene Erkrankte. Springer, Berlin Heidelberg New York Tokyo

Süllwold L, Huber G (1986) Schizophrene Basisstörungen. Springer, Berlin Heidelberg New York Tokyo

Die Negativsymptomatik im Verhältnis
zur Positivsymptomatik und zur depressiven Symptomatik
der Schizophrenie: Eine psychometrische Untersuchung

W. Maier, S. Schlegel, T. Klingler, A. Hillert und H. Wetzel

Einleitung

Über den Umfang der negativen Kernsymptomatik herrscht ein weitgehender allgemeiner Konsens (Walker u. Lewine 1988): mehrere operationalisierte Konzepte wurden vorgeschlagen; unter diesen erhielten insbesondere die Inventare von Andreasen u. Olsen (1982) und diejenigen von Kay u. Opler (1987) eine hohe Akzeptanz. Gemeinsam ist allen Konzepten, daß die Symptome der Affektverflachung und der Alogie Bestandteile der Negativsymptomatik darstellen; strittig ist vor allem die Zugehörigkeit der Affektinadäquanz, die z. B. bei Andreasen u. Olsen (1982), im Gegensatz zu Johnstone (1989) als Teilsymptomatik der Affektverflachung der Negativsymptomatik zugeordnet wird. Die beiden obengenannten Inventare decken sich weitgehend bezüglich der abgedeckten psychopathologischen Symptomatik. Das Verhältnis der Negativ- zur Positivsymptomatik ist jedoch strittig:

Andreasen u. Olsen (1982) stellen die Gesamtheit schizophrener Symptomatik als einen eindimensionalen Symptomzusammenhang und beide Symptomverbände als die entgegengesetzten Pole einer einzigen Dimension dar; Crow (1980) schlägt vor, jedes der beiden Syndrome als Indikator eines gesonderten Krankheitsprozesses zu verstehen und lokalisiert folglich beide Syndrome auf zwei verschiedenen, jedoch nicht notwendig unabhängigen Dimensionen. Dagegen postulieren z. B. Lewine et al. (1983), daß die Positiv- und die Negativsymptomatik zwei unabhängige Bedingungen beschreiben, die durch zwei orthogonale Dimensionen zu beschreiben sind.

Ebenso ist das Verhältnis der Negativsymptomatik zur depressiven Symptomatik ungeklärt: das Syndrom „Anhedonie", das nach Andreasen u. Olsen (1982) der Negativsymptomatik zugeordnet wird, ist diagnostisch unspezifisch und wird besonders häufig bei depressiven Erkrankungen beobachtet (Siris et al. 1988); Liddle et al. (1987) charakterisierten einen Teilbereich der Negativsymptomatik als „psychomotorische Retardierung"; dieser Symptomkomplex kommt vor allem bei depressiven Patienten vor. Sowohl Mundt et al. (1989), als auch Kulhara et al. (1989) fanden außerdem bei depressiven Patienten deutlich erhöhte Ausprägungen auf Skalen, die Negativsymptomatik beschreiben.

Dieser Beitrag untersucht mit psychometrischen Mitteln den Zusammenhang der Negativsymptomatik mit der Positivsymptomatik und der depressiven Symptomatik. Als Kriterium dienen die faktorenanalytischen Konzepte der faktoriellen Homogenität und Dimensionalität. Dabei wird die von Andreasen vorgeschlagene Skala, Schedule for Assessment of Negative Symptoms (SANS) als Symptominventar für die Negativsymptomatik verwendet; weiterhin steht mit der Schedule for Assessment of Positive Symptoms (SAPS) ein analog konstruiertes Inventar zur Positivsymptomatik bereit, das besonders zur Untersuchung des genannten Problems geeignet ist.

Die obengenannten Probleme weren hypothesenorientiert diskutiert. Unterschiedliche Modelle des Zusammenhangs der Negativsymptomatik mit anderen Syndromen werden faktorenanalytisch formuliert; diese sollen als Hypothesen formuliert und geprüft werden: Hypothesenprüfungen erfordern eine konfirmatorische Faktorenanalyse; die gängige explorative Methode der Faktorenanalyse ist hierfür ungeeignet, so wird die konfirmative Faktorenanalyse nach LISREL VI (Joreskog u. Sorbom 1984) verwendet.

Stichprobe und Methoden

130 konsekutiv stationäre Patienten mit der Diagnose einer Schizophrenie oder einer schizophreniformen Störung (DSM-III) wurden nach der ersten Woche nach Aufnahme durch den behandelnden Arzt mit den Skalen SANS, SAPS und der Bech-Rafaelsen-Melancholie-Skala (BRMS) bezüglich der Symptomatik der vergangenen Woche beurteilt. Zugrunde lag ein semistrukturiertes Interview, das das von Andreasen entwickelte Interview CASH als Leitfaden benutzte. Die Symptomatik und die Verhaltensbeobachtung des Arztes und des Pflegepersonals während der ersten Woche der stationären Behandlung stellten eine weitere Informationsquelle für die Skalenbeurteilung dar. Die beurteilenden Ärzte hatten vorher an einem Reliabilitätstraining mit insgesamt 5 Sitzungen teilgenommen. Für die Auswertung wurden die Einzelitems der verwendeten Skalen (zur Untersuchung der ersten Fragestellung) und ansonsten die Summenscores der von Andreasen vorgeschlagenen Subskalen (Wahnerleben, Halluzinationen, bizarres Verhalten, positive Denkstörungen in der SAPS und Affektverflachung, Abulie, Alogie, Anhedonie-Antisozialität, Aufmerksamkeitsstörungen in der SANS) verwendet; weder die subjektive noch die klinische Globalbeurteilung der einzelnen Subskalen wurden bei der Auswertung verwendet. Die depressive Symptomatik, ermittelt durch die BRMS, wurde durch zwei Scores dargestellt: die Summe von BRMS-Items 1, 2 und 3 (psychomotorische Retardierung) und die Summe der BRMS-Items 4–10 (depressive Verstimmung).

Statistische Methoden

Die klassische Methode zur Untersuchung der Zusammenhangsstruktur von Symptomen oder Teilsyndromen stellt die Faktorenanalyse dar. Gemeinsam kovariierende Symptome oder Teilsyndrome etablieren einen Faktor (eine Dimension). Die obengenannten konzeptuellen Hypothesen zur Subskalierung von Einzelsymptomen sowie zum Zusammenhang der Negativsymptomatik, der Positivsymptomatik und der depressiven Symptomatik sind als Hypothesen über Anzahl und Gestalt von Faktoren formulierbar. Die klassische Faktorenanalyse ist aber lediglich ein exploratives Verfahren, das einen Vergleich der Verträglichkeit von Faktorenanalysen mit vorgegebenen Randbedingungen mit den ermittelten Beurteilungsdaten nicht erlaubt. Ein solches Mittel stellt jedoch das allgemeine psychometrische Modell „Linear Structural Relationships (LISREL VI)" bereit. LISREL unterscheidet Beobachtungsvariablen (hier Ratingdaten) und latente Variablen (hier Faktoren). Das Meßmodell formuliert eine lineare Beziehung zwischen den Beobachtungsvariablen und den latenten Variablen. Die Koeffizienten dieser Relation können entweder a priori fixiert auf (Null) oder mittels der Maximum-Likelihood-Methode aufgrund der Beobachtungswerte geschätzt werden. Daneben können Beziehungen zwischen latenten Variablen (Strukturmodell) in das Modell eingeführt werden (hier z. B. die Bedingung der Unabhängigkeit von Faktoren).

Das auf seine Verträglichkeit mit Beobachtungsdaten zu prüfende lineare Modell beinhaltet ein Meßmodell, das Beobachtungsvariablen und latente Variablen in eine lineare Beziehung setzt und daneben ein Strukturmodell, das für die latenten Variablen die Gültigkeit eines spezifizierten linearen Zusammenhangs postuliert. Die Verträglichkeit einer Modellspezifikation mit empirischen Daten (i. e. Beobachtungsvariablen) wird durch einen Anpassungskoeffizienten (variierend zwischen 0 – Nichtanpassung – und 1 – vollständige Anpassung –) und durch einen Chi-Quadrat-Anpassungstest festgestellt. Syndrome, die zueinander in Beziehung zu setzen sind (wie Negativ-/Positiv-/ depressive Symptomatik) stellen die latenten Variablen dar; die Beobachtungsvariablen sind die Ausprägungen der Einzelitems oder der Subskalenscores der verwendeten Skalen. Die zu prüfenden Hypothesen werden als Gleichungen zwischen Beobachtungs- und latenten Variablen (Meßmodell) formuliert. Abhängigkeitspostulate zwischen latenten Variablen (hier: Faktoren) werden im Strukturmodell als Hypothesen eingeführt.

Ergebnisse

Verhältnis von Negativ- und Positivsymptomatik

Die in der Literatur diskutierten Modelle für den Zusammenhang zwischen beiden Syndromen werden in faktorenanalytischen Modellen dargestellt.

Modell 11
Der klassischen Vorstellung, daß Positiv- und Negativsymptomatik gemeinsam zum Schweregrad der Erkrankung Schizophrenie beitragen [wie z. B. von Gottesman et al. (1987) vorgeschlagen und in der BPRS operationalisiert] entspricht das Einfaktormodell ohne Fixierung von Ladungskoeffizienten: die

Korrelation zwischen allen in den Subskalen der SANS und der SAPS dargestellten Subskalen ist durch einen eindimensionalen Faktor erklärbar, auf dem
alle Subskalenscores relevant und positiv laden.

Modell 12

Andreasen u. Olsen (1982) haben postuliert, daß die Positiv- und die Negativsymptomatik entgegengesetzte Pole derselben Dimension darstellen: faktorenanalytisch müßte also der Zusammenhang durch einen Faktor beschreib-
bar sein, der durch die Randbedingung, daß die Subskalen der SAPS positiv
und die Subskalen der SANS negativ laden, charakterisiert ist.

Modell 13

Crow (1980) postulierte zwei unterschiedliche Krankheitsprozesse, die
Positiv- und die Negativschizophrenie, die entweder als reine Formen oder als
Kombination auftreten können: legt man die Konzepte der Positiv-/Negativ-
symptomatik von Andreasen zugrunde, so sind faktorenanalytisch zwei Fak-
toren zu erwarten, einer, auf dem lediglich die Subskalen der SANS (bei auf
„Null" fixierten Ladungen für die SAPS-Subskalen) und einer, auf dem ledig-
lich die Subskalen der SAPS laden (bei auf „Null" fixierten Ladungen für die
SANS-Subskalen).

Modell 14

Die Hypothese von Crow (1980) geht von einem engeren Konzept der
Negativ- und der Positivsymptomatik aus als die Hypothese von Andreasen;
Modell 13 ist entsprechend so zu modifizieren, daß lediglich die Subskala „Affektverflachung" auf dem die Positivsymptomatik repräsentierenden Faktor
auf Null fixiert wird und die Subskalen „Halluzinationen" und „Wahn" auf
dem die Negativsymptomatik repräsentierenden Faktor auf Null fixiert werden; dagegen können die anderen SANS- und SAPS-Subskalen auf beiden
Faktoren laden.

Modell 15

Der Status der formalen positiven Denkstörungen (Zerfahrenheit, Gedankenabreißen) ist strittig; manche Autoren ordnen diese Symptomatik der Negativsymptomatik zu (Walker u. Lewine 1988). Entsprechend ist eine Zweifakto-
renlösung zu erwarten, in der die Negativsymptomatik beschreibende Faktor
die SANS-Subskala „Affektverflachung" und die SAPS-Subskala „positive
Denkstörungen" umfaßt; der zweite Faktor beschreibt vorwiegend die Wahn-
symptomatik und die halluzinatorische Symptomatik. Alle weiteren Subskalen können auf beiden Faktoren laden.

Modell 16

Die psychopathologische Symptomatik der Schizophrenie zerfällt in einen kognitiven Symptombereich und einen Symptombereich, der auf Affekt und
Antrieb bezogen ist; dieser Syndromzusammenhang überlagert die Unterscheidung in Positiv- und Negativsymptomatik: entsprechend ist eine Zwei-
faktorenlösung zu erwarten, wobei ein Faktor durch die SAPS-Subskalen
„Halluzinationen", „Wahn", „positive Denkstörungen" und die SANS-

Tabelle 1. Gütekriterien für die Anpassung der Strukturmodelle (beschrieben im Text) an die beobachteten Daten (LISREL mit Randbedingungen)

Modell	Anzahl der Faktoren	Modellanpassungs-koeffizient (adjustiert)	Modellanpassungstest[a] (Freiheitsgrade, Chi-Quadrat)
Verhältnis der Positiv- (SAPS) zur Negativsymptomatik (SANS)			
11	1	0,56	$df = 27$ $\chi^2 = 174{,}0 + +$
12	1	0,56	$df = 27$ $\chi^2 = 174{,}0 + +$
13	2	0,66	$df = 26$ $\chi^2 = 137{,}0 + +$
14	2	0,79	$df = 20$ $\chi^2 = 68{,}6 + +$
15	2	0,76	$df = 21$ $\chi^2 = 74{,}2 + +$
16	2	0,62	$df = 19$ $\chi^2 = 136{,}0 + +$
17	3	0,77	$df = 216$ $\chi^2 = 59{,}0 +$
18	3	0,82	$df = 16$ $\chi^2 = 56{,}2 +$
Verhältnis der Depressiven (BRMS) zur Negativsymptomatik (SANS)			
21	1	0,70	$df = 14$ $\chi^2 = 34{,}6 +$
22	2	0,70	$df = 13$ $\chi^2 = 27{,}0 +$
23	2	0,78	$df = 8$ $\chi^2 = 23{,}0 +$
24	2	0,82	$df = 9$ $\chi^2 = 17{,}0 +$

[a] Signifikante Chi-Quadrat-Werte zeigen eine insuffiziente Modellanpassung an mit „+ +" $= p < 0{,}01$ und „+" $= 0{,}1 \leqq p < 0{,}05$.

Subskala „Aufmerksamkeitsstörungen" charakterisiert wird, während der zweite Faktor durch die SANS-Subskalen „Affektverflachung", „Anhedonie" und „Abulie" charakterisiert wird.

Modell 17

Bilder et al. (1985) haben festgestellt, daß sich die Symptommuster, die der Positiv- und der Negativsymptomatik zugeordnet sind, nicht auf zwei, sondern auf mindestens drei Faktoren zurückführen lassen. „Wahn" und „Halluzinationen" definieren einen Faktor, „Affektverflachung", „Abulie" und „Anhedonie" einen anderen und „Denkstörungen", „Aufmerksamkeitsstörungen", „Alogie" und „bizarres Verhalten" einen dritten. Entsprechend wäre eine Dreifaktorenlösung mit der o. g. Zuordnung von SANS/SAPS-Subskalen zu den Faktoren zu fordern.

Modell 18

Liddle (1987) hat eine ähnlich strukturierte Dreifaktorenlösung mittels einer explorativen Faktorenanalyse ermittelt; im Vergleich zu Bilder et al. (1985) ist der erste Faktor identisch und es besteht lediglich für die Faktoren 2 und 3 ein Unterschied: einer der beiden Faktoren beschreibt die gesamte Negativsymptomatik (Affektverflachung, Alogie, Abulie, Anhedonie und Aufmerksamkeitsstörungen), während der dritte Faktor lediglich die positiven Denkstörungen (allerdings incl. Affektinadäquanz) umfaßt.

Die Modellanpassungskoeffizienten und die Chi-Quadratwerte der Modellanpassungstests sind in Tabelle 1 angegeben. Das der Hypothese 18 ent-

Tabelle 2. Geschätzte Ladungskoeffizienten (Maximum Likelihood Schätzer) der Faktorenanalyse (LISREL mit Randbedingungen) der SANS- und SAPS-Subskalenscores, die die
beste Modellanpassung zeigte

	Modell 18		
	Faktor 1 „Negativ"	Faktor 2 „Positiv I"	Faktor 3 „Positiv II"
SAPS „Halluzinationen"	–[a]	0,89	0,10
SAPS „Wahn"	–[a]	0,80	0,19
SAPS „bizarres Verhalten"	–[a]	0,21	0,59
SAPS „positive Denkstörungen"	–[a]	0,12	0,69
SANS „Affektverflachung"	0,86	–[a]	–[a]
SANS „Alogie"	0,76	–[a]	–[a]
SANS „Abulie"	0,63	–[a]	–[a]
SANS „Anhedonie"	0,73	–[a]	–[a]
SANS „Aufmerksamkeit"	0,70	–[a]	–[a]

[a] Auf Null fixiert.

Pearson-Korrelationen: Faktor I × Faktor II 0,11
                        Faktor II × Faktor III 0,41 (p<0,01)
                        Faktor I × Faktor III 0,29 (p<0,05)

sprechende Modell zeigt gegenüber den Konkurrenzmodellen eine Überlegenheit. Tabelle 2 zeigt die geschätzten Ladungen der Subskalen auf den drei
Faktoren dieses Modells mit maximaler Anpassung; dieses Modell ist mit den
beobachteten Daten verträglich, wenn als Signifikanzschranke für die Modellanpassung p=0,01 gewählt wird.

Verhältnis von Negativsymptomatik und depressiver Symptomatik

Die in der Literatur diskutierten Modelle über den Zusammenhang beider
Syndrome werden in faktorenanalytischen Modellen dargestellt, die auf ihre
Verträglichkeit mit den erhobenen Daten geprüft werden.

Modell 21
Die Negativsymptomatik ist eine Variante der depressiven Symptomatik; dieser Hypothese entspräche eine Einfaktorenlösung ohne Fixierung von Ladungskoeffizienten: alle SANS-Subskalen und die Subskalen der Depressions-
skala BRMS laden positiv auf dem Faktor.

Modell 22
Die Negativsymptomatik und die depressive Symptomatik beschreiben zwei
unterschiedliche Krankheitsprozesse, die allerdings miteinander korreliert
sein können (Barnes et al. 1989): dieser Hypothese entspricht eine Zweifakto-
renlösung, bei der auf einem Faktor lediglich die SANS-Subskalen relevant la-

den und die Subskalen der depressiven Symptomatik auf Null fixiert sind; auf
dem zweiten Faktor laden lediglich die Subskalen der depressiven Symptomatik, während die SANS-Subskalen auf Null fixiert sind.

Modell 23

Die in Modell 22 postulierte Relation gilt nur für enge Konzepte der Negativsymptomatik und der depressiven Symptomatik: die SANS-Subskala „Affektverflachung" ist auf jenem Faktor, der die depressive Symptomatik repräsentiert, auf Null fixiert; auf dem zweiten Faktor, der die Negativsymptomatik
beschreibt, ist die Subskala für „depressive Stimmung" auf Null fixiert; alle
weiteren Subskalen können auf den beiden Faktoren beliebig laden.

Modell 24

Die Negativsymptomatik im weiteren Sinn und die depressive Symptomatik
überlappen sich; insbesondere das Syndrom „psychomotorische Hemmung"
stellt einen integralen Bestandteil des depressiven Syndroms dar und wird zugleich durch die SANS-Subskala „Alogie" repräsentiert: falls die psychomotorische Symptomatik einen gesonderten Faktor beschreibt, ist eine Zweifakto-
renlösung zu erwarten, wobei ein Faktor durch die Fixierung der SANS-
Subskala „Affektverflachung" charakterisiert wird; der zweite Faktor wird
durch die Fixierungen der SANS-Subskala „Alogie" und der Subskala „psychomotorische Hemmung" der Melancholieskala charakterisiert.

Die Modellanpassungskoeffizienten und Chi-Quadratwerte des Modellanpassungstests sind in Tabelle 1 dargestellt. Das Modell 24 zeigt die relativ beste Anpassung an die beobachteten Daten. Die Ladungen für die einzelnen
Subskalen sind in Tabelle 3 angegeben.

Tabelle 3. Geschätzte Ladungskoeffizienten (Maximum Likelihood
Schätzer) der Faktorenanalyse (LISREL mit Randbedingungen) der
SANS- und BRMS-Subskalenscores, der Subskalenscores für die
Negativsymptomatik und das depressive Syndrom

	Modell 24	
	Faktor 1 „Negativ"	Faktor 2 „Psychomotor. Hemmung"
SANS „Affektverflachung"	0,81	−[a]
SANS „Alogie"	−[a]	0,30
SANS „Abulie"	0,52	0,18
SANS „Anhedonie"	0,48	0,32
SANS „Aufmerksamkeit"	0,40	0,35
BRMS „depressive Stimmung"	−0,05	0,80
BRMS „psychomot. Hemmung"	−[a]	0,88

[a] Auf Null fixiert.
Pearson-Korrelationen: Faktor I × Faktor II 0,40 (p < 0,01).

Diskussion

Die Negativsymptomatik verhielt sich relativ zur Positivsymptomatik zwar homogen, sie zeigte jedoch deutliche Abgrenzungsprobleme gegenüber der depressiven Symptomatik. Die Abgrenzungsschwierigkeiten sind vorwiegend auf das mehrheitlich durch psychomotorische Symptomatik definierte Alogiesyndrom zurückzuführen: dieses kovariiert in der untersuchten Stichprobe zusammen mit dem depressiven Syndrom; dieser Befund bekräftigt einen grenzwertigen Befund von Barnes et al. (1989). Die mangelnde Differenzierbarkeit der Negativsymptomatik von der depressiven Symptomatik erschwert eine differentielle Therapie; depressive Syndrome kommen im Rahmen schizophrener Erkrankungen häufig vor und müssen – im Gegensatz zur Negativsymptomatik – mit Antidepressiva behandelt werden.

Dagegen ließ sich die Abgrenzbarkeit der Positiv- von der Negativsymptomatik sichern; insbesondere konnte übereinstimmend mit Lenzenweger et al. (1989) die Hypothese der Kovariation der Negativ- und Positivsymptomatik (Gottesman et al. 1987) widerlegt werden. Die Positivsymptomatik verhielt sich jedoch im Gegensatz zur Negativsymptomatik nicht konsistent: wie bereits von Liddle (1987) auf der Basis von PSE-Daten berichtet, stellte sich neben einem Faktor, der die Wahn- und die halluzinatorische Symptomatik beschreibt, ein gesonderter Faktor dar, der durch positive Denkstörungen (z. B. Inkohärenz) gekennzeichnet ist. Dieses Ergebnis widerspricht der Analyse von Andreasen u. Olsen (1982), die alle Subskalenscores der SAPS auf einem Faktor darstellen konnten, dabei trugen alle Scores der SAPS-Subskalen eine positive und alle Scores der SANS-Subskalen eine negative Ladung.

Auch die Konsistenz der Negativsymptomatik im Vergleich zur Positivsymptomatik ist nicht unumstritten: Bilder et al. (1985) fanden, daß kognitive Negativsymptome wie Alogie und Aufmerksamkeitsstörungen einerseits und affektive Negativsymptome wie Affektverflachung, Abulie und Anhedonie andererseits auf verschiedenen Faktoren laden; die Subskalen der SAPS verhielten sich bei Bilder et al. (1985) ähnlich wie in der vorgelegten Untersuchung. Eine mögliche Ursache für diese Diskrepanz kann die unterschiedliche Stichprobenzusammensetzung sein: von Bilder et al. (1985) wurden ausschließlich chronisch schizophrene Patienten untersucht, während in der vorgelegten Studie vorwiegend akut erkrankte schizophrene Patienten untersucht wurden.

Der Faktor, der die Negativsymptomatik darstellt, korrelierte positiv mit den beiden anderen Faktoren, die die Positivsymptomatik abdeckten (Tabelle 2). Dieser Befund bestätigt eine Reihe von Studien (Walker u. Lewine 1988), die einen positiven Zusammenhang zwischen Positiv- und Negativsymptomatik fanden; dieser Befund widerlegt die These, daß kein positiver Zusammenhang zwischen beiden Syndromen bestehe. Mehrheitlich fanden alle hierzu durchgeführten Untersuchungen mäßig oder hoch ausgeprägte positive Korrelationen, so daß der widersprechende Befund von Andreasen u. Olsen (1982) als Zufallsbefund gewertet werden kann.

Zusammenfassung

Zusammenfassend zeigte sich die SANS als ein brauchbares und konsistentes Instrument zur Darstellung der Negativsymptomatik. Die mit der SANS erfaßte Negativsymptomatik läßt sich eindeutig von der durch die SAPS erfaßten Positivsymptomatik trennen; die positiven Korrelationen zwischen beiden Syndromen zeigen eine gemeinsame Kovariation an. Die Schwächen des Konzepts der Negativsymptomatik – erfaßt mit der SANS – werden bei der Abgrenzung zur depressiven Symptomatik deutlich; diese gilt insbesondere dann, wenn die psychomotorische Retardierung sowohl bei der Definition der Negativsymptomatik wie bei der Definition der depressiven Symptomatik stark gewichtet wird. Es empfiehlt sich daher, die Negativsymptomatik nicht durch einen einzigen globalen Score zu beschreiben, sondern mehrere Scores für einzelne Syndrombereiche (wie Affektverflachung, Alogie, Anhedonie, Abulie, Aufmerksamkeitsstörungen) zu verwenden.

Die vorgelegte Untersuchung bezieht sich – wie fast alle anderen Studien der Negativsymptomatik – ausschließlich auf die Querschnittsbeurteilung; alle zur Verfügung stehenden Skalen zur Erfassung der Negativsymptomatik beurteilten lediglich Zeiträume bis zu 2 Wochen. Die Differenzierung der Negativsymptomatik von der depressiven Symptomatik bei schizophrenen Erkrankungen ist aber in diesem Zeitraum möglicherweise nur unzureichend möglich; Carpenter et al. (1988) haben eine verlaufsorientierte Differenzierung zwischen der primären und der sekundären Negativsymptomatik getroffen; diese Differenzierung erlaubt eine klare Ausgrenzung der depressiven Symptomatik und hat erhebliche therapeutische Konsequenzen. Operationalisierte Untersuchungsinstrumente zur Erfassung der primären Negativsymptomatik liegen noch nicht vor. Von ihnen ist ein erheblicher Fortschritt gegenüber dem gegenwärtigen Stand der Erfassung von Negativsymptomen der Schizophrenie zu erwarten.

Literatur

Andreasen NC, Olsen S (1982) Negative vs. positive schizophrenia: definition and reliability. Arch Gen Psychiatry 39:784–788

Barnes TRE, Curson DA, Liddle PF, Patel M (1989) The nature and prevalence of depression in chronic schizophrenic in-patients. Br J Psychiatry 154:486–491

Bilder RM, Mukherjee S, Rieder RO, Pandurangi AK (1985) Symptomatic and neuropsychological components of defect states. Schizophr Bull 11:409–417

Carpenter WT, Douglas WH, Wagman AMI (1988) Deficit and nondeficit forms of schizophrenia: The concept. Am J Psychiatry 145:578–583

Crow TJ (1980) Positive and negative schizophrenic symptoms and the role of dopamine. Br J Psychiatry 137:383–386

Gottesman II, McGuffin P, Farmer AE (1987) Clinical genetics as clues to the „real" genetics of schizophrenia (a decade of modest gains while playing for time). Schizophr Bull 13:23–47

Johnstone EC (1989) The assessment of negative and positive features in schizophrenia. Br J Psychiatry 155:41–44

Jöreskog KG, Sörbom D (1987) LISREL VI: Analysis of linear structural relationships by maximum likelihood, instrumental variables, and least squares methods, 3rd edn. Mooresville In: Scientific Software. University of Uppsala, Uppsala

Kay SR, Opler LA (1987) The positive-negative dimension in schizophrenia: Its validity and significance. Psychiatric Dev 2:79–103

Knights A, Hirsch SR (1981) „Revealed“ depression and drug treatment for schizophrenia. Arch Gen Psychiatry 38:806–811

Kulhara P, Avashti A, Chadda R, Chandiramani K, Mattoo SK, Kota SK, Joseph S (1989) Negative and depressive symptoms in schizophrenia. Br J Psychiatry 154:207–211

Lenzenweger MF, Dworkin RH, Wethington E (1989) Models of positive and negative symptoms in schizophrenia: An empirical evaluation of latent structures. J Abnorm Psychol 1:62–70

Lewine RRJ, Fogg L, Meltzer HY (1983) Assessment of negative and positive symptoms in schizophrenia. Schizophr Bull 9:368–376

Liddle PF (1987) The symptoms of chronic schizophrenia. A re-examination of the positive-negative dichotomy. Br J Psychiatry 151:145–151

Mundt CH, Kasper S, Huerkamp M (1989) The diagnostic specificity of negative symptoms and their psychopathological context. Br J Psychiatry 155:32–36

Rosen WG, Mohs RC, Johns CA, Small NS, Kendler KS, Horvath TB, Davis KL (1984) Positive and negative symptoms in schizophrenia. Psychiatry Res 13:277–284

Siris SG, Adan F, Cohen M, Mandeli J, Aroson A, Casey E (1988) Postpsychotic depression and negative symptoms: An investigation of syndromal overlap. Am J Psychiatry 145:1532–1537

Walker E, Lewine R (1988) The positive/negative symptom distinction in schizophrenia. Validity and etiological relevance. Schizophr Res 1:315–328

Erfassung und Differenzierung
schizophrener Minussymptomatik
mit objektiven verhaltensanalytischen Methoden

W. Gaebel

Einleitung

Minussymptomatik, Negativsymptomatik, Defekt-, Defizit- oder Residualsyndrome sind Bezeichnungen für unterschiedliche psychopathologische
Aspekte einer ungünstigen Verlaufsentwicklung schizophrener Psychosen.
Hinter der unterschiedlichen Terminologie stehen unterschiedliche pathoge-
netische Konzepte, mit Hilfe derer die Ausformung und verlaufsstadienspezi-
fische Akzentuierung derartiger Syndrome erklärt wird. Antriebsmangel, in-
tellektueller Abbau, affektive Verflachung, emotionale Labilität und autistischer Rückzug sind die wesentlichen Merkmale von Defizienzsyndromen
(Mundt 1984), die trotz ihrer phänomenologischen Heterogenität als Ausdruck einer schizophrenietypischen „Grundstörung" angesehen werden, ohne
daß diese bisher zu belegen gewesen wäre.

Mit zunehmendem Interesse an einer empirischen Erforschung derartiger
Syndrome sind verschiedene Ratingskalen entwickelt worden, die unterschiedliche Symptome einbeziehen, quantitativ (aber nicht qualitativ) gewich-
ten und zu einem Gesamtscore aufsummieren.

Wie Tabelle 1 zeigt, werden die meisten der aufgeführten Merkmale konsistent als „Minussymptomatik" klassifiziert, aber nur ein kleiner Teil davon
übereinstimmend in derartige Skalen einbezogen. So vertritt z. B. Crow (1985)
die Auffassung, daß nur Affektverflachung, Sprechverarmung und Antriebsmangel die Kernsymptome eines Defizitsyndroms darstellen, während Andreasen (1982) nahezu alle der in Tabelle 1 aufgeführten Merkmale in ihre Scale
for the Assessment of Negative Symptoms (SANS) aufgenommen hat. Ohne
Frage werden bei diesem Vorgehen psychopathologische Symptome und
„Outcome"-Merkmale unter dem gemeinsamen Begriff „Negativsymptomatik" konfundiert, so daß eine getrennte Erfassung verschiedenartiger Komponenten eines Defizitsyndroms nicht mehr möglich ist. Carpenter et al. (1985,
1988) haben wiederholt auf die Notwendigkeit hingewiesen, Negativsymptomatik einerseits von sozialen Defizitmerkmalen, wie z. B. sozialem Rückzug,
zu differenzieren und andererseits primäre von sekundären Formen abzugrenzen, die z. B. durch depressive und extrapyramidalmotorische Symptomatik
oder soziale Deprivation mitbedingt oder verursacht sein können.

Faßt man die bisher vorliegenden Studienergebnisse zusammen, dann
muß man feststellen, daß trotz der zunehmenden Beachtung von Minussym-

Tabelle 1. Klassifikation und Skalenbezug schizophrener „Minussymptomatik". (Modifiz. nach Walker u. Lewine 1988)

Konsistente Klassifikation		Inkonsistente Klassifikation
Skalen +	Skalen (+)	
Affektverflachung	Sozialer Rückzug	Unangemessener Affekt
Sprechverarmung	Anhedonie	Aufmerksamkeitsstörung
Antriebsmangel	Apathie	
	Emotionaler Rückzug	
	Motorische Verlangsamung	
	Gedankenabreißen	
	Erhöhte Antwortlatenz	
	Mangel an vokalem Ausdruck	
	Mangel an Körperpflege	
	Berufliche Unstetigkeit	
	Kontaktstörungen	
	Schlechter Rapport	

ptomatik für die klinische Subtypologie schizophrener Erkrankungen deren exakte Definition, nosologische Spezifität, Zeitstabilität, Behandlungsansprechen, klinische Korrelate (z. B. Plussymptomatik), prognostische Wertigkeit und Pathogenese immer noch offene Probleme sind (Gaebel 1989 c). Vor diesem Hintergrund stellt die Erfassung und Differenzierung schizophrener Minussymptomatik mit objektiven verhaltensanalytischen Methoden eine besondere Forschungsaufgabe dar.

Methodologische Vorbemerkungen zur Analyse von Affektstörungen

Die allgemeine Forderung, nonverbale psychopathologische Verhaltensmerkmale mit objektiven Methoden genauer zu untersuchen, ist von verschiedenen Seiten geäußert worden (Hill 1974; Helmchen u. Renfordt 1981; Helmchen 1985). Im Forschungsplan der WHO für die 80er Jahre (WHO/ADAMHA 1983) wurden stärkere Forschungsbemühungen im Bereich nonverbaler Psychopathologie mit dem Hinweis auf deren größere Nähe zum pathophysiologischen Substrat gefordert. Ähnlich lautende Empfehlungen finden sich im nationalen Schizophrenie-Forschungsplan des NIMH (1988).

Im entsprechenden Report des National Advisory Mental Health Council wird insbesondere auf die Einsatzmöglichkeiten audiovisueller Methoden bei der Analyse von Affektstörungen anhand von Mimik und Sprechparametern mit dem Ziel einer Integration klinisch-phänomenologischer und neurobiologischer Befunde bei Schizophrenen hingewiesen (Andreasen et al. 1988). Hierbei werden experimentelle Ansätze favorisiert, bei denen Verhalten, emotionales Erleben und zentrale wie periphere Aktivierungsmaße auf ihr Beziehungsmuster unter normalen und pathologischen Verhältnissen sowie im Hinblick auf ihre differentialdiagnostische Bedeutung untersucht werden müßten (Holzman et al. 1988).

Schließt man sich zunächst einmal der Mehrheit der Autoren an, die in der Affektverflachung ein Kernsymptom schizophrener Negativsymptomatik sehen, dann stellt sich im Hinblick auf einen objektivierenden Untersuchungsansatz die Frage nach der klaren Begriffsbestimmung und Operationalisierung von „Affekt" in Abgrenzung zu „Emotion" und „Stimmung" (Berner 1988). Zieht man das Glossar des DSM-III-R (1987) zu Rate, findet man folgende Definition:

„Affect: A pattern of observable behaviors that is the expression of a subjectively experienced feeling state (emotion) ... The normal expression of affect involves variability in facial expression, pitch of voice, and hand and body movements." Im DSM-III fand sich der zusätzliche definitorische Merksatz: „Affect is to mood as weather is to climate."

Nach dieser Definition werden Affekte und ihre Störungen (die als „restricted", „blunted", „flat", „inappropriate" oder „labile" in Erscheinung treten können) über nonverbale Verhaltensmerkmale beurteilbar, die als Indikatoren subjektiver emotionaler Zustände angesehen werden. Das letztgenannte Bestimmungsstück dieser Definition ist allerdings weder unter normalen (z. B. Höflichkeitslächeln) noch unter pathologischen Bedingungen (z. B. pathologisches Lachen und Weinen) ein notwendiges Korrelat des Ausdrucksverhaltens. Konzeptuell sollten daher die Elemente der psychophysiologischen Affekttriade (motorisches Verhalten, subjektives Erleben, neurobiologische Korrelate) zwar in ihrer Komplementarität gesehen, aber getrennt untersucht werden (Lolas 1988).

Bei der Erfassung und Differenzierung von Affektstörungen mit objektiven Analysemethoden (Tabelle 2) ist auch eine standardisierte Untersuchungssituation erforderlich. Durch entsprechende Wahl von Untersuchungsmaterial und Aufgabenstellung können Prozesse der Dekodierung emotional bedeutsamer Stimulussituationen ebenso untersucht werden wie die willkürliche (z. B. Simulation, Imitation) oder unwillkürliche (spontane) Enkodierung von emotionalem Ausdruck. Schließlich sind potentielle Determinanten gestörter Affektivität (z. B. Neuroleptika-Effekte) und soziale Konsequenzen (Kommunikationsstörungen, emotionaler Rückzug) bei der Differenzierung von Affektstörungen zu berücksichtigen.

Tabelle 2. Erfassung und Differenzierung von Affektstörungen

- Objektive Analysemethoden

- Standardisierte Untersuchungssituation
  Dekodierung
  Enkodierung (willkürlich/unwillkürlich)

- Psychophysiologische Affekt-Triade
  Motorisches Verhalten
  Subjektives Erleben
  Neurobiologische Korrelate

- Determinanten

- Konsequenzen

Tabelle 3. Verhaltensmerkmale und objektive Analysemethoden schizophrener „Minussymptomatik". (Nach Andreasen 1982)

Skalenitems	Verhaltenssektor	Analysemethoden
Starrer Gesichtsausdruck Fehlende affektive Auslenkbarkeit Unangemessener Affekt	Mimik	(EM)FACS
Verminderte Spontanbewegung Armut der Ausdrucksbewegungen	Gestik Haltung	Codierung
Geringer Augenkontakt	Blickmotorik	IROG
Mangel an vokaler Ausdrucksfähigkeit Verarmung der Sprechweise Erhöhte Antwortlatenz	Stimme Sprechen	Frequenzanalyse On/off-Muster

Übereinstimmend mit der Affektdefinition des DSM-III-R wird die Dimension „Affektverflachung" der SANS (Andreasen 1982) mit Hilfe von Verhaltensmerkmalen operationalisiert (Tabelle 3).

In Tabelle 3 sind zwei weitere Verhaltensmerkmale (Verarmung der Sprechweise, erhöhte Antwortlatenz) aufgenommen, die der Skalendimension „Alogie" entstammen. Das Item „Fehlende affektive Auslenkbarkeit" ist nicht über einen speziellen Verhaltenssektor definiert, ist aber am ehesten über die Mimik zu beurteilen. Gleiches gilt für das Item „Unangemessener Affekt", dessen Stellung als Negativsymptom umstritten ist, das aber klar definiert und in einer standardisierten Untersuchungssituation gut untersuchbar ist.

Für die den einzelnen Skalenitems entsprechenden Verhaltenssektoren (Mimik, Gestik und Körperhaltung, Stimmcharakteristika und Sprechverhalten) liegen heute differenzierte Notationssysteme bzw. Meßverfahren vor (Scherer u. Ekman 1982; Young u. Sheena 1975). Im folgenden sollen Verfahren und Befunde zur Kennzeichnung schizophrener Minussymptomatik mit objektiven verhaltensanalytischen Methoden unter Bezug auf die einzelnen Verhaltenssektoren kurz dargestellt werden (Tabelle 3).

Methoden und Ergebnisse objektiver Verhaltensanalyse bei Schizophrenen

Mimik

Die Gesichtsmuskulatur spielt eine entscheidende Rolle als emotionales Ausdrucksmittel. Der Gesichtsausdruck der sechs Grundemotionen (Angst, Überraschung, Ärger, Ekel, Trauer, Freude) wird universell enkodiert und dekodiert, was als Hinweis auf die humanspezifische neurobiologische Basis von Ausdruck und Eindruck gewertet werden kann (Ekman u. Friesen 1980). Affektausdruck ist normalerweise das Resultat unwillkürlicher („emotionaler") und modulierender willkürlicher („display rules") Innervationen, denen unterschiedliche neuronale Strukturen zugrundeliegen (Rinn 1984). Da die einzelnen Gesichtsmuskeln allerdings auch in anderen als emotionalen Funktionsbezügen innerviert werden können (z.B. als Sprachillustratoren und Kommunikationsregulatoren, aber auch beim Sprechen und Kauen), andererseits aber auch häufig affektive Mischbilder auftreten, ist eine separate Erfassung der muskulären Aktivität für detailliertere Analysezwecke wünschenswert. Am bekanntesten geworden ist das Facial Action Coding System (FACS) von Ekman u. Friesen (1978), das die voraussetzungsfreie Erfassung der Aktivität einzelner Gesichtsmuskeln durch trainierte Beobachter und die explizite Identifizierung emotionalen Gesichtsausdrucks anhand von Indikatormuskeln erlaubt (EMFACS). Videotechnologie mit entsprechender Computerkopplung spielt beim Einsatz dieses Verfahrens eine unverzichtbare Rolle.

Untersuchungen zum mimischen Ausdrucksverhalten bei Schizophrenen reichen in die 50er Jahre zurück. So wurden an Filmaufnahmen chronisch Schizophrener mittels einer „ausdrucksphänomenologischen Methode" typische Ausdrucksgestaltungen Schizophrener wie die des „maskenhaftnatürlichen" und des „versunken-bedrängten" (Spoerri u. Heimann 1957) sowie das Ausdruckssyndrom der „mimischen Desintegrierung" (Heimann u. Spoerri 1957) beschrieben.

Die Einzelmerkmale der mimischen Desintegrierung wurden folgendermaßen beschrieben: Isolierte Bewegungen relativ eng umschriebener einzelner Gesichtsteile; das Heraustreten dieser Bewegungen aus einem mimischen Gesamtablauf; der fehlende Ausdruckswert der für sich allein genommenen Einzelbewegungen; der dem Tempo der Gesichtsmimik entsprechende Ablauf; die wechselnde Asymmetrie, welche durch die Einzelbewegungen ausgelöst wird; die fehlende Zentrierung des mimischen Gesamtablaufs im einigenden Blick. Das „Zerfallen der mimischen Gestalt" wurde als Ausdruck einer bestimmten „schizophrenen Seinsweise" interpretiert mit „Zerfall der Gestaltung und Verlust der zentrierenden Bezogenheit der Einzelteile auf eine Mitte" (Heimann u. Spoerri 1957).

Derartige desintegrative Phänomene bedürfen vor allem der differentialdiagnostischen Abgrenzung gegenüber Subtypen der tardiven Dyskinesie im Hinblick auf die Frage gemeinsam zugrundeliegender neurologischer Prozesse (z.B. Waddington et al. 1987). Zur Frage der symptomatologischen Überschneidung zwischen Minussymptomatik und extrapyramidalmotorischer Akinese fand sich mit Hilfe von sektorisierten Affektratingskalen, daß nach RDC-Kriterien diagnostizierte Schizophrene im Vergleich zu Parkinson-Kranken deutlich weniger emotionalen Gesichtsausdruck aufwiesen (Alpert u. Rush 1983). Pitman et al. (1987) fanden mit Hilfe eines ethologischen Beurteilungssystems, daß bei nonparanoiden schizophrenen Patienten häufiger nichtsprachbezogene, d.h. kontextunabhängige, autistische Augenbrauenbewegungen auftraten – im Vergleich zu paranoiden Schizophrenen und nichtschizophrenen psychiatrischen Kontrollen. Steimer et al. (1988) beschrieben bei schizophrenen Patienten mit „milden Formen von Minussymptomen" mit Hilfe des EMFACS (emotionsrelevante muskuläre Aktionseinheiten) eine Reduktion der mimischen Aktivität des Obergesichts, eine Reduktion affektiver mimischer Expressionen sowie gehäuft mimische Ausdrucksformen, die als willentlich produzierte soziale Signale interpretiert wurden. Für ein Ausdruckssyndrom der mimischen Desintegration im Sinne bizarrer Innervationen oder Innervationskombinationen fanden sich keine Anhaltspunkte. Hingegen bestätigte sich die Hypothese, daß Schizophrene mehr „unechte" Affekte zeigen, andererseits fanden sich (im Gegensatz zur vorgenannten Studie) weniger mimische Illustratoren und Regulatoren.

Die Autoren interpretieren ihre Ergebnisse vor dem Hintergrund der neurophysiologischen Besonderheiten der Gesichtsinnervation (Rinn 1984). Aufgrund der unterschiedlichen Innervation von Ober- und Untergesichtsmuskulatur ist das Untergesicht über die Bindung an das motorische Sprachzentrum sowie an die Kaumuskulatur besser willentlich kontrollierbar, während das Obergesicht aufgrund eines engeren Zusammenhangs mit der Formatio reticularis und den affektiven Zentren stärker unwillkürlich innerviert ist. Neuropsychologische Studien zum Zusammenhang zwischen Veränderungen des Gesichtsausdrucks und der Topographie von kortikalen Hirnläsionen (z. B. Kolb u. Milner 1981; Mammucari et al. 1988) bilden die Voraussetzung, um Störungsmuster bei schizophrenen Patienten auf ihre hirnfunktionellen und -strukturellen Korrelate zu beziehen.

Wir untersuchen derzeit im Rahmen einer BMFT-geförderten Studie den Einfluß pharmakotherapeutischer und verhaltensmodifizierender psychologischer Interventionen auf Entwicklung und Verlauf schizophrener Minussymptomatik (Gaebel u. Renfordt 1988). Dabei werden mit Hilfe audiovisueller Methoden neben anderen Verhaltensmerkmalen (s. unten) auch mimische Ereignisse mit objektiven verhaltensanalytischen Methoden untersucht (EM-FACS). Mit Hilfe aufgabenspezifischer Untersuchungsschritte (spontaner Affektausdruck, Affektwahrnehmung, Simulation, Imitation) soll eine Differenzierung schizophrener Affektstörungen ermöglicht werden. Da Schizophrene außer einer Störung im Affektausdruck auch ein Defizit in der Wahrnehmung und Erkennung emotionalen Gesichtsausdrucks aufweisen (Feinberg et al. 1986; Gaebel et al. 1989), wird auch die Dekodierungsleistung beim Betrachten emotionaler Gesichter geprüft.

Gestik und Körperbewegung

Verhalten ist „in biologischer Sicht immer primär Manifestation eines sich in Raum und Zeit bewegenden Organismus" (Bente 1978). Diese Definition umfaßt einfache motorische Phänomene bis hin zu komplexen zielgerichteten Handlungsabfolgen. Das Gemeinsame ist demnach die Bindung des Beobachtbaren an ein neuromuskuläres Substrat.

Bereits Kretschmer (1953) hatte gefordert, daß „die psychomotorischen Phänomene an sich in ihren Bewegungsabläufen genau wie neurologische Fälle beschrieben werden (müssen), nämlich zunächst reine Bewegungsformeln, unabhängig von Inhalt oder Ausdruck". Entsprechend sah Bente (1978) im „Aufbau einer adäquaten Meßsprache" ausgehend von einer „deskriptiven" Verhaltensanalyse die Voraussetzung dafür, „zu einer Klärung der neurophysiologischen und -ethologischen Bedingungskonstellationen solcher Phänomene zu gelangen, was das eigentliche Ziel dieser Forschungsrichtung ist".

Die Techniken zur Analyse von Gestik und Körperbewegungen reichen von indirekten Beobachtungsmethoden bis zu direkten physikalischen oder physiologischen Meßmethoden (Wallbott 1981). Die funktionale Klassifikation gestischen Verhaltens grenzt im wesentlichen körperfokussierte (selbstmanipulative) von objektivfokussierten Bewegungen ab, wobei letztere im wesentlichen wiederum in Sprachillustratoren und symbolische Gesten unterteilbar sind (Wallbott 1981; Ekman u. Friesen 1980). Systematische Untersuchungen zum gestischen Verhalten und zu Körperbewegungen bei Schizophrenen, insbesondere mit Negativsymptomatik, liegen im Gegensatz zu Untersuchungen an Depressiven (z. B. Ulrich 1981) bisher nicht vor. In der von uns derzeit durchgeführten Untersuchung (s. S. 84) werden an der physikalischen Dimension der zurückgelegten Wegstrecke operationalisierte groß- und kleinräumige Gesten (Ellgring 1983) während einer halbstandardisierten Interviewphase und in weiteren standardisierten Untersuchungssituationen erfaßt.

Blickverhalten

Blickkontakt ist ein weiteres nonverbales Merkmal, das sich hinsichtlich Direktionalität, Häufigkeit und Dauer durch trainierte Beobachter mit hinreichender Reliabilität und Validität erfassen läßt, andererseits mit zur Verfügung stehenden technischen Methoden direkt gemessen und detaillierter analysiert werden kann. Neben der am häufigsten eingesetzten Elektrookulographie sind insbesondere Infrarot-Reflexionstechniken (Infrarotokulographie, IROG) verfügbar, die bei externer Positionierung einer Infrarot-Lichtquelle (Pupillen-Korneal-Reflexionsmethode) keinerlei Applikationen am Kopf des Patienten erforderlich machen und zusätzlich zur Ausgabe von Positionsparametern des Auges die fortlaufende Messung des Pupillendurchmessers als möglichem Indikator der Tonuslage und stimulusabhängigen Reaktivität des autonomen Nervensystems erlauben.

Neben einer Reihe basaler okulomotorischer Störungen (Gaebel 1989 a) sind bei Schizophrenen in Interviews ein hinsichtlich Häufigkeit und Dauer reduzierter Blickkontakt berichtet worden (Rutter u. Stephenson 1972). Eine signifikante Verminderung in der Dauer des Blickkontakts bei nonparanoiden gegenüber paranoiden Schizophrenen und nichtschizophrenen psychiatrischen Kontrollen beschrieben Pitman et al. (1987), während Pansa-Henderson et al. (1982) ohne nähere Angaben zum Ausmaß von Negativsymptomatik bei ihren Schizophrenen einen gegenüber Depressiven verkürzten Blickkontakt und häufigere Blickabwendung fanden. Meya u. Renfordt (1986) haben gezeigt, daß sich diese Besonderheit im Blickverhalten bei Behandlungsrespondern, nicht aber bei Nonrespondern unter neuroleptischer Behandlung verliert. In eigenen Untersuchungen konnte gezeigt werden, daß Schizophrene mit Negativsymptomatik in visuellen Suchaufgaben ein starreres visuelles Explorationsverhalten zeigen, als dies bei Patienten ohne Negativsymptomatik der Fall ist (Gaebel 1989 b).

In unserer derzeit durchgeführten Studie (s. S. 84) untersuchen wir das Blickverhalten (IROG) bei Schizophrenen mit Negativsymptomatik sowohl unter Interview- wie unter standardisierten visuomotorischen Leistungsbedingungen (z. B. Raven-Test).

Sprechverhalten und Stimmcharakteristika

Sprechverhalten und Stimmcharakteristika sind schließlich weitere nonverbale Merkmale, die einer genaueren objektiven Analyse zugänglich sind. Die Sprechaktivität des Patienten, gemessen an der Länge seiner Sprechphasen und Sprechpausen, läßt sich als entsprechendes On/Off-Muster unter Absehung von Sprachinhalt analysieren (Krüger 1989). Des weiteren können verschiedene zentrale Parameter der Sprechstimme (z. B. Grundfrequenz und deren Modulation) gemessen und als Indikatoren emotionaler und psychopathologischer Zustände mit entsprechenden Programmpaketen analysiert werden (Scherer 1986; Wallbott 1989).

Spoerri (1961) hat bei chronisch Schizophrenen das Vorkommen einer gepreßten Sprechstimme („Würgestimme") beschrieben. Mit Hilfe von Ratingskalen wurde bei chronisch Schizophrenen mit ausgeprägter Minussymptomatik (SANS) eine Aprosodie beschrieben (Fricchione et al. 1986). Andreasen et al. (1981) fanden bei Schizophrenen mit Affektverflachung gegenüber solchen ohne Affektverflachung eine reduzierte Amplituden- und Frequenzvariabilität der Sprechstimme. Tolkmitt et al. (1982) haben bei akut Schizophrenen und Depressiven vor Behandlung eine höhere Grundfrequenz als nach Behandlung gefunden und diese Frequenzabnahme als Ausdruck einer Nosologie-unspezifischen Arousalreduktion interpretiert. Diagnosespezifische Veränderungen fanden sich demgegenüber in der spektralen Energieverteilung, insofern als Depressive unter der Behandlung eine stärker relaxierte,

Tabelle 4. Vergleich von SANS, HAM-D, Grundfrequenz (F_0) und Variationskoeffizient (CV) der Sprechstimme für einen schizophrenen (S) und einen depressiven (D) Patienten im 4wöchigen Behandlungsverlauf (T0–T1)

Patient	Zeit-Punkt	HAM-D	SANS-AF		Satz	F_0	CV
			Summe	Vok. Ausdruck			
S (m., 21 J. Perazin)	T0	7	14	3	A	148,6	13,2
					B	152,4	14,1
					C	147,8	14,0
	T1	0	7	0	A	158,3	15,2
					B	159,4	12,7
					C	151,6	12,6
D (m., 32 J., Maprotilin)	T0	20	15	2	A	131,3	18,0
					B	118,8	12,3
					C	118,4	9,3
	T1	13	14	3	A	124,8	16,7
					B	114,8	16,0
					C	115,1	9,0

A: Vater ist ärgerlich, weil er die Zange verloren hat.
B: Mutter ist traurig, weil das Kind krank ist.
C: Im Garten blühen die Blumen.

Schizophrene eine stärker gespannte Stimme entwickelten. Ragin et al. (1989) konnten mit quantitativen Methoden für das Sprechmerkmal „Verarmung der Sprechweise" zeigen, daß depressive Patienten bei Klinikaufnahme eine stärkere Sprechverarmung aufwiesen als Schizophrene, während sich im weiteren Verlauf die Verhältnisse umkehrten. Gerade die beiden letztgenannten Studien unterstreichen mit ihren Befunden die Notwendigkeit diagnosevergleichender longitudinaler Untersuchungsansätze.

Wir untersuchen in unserer Studie (s. S. 84) ebenfalls Sprechverhalten (On/Off-Muster) und vokale Charakteristika (Modulation der Grundfrequenz) in einer Interviewsituation sowie beim Sprechen standardisierter Sätze mit unterschiedlichem emotionalen Inhalt.

Tabelle 4 zeigt 2 kasuistische Beispiele aus dieser Untersuchung. Dargestellt sind jeweils für einen nach RDC diagnostizierten schizophrenen (S) und einen depressiven Patienten (D) bei Klinikaufnahme (T0) und nach 4wöchiger Behandlung (T1) mit Perazin bzw. Maprotilin die Befunde der Hamilton-Depressions-Skala (HAM-D) und der Affektdimension der SANS (AF) einschließlich des Merkmals „Mangel an vokaler Ausdrucksfähigkeit". Gegenübergestellt sind Grundfrequenz (F_0) und Variationskoeffizient (CV) der Sprechstimme beim Sprechen von 3 Standardsätzen. Die Beispiele verdeutlichen, da die Veränderung der Stimmparameter abhängig vom gesprochenen Satz ist und mit dem Ratingurteil nur bedingt übereinstimmt, daß einerseits eine standardisierte Untersuchungssituation Voraussetzung einer objektivierenden Verhaltensanalyse ist und andererseits systematische Untersuchungen zur Frage der Übereinstimmung von verhaltensorientierten Ratingurteilen und Verhaltensmessungen dringend erforderlich sind.

Schlußfolgerungen

Da die Items der SANS üblicherweise unter nur partiell standardisierten Bedingungen im Life-Interview erfaßt werden, ist davon auszugehen, daß sich deren Beurteilung gegenseitig beeinflußt (Kitamura et al. 1984). Dieser Rater-Bias wird durch eine verhaltensobjektivierende separate Erfassung der Merkmale vermieden. Andererseits erlaubt die unabhängige Erfassung der Merkmale verschiedener Verhaltenssektoren deren anschließende Inbeziehungsetzung mit der Möglichkeit, homogene Patientengruppen mit vergleichbarem Verhaltensmuster zu selegieren und unter dem Einfluß verschiedener therapeutischer Interventionen im Verlauf zu beobachten.

Mit derartigen systematischen Untersuchungen läßt sich zunächst die vordringliche Frage nach der empirischen Definition und Abgrenzbarkeit „primärer" Minussymptomatik mit Hilfe spezifischer Verhaltensindikatoren beantworten. Erst im Anschluß hieran erscheint es sinnvoll, ein definiertes Verhaltensmuster beispielsweise auf seine hirnfunktionellen und -strukturellen Korrelate zu untersuchen und damit zur Aufklärung der Pathogenese vorzudringen, deren Ermöglichung als Voraussetzung kausaler Therapie wesentliches Ziel einer objektivierenden Verhaltensanalyse schizophrener Minussymptomatik ist.

Literatur

Alpert M, Rush M (1983) Comparison of affects in parkinson's disease and schizophrenia. Psychopharmacol 19:118–120

Andreasen NC (1982) Negative symptoms in schizophrenia. Arch Gen Psychiatry 39:784–788

Andreasen NC, Alpert M, Martin MJ (1981) Acoustic analysis. Arch Gen Psychiatry 38:281–285

Andreasen NC, Shore D, Burke JD et al. (1988) Clinical phenomenology panel. In: National Institute of Mental Health (NIMH): A national plan for schizophrenia research. Report of the National Advisory Mental Health Council. Maryland 1988, pp 9–13

Bente D (1978) Methodische Gesichtspunkte zur Videoanalyse psychomotorischer Störungen. In: Helmchen H, Renfordt E (Hrsg) Fernsehen in der Psychiatrie. Thieme, Stuttgart, S 93

Berner P (1988) Emotion, affect and mood: A terminological introduction. Psychopathology 21:65–69

Carpenter WT, Heinrichs DW, Alphs LD (1985) Treatment of negative symptoms. Schizophr Bull 11:440–452

Carpenter WT, Heinrichs DW, Wagman AMI (1988) Deficit and nondeficit forms of schizophrenia: The concept. Am J Psychiatry 145:578–583

Crow TJ (1985) The two-syndrome concept: Origins and current status. Schizophr Bull 11:471–485

Diagnostic and Statistical Manual of Mental Disorders (1987) DSM III-R. American Psychiatric Association, Washington, DC

Ekman P, Friesen WV (1978) Facial action coding system. Consulting Psychologists Press. Palo Alto, Ca

Ekman P, Friesen WV (1980) Nonverbal behavior. In: Corson SA, Corson EO, Alexander JA (eds) Ethology and nonverbal communication in mental health. Pergamon Press, Oxford, pp 221–229

Ellgring JH (1983) Nonverbale Kommunikation im Verlauf der Depression. Habilitationsschrift, Max-Planck-Institut für Psychiatrie, München

Feinberg TE, Rifkin A, Schaffer C, Walker E (1986) Facial discrimination and emotional recognition in schizophrenia and affective disorders. Arch Gen Psychiatry 43:276–279

Fricchione G, Sedler MJ, Shukla S (1986) Aprosodia in eight schizophrenic patients. Am J Psychiatry 143:1457–1459

Gaebel W (1989a) Visuomotor behavior in schizophrenia. Pharmacopsychiatry 22 (Suppl):29–34

Gaebel W (1989b) Visual search, EEG, and psychopathology in schizophrenic patients. Eur Arch Psychiatr Neurol Sci 239:49–57

Gaebel W (1989c) Treatment course, clinical and neurobiological correlates of negative symptoms – towards an integrative model of schizophrenia. Schizophren Res 2:62

Gaebel W, Renfordt E (1988) Objektivierende Verhaltensanalyse schizophrener Residualsyndrome im Verlauf verschiedener therapeutischer Interventionen. Bewilligtes Forschungsvorhaben im Förderschwerpunkt „Therapie und Rückfallprophylaxe psychischer Erkrankungen im Erwachsenenalter" des BMFT (1988)

Gaebel W, Stolz J, Wölwer W, Frick K (1989) Eye movements and face perception in schizophrenia. In: Schmid R, Zambarbieri D (eds) Fifth European Conference on Eye Movements. Preceedings. University of Pavia, 1989

Heimann H, Spoerri T (1957) Das Ausdruckssyndrom der mimischen Desintegrierung bei chronischen Schizophrenen. Schweiz Med Wochenschr 35/36:26–28

Helmchen H (1985) Verbal and nonverbal psychopathology as a necessary element of classification. In: WHO/ADAMHA (ed) Mental disorders, alcohol- and drug-related problems. Excerpta Medica, Amsterdam, pp 177–181

Helmchen H, Renfordt E (1981) The contribution of audio-visual techniques to advances in psychopathology. Compr Psychiatry 22:21–30

Hill D (1974) Non-verbal behaviour in mental illness. Br J Psychiatry 124:221–230

Holzman PS, Vivens LW, Bower GH et al. (1988) Basic behavioral sciences panel. In: National Institute of Mental Health (NIMH) (ed) A national plan for schizophrenia research. Report of the National Advisory Mental Health Council. Maryland, pp 28–33

Kitamura T, Kahn A, Kumar R (1984) Reliability of clinical assessment of blunted affect. Acta Psychiat Scand 69:242–249

Kolb B, Milner B (1981) Observations on spontaneous facial expression after focal cerebral excisions and after intracarotid injection of sodium amytal. Neuropsychology 19:505–514

Kretschmer E (1953) Der Begriff der motorischen Schablonen und ihre Rolle in normalen und pathologischen Lebensvorgängen. Arch Psychiat Z Neurol 190:1–3

Krüger HP (1989) Speech chronemics – a hidden dimension of speech. Theoretical background, measurement and clinical validity. Pharmacopsychiatry 22 (Suppl):5–12

Lolas F (1988) Psychophysiological triad and verbal system in the study of affect and emotion. Psychopathology 21:76–82

Mammucari A, Caltagirone C, Ekman P, Friesen W, Gainotti G, Pizzamiglio L, Zoccolotti P (1988) Spontaneous facial expression of emotions in brain-damaged patients. Cortex 24:521–533

Meya U, Renfordt E (1986) Can changes in eye-contacts predict therapeutic outcome in schizophrenic patients undergoing neuroleptic treatment? Pharmacopsychiatry 19:429–433

Mundt C (1984) Der Begriff der Intentionalität und die Defizienzlehre von den Schizophrenien. Nervenarzt 55:582–588

National Institute of Mental Health (NIMH) (1988) A national plan for schizophrenia research. Report of the National Advisory Mental Health Council. Maryland, 1988

Pansa-Henderson M, L'Horne DJ, Jones IH (1982) Nonverbal behaviour as a supplement to psychiatric diagnosis in schizophrenia, depression, and anxiety neurosis. J Psychiat Treatm Eval 4:489–496

Pitman RK, Kolb B, Orr SP, Singh MM (1987) Ethological study of facial behavior in nonparanoid and paranoid schizophrenic patients. Am J Psychiatry 144:99–102

Ragin AB, Pogue-Geile E, Oltmanns TF (1989) Poverty of speech in schizophrenia and depression during in-patient and post-hospital periods. Br J Psychiatry 154:52–57

Rinn EW (1984) The neuropsychology of facial expression: A review of the neurological and psychological mechanisms for producing facial expressions. Psychol Bull 95:52–77

Rutter DR, Stephenson GM (1972) Visual interaction in a group of schizophrenic and depressed patients. Br J Soc Clin Psychol 11:57–62

Scherer KR (1986) Vocal affect expression: A review and a model for future research. Psychol Bull 99:143–165

Scherer Kr, Ekman P (1982) Handbook of methods in nonverbal behavior research. Cambridge University Press, London

Spoerri T (1961) Der Ausdruck der gepreßten Sprechstimme („Würgstimme") bei chronischen Schizophrenen. Confin Psychiat 4:123–132

Spoerri T, Heimann H (1957) Ausdruckssyndrome Schizophrener. Nervenarzt 8:364–366

Steimer E, Krause R, Sänger-Alt C, Wagner G (1988) Mimisches Verhalten schizophrener Patienten und ihrer Gesprächspartner. Z Klin Psychol 2:132–147

Tolkmitt F, Helfrich H, Standke R, Scherer KR (1982) Vocal indicators of psychiatric treatment effects in depressives and schizophrenics. J Communic Dis 15:209–222

Ulrich G (1981) Videoanalyse depressiver Verhaltensaspekte. Enke, Stuttgart

Waddington JL, Yousseff HA, Dolphin C, Kinsella A (1987) Cognitive dysfunction, negative symptoms, and tardive dyskinesia in schizophrenia. Arch Gen Psychiatry 44:907–912

Wallbott HG (1981) Subjektive und objektive Aspekte gestischen Verhaltens: Pilotuntersuchungen an psychiatrischen Patienten. In: Winkler P (Hrsg) Methoden der Analyse von Face-to-Face-Situationen. Metzler, Stuttgart, S 285–301

Wallbott HG (1989) Vocal behavior and psychopathology. Pharmacopsychiatry 22 (Suppl):13–16

Walker E, Lewine RJ (1988) The positive/negative symptom distinction in schizophrenia. Schizophr Res 1:315–328

WHO/ADAMHA (1983) Diagnosis and classification of mental disorders and alcohol- and drug-related problems: a research agenda for the 1980s. Psychol Med 13:907–921

Young LD, Sheena D (1975) Methods and designs – survey of eye movement recording methods. Behav Res Ther 7:397–429

Neuere systemtheoretische Konzepte zur Therapie chronisch defektuöser Psychosen

H. M. Emrich, M. M. Weber und D. Garcia-Borreguero

> *„Zwar ist's mit der Gedankenfabrik*
> *Wie mit einem Weber-Meisterstück ...*
> *Ein Schlag tausend Verbindungen schlägt.*
> *Der Philosoph, der tritt herein*
> *Und beweist Euch, es müßt so sein"*
> *J. W. v. Goethe, Faust I*

Einleitung

Typische Charakteristika der Symptomatik chronisch-defektuöser Psychosen sind kognitive Einbußen und die Hemmung der Spontaneität. So berichtete ein derartiger Patient als Hauptsymptom: „Die Gedanken drücken nicht mehr richtig durch." Diese Symptomatik der Denkhemmung, der Reduktion von psychischer Produktivität und Spontaneität, der Funktionsstörung der von Goethe im Eingangszitat in seiner hellsichtigen Vision der gegenwärtigen „cognitive science" persiflierten „Gedankenfabrik", soll im folgenden anhand neuerer systemtheoretischer Modelle und hinsichtlich möglicher therapeutischer Konsequenzen betrachtet werden. Eine Besonderheit der derzeitigen Theorienlage systemtheoretischer Konzepte über schizophrene Psychosen besteht hierbei darin, daß diese sich in der Regel weitgehend auf die theoretische Durchdringung produktiver Psychosen beziehen, während die defektuösen Psychosen weitgehend unbeachtet geblieben sind. Im folgenden soll deshalb eine kurze Übersicht über derartige Konzepte gegeben werden, verbunden mit dem Versuch, die Symptomatik der Defektbildung einzubeziehen.

Systemtheoretische Konzepte zur Pathogenese produktiver schizophrener Psychosen

Neuropsychologische Modelle über die Pathogenese schizophrener Psychosen (Übersicht: Frith u. Done 1988) sind derzeitig noch häufig vom Filtermodell nach Broadbent (1958) geprägt. Die hierbei ursprünglich vorherrschende Vorstellung besteht darin, daß „selektive Aufmerksamkeit" dadurch zustandekommt, daß das sensorische System eine limitierte Kapazität aufweist und daß deshalb Sinnesinformationen, bevor sie durch diesen „Kanal" hindurchtreten, von einem „vorgeschalteten Filter" selegiert werden müssen, damit es nicht zu einer Kanalüberlastung kommt. (Im Jahre 1971 legte Broadbent allerdings ein verfeinertes Filtermodell vor, das die Klassifizierung möglicher Objekte einbezieht.) Da schizophrene Patienten eine Verschlechterung ihrer selektiven Aufmerksamkeit zeigen (Chapman u. Chapman 1973), lag es nahe, anzunehmen, daß bei diesen das Filter nur unzureichend funktioniert, und daß es im Gefolge dieser Störung zu einer Überflutung des Systems mit „einer undifferenzierten Menge eingehender Sinnesdaten" (McGhie u. Chapman 1961; Chapman u. Chapman 1973) kommt. Dieses scheinbar plausible Modell spiegelt sich beispielsweise auch in den von Carlsson (1988) vorgeschlagenen neurochemischen Vorstellungen über die Pathogenese der Schizophrenie wider. Das von Carlsson angenommene „thalamische Filter" selegiert die von außen nach innen einlaufenden Sinnesdaten, und eine entsprechende neurochemische Störung dieses Filters wird als Erklärungsmodell für die Pathogenese schizophrener Psychosen herangezogen. Auch William Bunney jr., Irvine, hat in seinem Hauptvortrag auf dem Weltkongreß für Psychiatrie in Athen (1989) so argumentiert. Davon abweichende, neuere Modelle, beispielsweise von Frith (1987), Hoffman (1987) und Hemsley (1988), berücksichtigen dagegen die Tatsache, daß Sinneswahrnehmung nicht in der Weise, wie vom naiven Realismus angenommen, lediglich auf einem rein sensualistischen Prozeß beruht, d. h. ausschließlich auf einem „Bottom-up-Datenanalyseprozess" (MacKay 1987), sondern daß vielmehr der Sinneswahrnehmung eine vorgängige Konzeptualisierung zugrunde liegt, die den Datenanalyseprozeß ermöglicht und strukturiert. Dieser Problematik wird das Modell von Frith (1987) dadurch gerecht, daß angenommen wird, daß Schizophrenie eine Defizienz interner Kontrollmechanismen in dem Sinne darstellt, daß eine unzureichende Rückmeldung darüber vorhanden ist, welche internen Konzepte bereits in die Wirklichkeit umgesetzt wurden. Hierbei nimmt Frith im Sinne des Reafferenzprinzips an, daß jede intendierte Bewegung über einen „internen Monitor" in ihrem Verlauf verfolgt wird und daß der Bewegungsverlauf bei Sollabweichung von einem adaptiven Korrekturmechanismus nachgeregelt wird. Frith geht davon aus, daß bei schizophrenen Psychosen dieses „interne Monitoring" gestört ist und daß es infolge dessen zu einer Korrekturdefizienz und zu Beeinflussungserlebnissen kommt, weil auf „self" bzw. „not self" beruhende Aktivitäten nicht präzise voneinander unterschieden werden können. Auch bei Hemsley wird die zentrale Störung der Schizophrenie darin gesehen, daß eine ungenügende Abstimmung zwischen Konzeptualisierung und Sinnesdatenanalyse vorliegt. Experimentelle Befunde, die Schlußfolgerungen in dieser Richtung erlauben, wurden erstmals von Malenka et al. (1982) erarbeitet und von Frith u. Done (1989) repliziert. Der wesentliche Punkt bei diesen Untersuchungen liegt in dem Paradigma der Erfassung der „central error correction capacity". Hierbei wird so vorgegangen, daß vom Probanden eine zielgerichtete Bewegung mit Fehlerkorrekturmöglichkeit einmal mit und einmal ohne Fehlerrückmeldung ausgeführt wird. Bei fehlender Fehlerrückmeldung sind die spontanen Korrekturbewegungen bei schizophrenen Patienten, insbesondere bei solchen mit Fremdbeeinflussungserlebnissen, sehr selten (Frith u. Done 1989).

Eigene Untersuchungen unter Verwendung der 3dimensionalen Tiefeninversionsillusion als wahrnehmungspsychologischem Paradigma basieren auf dem Konzept der 3-Komponenten-Hypothese der Wahrnehmung. Hiernach besteht Wahrnehmung in einem komplexen Interaktionsprozeß zwischen 1. Sinnesdaten, 2. Konzeptualisierung, 3. adaptiver „Korrektur" bzw. „Zensur". Die sensualistische Komponente ist die in der klassischen Neurophysiologie vom Typ Hubel u. Wiesel (1979) nachgewiesene, wenn man so will, kategoriale „Bottom-up"-Datenanalyse (MacKay 1987). Über Konzeptualisierungssysteme dagegen liegen wesentlich weniger ausgearbeitete Konzepte und experimentelle Studien vor (vgl. MacKay 1987; Gregory 1973). Man kann Konzeptualisierungssysteme auch als hypothesengenerierende oder „konstruktivistische" Systeme bezeichnen (vgl. Roth 1982; Emrich 1988 a). Adaptive „Korrektursysteme" haben offenbar die Funktion, bei Ambiguitäten, bei Unklarheiten über die Datenlage und in Notsituationen eine eindeutige, biologisch notwendige und sinnvolle Wirklichkeitsfiktion zu erzeugen. Diese Systeme führen, ebenso wie das eingangs erwähnte Broadbentsche Filtermodell, zu einer Selegierung und Reduktion von Datenmengen, aber in anderer Weise als von Broadbent ursprünglich angenommen. Die funktionelle Aktivität von Konzeptualisierungssystemen kann in wahrnehmungspsychologischen Experimenten nachgewiesen werden (z. B. Yellott 1981; Rentschler et al. 1988).

Mit Konzeptualisierungssystemen lassen sich auch Experimente durchführen, die mit Tiefenwahrnehmung zu tun haben. Das Experimentieren mit der 3dimensionalen Tiefeninversionsillusion bietet dabei die einzigartige Möglichkeit, die Funktion adaptiver interner „Korrektur" bzw. „Zensur" quantitativ zu erfassen (Emrich 1989). Die Grundlage für die Anwendung dieser Experimente in der psychiatrischen Forschung bietet die Arbeitshypothese, daß produktive Psychosen dadurch bedingt sind, daß im Verhältnis zur adaptiven Zensur bzw. Korrektur die Konzeptualisierung relativ zu stark ausgebildet ist. Folgt man dieser Hypothese, so ist anzunehmen, daß bei der binokulären Tiefeninversionsillusion sich eine „Zensurschwäche" dadurch bemerkbar machen sollte, daß Patienten semantisch relevante Objekte, wie z. B. menschliche Gesichter, bei der invertierten Wahrnehmung nicht „zensurieren", d. h. nicht die Wahrnehmung durch den adaptiven Anpassungsprozeß „überarbeiten", sondern vielmehr das „Umkehrobjekt" wahrzunehmen in der Lage sind („Desillusionierung", Emrich 1988 b). In einer Reihe von Untersuchungen konnte gezeigt werden, daß dies tatsächlich bei schizophrenen Patienten mit produktiver Symptomatik der Fall ist. Darüber hinaus konnte gezeigt werden, daß sich mit Hilfe des vorliegenden binokulären Inversionsparadigmas auch eine seinerzeit von Huxley (1954) vorgeschlagene Hypothese belegen läßt, daß nämlich psychedelische Drogen dadurch wirken, daß sie „zensurschwächend" in den Wahrnehmungsprozeß eingreifen. Sieben Probanden, die in einer Serie von kontrollierten Selbstversuchen Cannabis einnahmen, beobachteten innerhalb von 2 h nach Einnahme der Droge einen dramatischen Anstieg der Inversions-Inhibition-Scores für semantisch relevante Objekte und in geringerem Maße auch für semantisch weniger relevante Objekte (Emrich 1988 b). Es zeigte sich darüber hinaus eine hohe Korrelation zwischen diesem Inversions-Hemmungs-Phänomen und den Cannabis-Plasmaspiegeln (Emrich et al., in Vorbereitung).

Systemtheoretische Erwägungen
zur Pathogenese defektuöser Schizophrenien

Es stellt sich nun die Frage, in welcher Weise chronisch defektuöse Psychosen innerhalb des oben dargestellten Erklärungsmodells interpretiert werden können. Hier erscheint es sinnvoll und notwendig, das Vulnerabilitäts-Streß-Modell (Nuechterlein u. Dawson 1984) zur Erklärung der Pathogenese produktiver Psychosen in die Überlegungen einzubeziehen. Nach diesem Modell stellt „Vulnerabilität" einen konstanten konstitutionellen Schwächezustand des Systems dar, und bei „Herausforderung" der Reagibilität des Systems durch einen „Stressor" kommt es zu einer Systemdekompensation. Im vorliegenden Modell besteht nun die Vulnerabilität darin, daß das zensurierende Korrektursystem mit seinen adaptiven Eigenschaften im Verhältnis zur Stärke der Konzeptualisierung bzw. zur Intensität der Sinnesdaten relativ zu schwach ausgebildet ist. Im Gleichgewichtszustand ist diese Systemschwäche noch nicht manifest; sie wird es erst dann, wenn der „Stressor" das System zu kreativen Problemlösungen „herausfordert". Der Stressor erzeugt gewissermaßen einen „reaktiven Konzeptualisierungsdruck", der dafür sorgt, daß mehr kreative Lösungsvorschläge pro Zeiteinheit geliefert werden. Produktive Psychosen lassen sich in diesem Sinne dadurch charakterisieren, daß der „reaktive Konzeptualisierungsdruck" zu einer erhöhten „Kreativität" führt, daß diese aber wegen Überforderung der Korrekturkapazität nicht mehr sinnvoll kontrolliert und adaptiert werden kann, so daß letztlich eine Systemdekompensation mit erhöhter Produktion von nicht realitätsangepaßten mentalen Ereignissen bzw. Handlungen resultiert. Im Falle der chronisch defektuösen Psychosen ist dagegen anzunehmen, daß das System auf den vom Stressor induzierten reaktiven Konzeptualisierungsdruck nicht reagiert, entweder weil die Konzeptualisierungskomponente durch den der Psychose zugrunde liegenden biologischen Prozeß bereits ihrerseits gestört ist, oder weil das System im Sinne eines Servomechanismus die erhöhte Produktivität eingestellt hat, da diese nicht zu sinnvollen Lösungen führt. Es gibt auch Hinweise darauf, daß Minussymptome als „Coping"-Verhalten zu interpretieren sind, im Sinne eines Vermeidungsverhaltens gegenüber dem Stressor (vgl. Klosterkötter im vorliegenden Band, S. 15–24). In beiden Fällen handelt es sich bei den defektuösen Psychosen um ein Sistieren der Aktivität von Konzeptualisierungssystemen. Daß „Konzeptualisierung" und „Korrektur" bei defektuösen Psychosen offenbar auf einem niedrigen Niveau weitgehend ausbalanciert sind, ergibt sich aus dem Befund, daß die Inversions-Hemmungs-Scores hier nur geringgradig erhöht sind (Emrich 1988 a; Emrich et al., in Vorb.).

Therapeutische Erwägungen

Bei produktiven Psychosen kann man aufgrund der vorgetragenen systemtheoretischen Erwägungen postulieren, daß es nicht eine, sondern im Prinzip

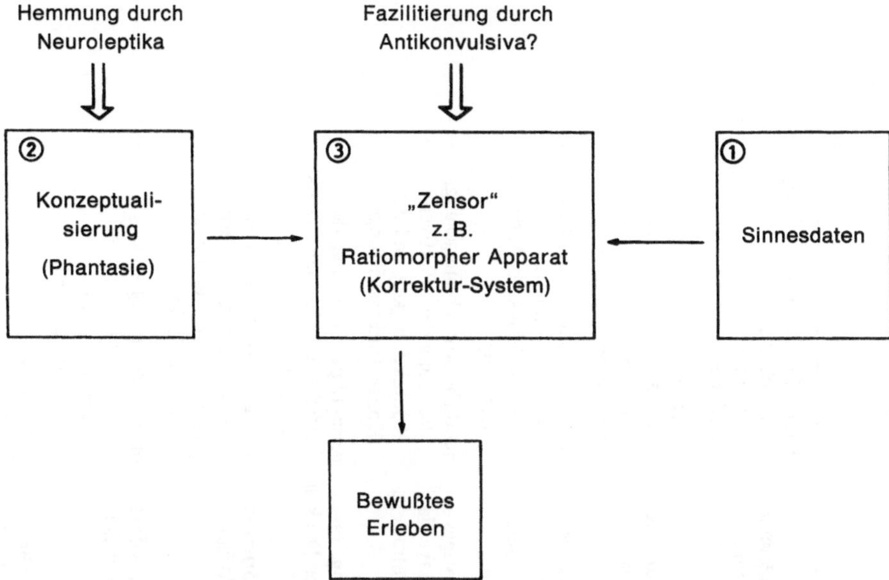

Abb. 1. Schema des 3-Komponenten-Modells der Pathogenese psychotischen Geschehens mit Einbezug möglicher Einwirkungen durch Psychopharmaka

zwei Angriffsmöglichkeiten geben muß, um die während der Psychose vorhandene Imbalance zwischen Konzeptualisierung und Zensur zu normalisieren: 1. entweder eine Hemmung der Konzeptualisierung, oder 2. eine Verbesserung der Leistungsfähigkeit der adaptiven Korrektursysteme. In Abb. 1 wird versucht, dies schematisch dadurch darzustellen, daß angenommen wird, daß die dopamin-antagonistischen Neuroleptika im wesentlichen durch Hemmung der Konzeptualisierung wirken, während Antikonvulsiva möglicherweise als eine Pharmakagruppe angesehen werden können, die adaptive Korrektursysteme in ihrer Leistungsfähigkeit verbessern. Zwei Antikonvulsiva wurden von uns in letzter Zeit in dieser Hinsicht untersucht: Carbamazepin und Natriumvalproat. Beim Carbamazepin konnte von Dose et al. (1987) gezeigt werden, daß diese Substanz bei produktiven Psychosen offenbar als Adjuvans der neuroleptischen Wirkung eingesetzt werden kann, und es ergibt sich die Frage, auf welcher biochemisch-pharmakologischen Grundlage diese Wirkung zustandekommt. Von der biochemischen und neurophysiologischen Pharmaforschung her kann Carbamazepin als ein Antikonvulsivum charakterisiert werden, das offenbar sowohl indirekte GABAerge Wirkungen (Bernasconi 1982) als auch inhibitorische Effekte auf die Freisetzung von Glutamat hat [Erregungshemmung, da Glutamat über NMDA-Rezeptoren allgemein neuronal erregend wirkt (Olpe et al. 1985)]. Insofern ist es plausibel, anzunehmen, daß Carbamazepin sowohl hemmend auf Konzeptualisierungssysteme als auch fazilitierend auf inhibitorische Systeme wirken kann. Beim Valproat dagegen scheint im wesentlichen der GABAerge inhibitions-fazilitierende Me-

Tabelle 1. Übersicht klinische Daten und Therapiewirkungen unter Valproat-Behandlung

Pat. Nr.	Geschl.	Alter	Diagnose		Erkrankung seit (Jahre)	Befund vor Beginn der Behandlung	Verlauf	Globale Beurt. der therapeut. Effizienz
			ICD-9	DSM-III-R				
1	m	38 J.	295.6	301.22	12	Antriebsmangel, Denkverlangsamung, Affektverflachung	mäßige Stimmungsaufhellung, Antriebssteigerung, Besserung allg. körp. Befinden	(+)
2	m	24 J.	295.6	295.63	7	Antriebsmangel, Denkverlangsamung, Konzentrationsstörungen	mäßige Besserung der formalen Denkstörungen, Antriebssteigerung, Verbesserung der Initiative	(+)
3	w	59 J.	295.6	295.62	30	Verlust der Initiative, Affektverflachung, Denkverlangsamung	deutliche Stimmungsaufhellung, Besserung der Kontaktfähigkeit, Antriebssteigerung	+
4	m	22 J.	295.0	301.22	3	weitschweifiges, vages Denken, Affektverflachung, Konzentrationsstörungen	deutliche Antriebssteigerung, Besserung der affektiven Kontaktfähigkeit und der Konzentrationsleistungen	+
5	m	29 J.	295.0	301.22	13	Affektverflachung, vages, weitschweifiges Denken	geringfügige Besserung des Affekts und formaler Denkstörungen	0
6	w	29 J.	295.1	295.14	5	formale Denkstörungen, inadäquater Affekt	mäßige Antriebssteigerung, Besserung sozialer Fertigkeiten, Verringerung der Affektverflachung	(+)
7	m	26 J.	295.1	295.12	6	Antriebsmangel, Affektverflachung, sozialer Rückzug	mäßige Besserung von Leistungsfähigkeit und sozialer Integration, Stimmungsaufhellung	(+)
8	w	25 J.	295.0	295.10	4	multiple körperliche Beschwerden, Affektverflachung	geringfügige Besserung der affektiven Kontaktfähigkeit	0

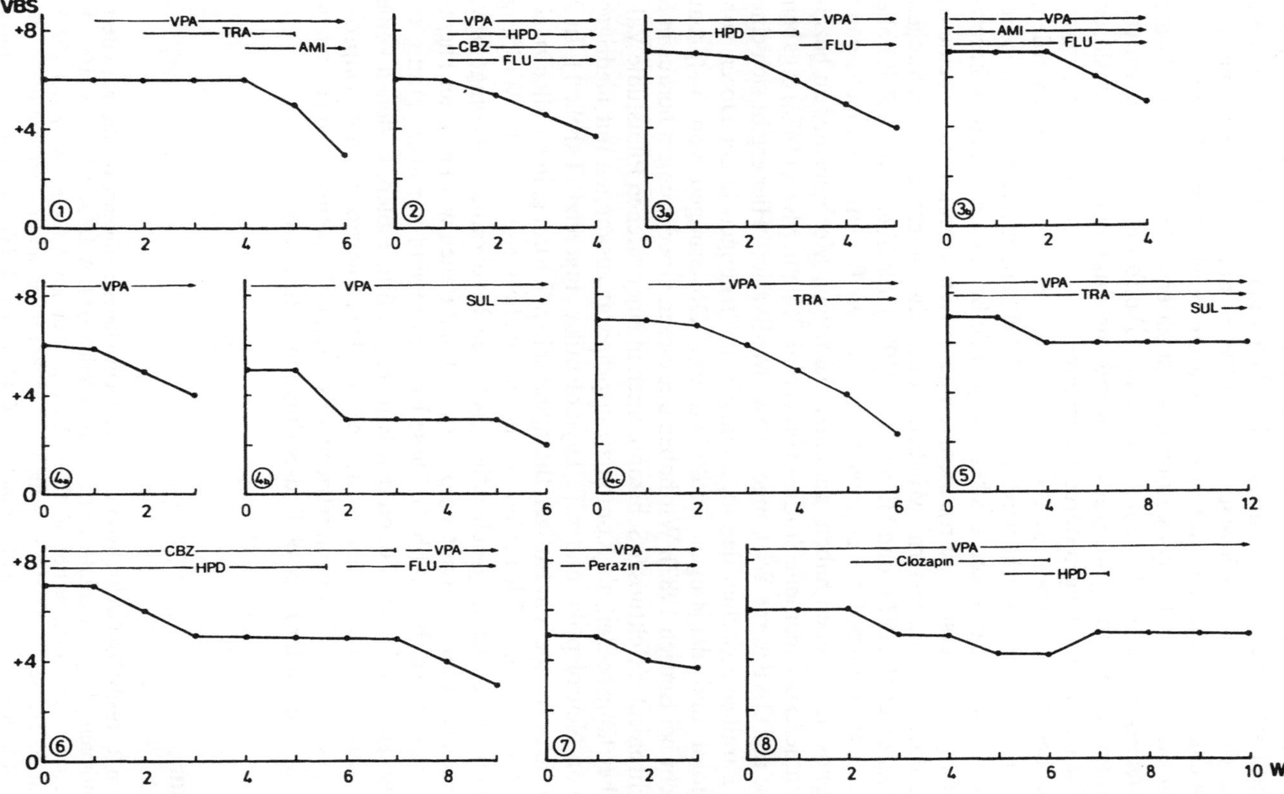

Abb. 2. Zeitlicher Verlauf der mit der VBS (*Verlaufs-Beurteilungs-Skala*) beurteilten defektuösen Globalsymptomatik bei 8 Patienten mit chronisch-defektuöser Schizophrenie. *AMI* Amitriptylin; *CBZ* Carbamazepin; *FLU* Flupentixol; *HPD* Haloperidol; *PER* Perazin; *SUL* Sulpirid; *TRA* Tranylcypromin; *VPA* Valproat

chanismus im Vordergrund zu stehen (Bernasconi et al. 1984). Anhand der Abb. 1 läßt sich auch das therapeutische „Dilemma" verstehen, in das eine Therapie defektuöser Psychosen gerät: aktiviert man die Konzeptualisierungssysteme, beispielsweise durch Amphetamin oder vergleichbare aktivierende Substanzen wie Tranylcypromin, so ist zu erwarten, daß die erhöhte psychische Aktivität der Patienten mit einer Überforderung der adaptiven Korrektursysteme einhergeht, was eine floride produktive Psychose auslösen dürfte. Hemmt man dagegen durch Neuroleptika die Konzeptualisierungssysteme, so besteht die Gefahr, daß diese ganz zum Erliegen gebracht werden, d. h. daß der Defekt verstärkt wird, ohne die Wirklichkeitsanpassung wesentlich zu verbessern. Deswegen erscheint es gerade bei diesen Patienten besonders wichtig, den Versuch zu machen, die adaptiven korrektiven Systeme in ihrer Funktion zu verbessern. Möglicherweise sind ältere Untersuchungen von Yorkston et al. (1974) und Hirsch et al. (1981), die über längere Zeit hohe Dosen von Propranolol bei chronisch defektuösen Patienten als nicht ganz wirkungslos beschrieben haben, auf einen derartigen Mechanismus zu beziehen, denn tierexperimentelle Studien von Delini-Stula u. Meier (1976) ergaben Hinweise auf GABAerge Wirkungen dieser Medikation. Hier ergibt sich eine gewisse Parallele zwischen den antimanischen Wirkungen hoher Dosen von Propranolol und denjenigen antikonvulsiver Dosierungen von Valproat (Übersicht bei Emrich 1982). Wir haben aus diesen Überlegungen heraus in 8 Fällen chronisch defektuöser Schizophrenien in einer offenen Pilotstudie Valproat über längere Zeit als Kombinationspräparat zusammen mit niedrigen Dosen von Neuroleptika und z. T. Thymoleptika eingesetzt (Tabelle 1). In 2 Fällen kam es zu einer eindeutigen therapeutischen Wirkung, in 4 Fällen zu einer nicht eindeutigen Therapiewirkung (möglicherweise war die Wirkung auch durch die anderen, gleichzeitig gegebenen Medikamente bedingt bzw. durch deren Kombination mit Valproat), und in 2 Fällen war keinerlei Therapiewirkung nachweisbar (Abb. 2). Diese Ergebnisse sind nur mäßiggradig ermutigend, geben allerdings doch den Hinweis, daß in Fällen, in denen keine therapeutischen Alternativen vorliegen, ein Therapieversuch mit Valproat sinnvoll erscheint, wobei beim jetzigen Wissensstand zu empfehlen ist, solche Therapiestudien unter Doppelblind-Bedingungen durchzuführen.

Literatur

Bernasconi R (1982) The GABA hypothesis of affective illness: influence of clinically effective antimanic drugs on GABA turnover. In: Emrich HM, Aldenhoff JB, Lux HD (eds) Basic mechanisms in the action of lithium. Excerpta Medica, Amsterdam, pp 183–192

Bernasconi R, Hauser K, Martin P, Schmutz M (1984) Biochemical aspects of the mechanism of action of valproate. In: Emrich HM, Okuma T, Müller AA (eds) Anticonvulsants in affective disorders. Excerpta Medica, Amsterdam, pp 14–32

Broadbent DE (1958) Perception and communication. Pergamon, New York

Broadbent DE (1971) Decision and stress. Academic Press, London

Carlsson A (1988) The current status of the dopamine hypothesis of schizophrenia. Neuropsychopharmacology 1:179–186

Chapman LJ, Chapman JP (1973) Disordered thought in schizophrenia. Meredith, New York

Delini-Stula A, Meier M (1976) Inhibitory effects of propranolol and oxprenolol on excitation induced by a MAO inhibitor and reserpine in the mouse. Neuropharmacology 15:383–388

Dose M, Apelt S, Emrich HM (1987) Carbamazepine as an adjunct of antipsychotic therapy. Psychiatry Res 22:303–310

Emrich HM (1982) Prophylactic therapies in affective disorders: mode of action from a clinical point of view. In: Emrich HM, Aldenhoff JB, Lux HD (eds) Basic mechanisms in the action of lithium. Excerpta Medica, Amsterdam, pp 202–214

Emrich HM (1988 a) Zur Entwicklung einer Systemtheorie produktiver Psychosen. Nervenarzt 59:456–464

Emrich HM (1988 b) Die Beziehung zwischen Philosophie und Psychiatrie, vom Standpunkt einer systemtheoretischen Konzeption produktiver Psychosen aus betrachtet. In: Spitzer M, Uehlein FA, Oepen G (eds) Psychopathology and philosophy. Springer, Berlin Heidelberg New York Tokyo, pp 56–70

Emrich HM (1989) A three-component-system hypothesis of psychosis. Impairment of binocular depth inversion as an indicator of a functional dysequilibrium. Br J Psychiatry 155 (Suppl 5):37–39

Frith CD (1987) The positive and negative symptoms of schizophrenia reflect impairments in the perception and initiation of action. Psychol Med 17:631–648

Frith CD, Done DJ (1988) Towards a neuropsychology of schizophrenia. Br J Psychiatry 153:437–443

Frith CD, Done DJ (1989) Experiences of alien control in schizophrenia reflect a disorder in the central monitoring of action. Psychol Med 19:356–363

Gregory RL (1973) The confounded eye. In: Gregory RL, Gombrich EH (eds) Illusion in nature and art. Freeman, Oxford, pp 49–96

Hemsley DR (1988) Psychological models of schizophrenia. In: Miller E, Cooper PJ (eds) Adult abnormal psychology. Livingstone, Edinburgh, pp 101–127

Hirsch SR, Manchanda R, Weller MPI (1981) Dextro-propranolol in schizophrenia. Prog Neuropsychopharmacol Biol Psychiatry 4:633–637

Hoffman RE (1987) Verbal hallucinations and language production in schizophrenia. Behav Brain Sci 9:503–548

Hubel DH, Wiesel TN (1979) Brain mechanisms of vision. Sci Am 241:130–144

Huxley A (1954) The doors of perception. Chatto & Windus, London

MacKay DG (1987) The organization of perception and action. Springer, New York

Malenka RC, Angel RW, Hampton B, Berger PA (1982) Impaired central error-correcting behavior in schizophrenia. Arch Gen Psychiatry 39:101–107

McGhie A, Chapman J (1961) Disorders of attention and perception in early schizophrenia. Br J Med Psychol 34:103–117

Nuechterlein KH, Dawson ME (1984) A heuristic vulnerability/stress model of schizophrenia. Schizophr Bull 10:300–312

Olpe HR, Baudry M, Jones RSG (1985) Electrophysiological and neurochemical investigations on the action of carbamazepine on the rat hippocampus. Eur J Pharmacol 110:71–80

Rentschler I, Herzberger B, Epstein D (eds) Beauty and the brain. Birkhäuser, Basel

Roth G (1982) Conditions of evolution and adaptation in organisms as autopoietic systems. In: Mossakowski D, Roth G (eds) Environmental adaptation and evolution. Fischer, Stuttgart, pp 37–48

Yellott JI jr (1981) Binocular depth inversion. Sci Am 245:118–125

Yorkston NJ, Zaki SA, Malik MKU, Morison RC, Havard CWH (1974) Propranolol in the control of schizophrenic symptoms. Br Med J 4:633–635

Teil II
Neuropathologische, neuroradiologische, neurobiochemische und neurophysiologische Untersuchungsmethoden und -befunde

Postmortale und kernspintomographische Untersuchungen an schizophrenen Patienten – Korrelation mit schizophrener Plus- und Minussymptomatik

B. Bogerts, P. Falkai, G. Degreef, M. Ashtari und J. Lieberman

Einleitung

Durch die Einführung neuer bildgebender Verfahren wie Computertomographie und Kernspintomographie in die Psychiatrie kam es zu einer Wiederbelebung des Interesses an der Hirnstruktur psychotischer Patienten. Der mittlerweile von vielen computertomographischen Untersuchungen bestätigte Befund einer mäßiggradigen Erweiterung der inneren und äußeren zerebralen Liquorräume bei einem bedeutenden Prozentsatz schizophrener Patienten (Shelton u. Weinberger 1986; Bogerts et al. 1987) lenkte die Aufmerksamkeit wieder verstärkt auf postmortale Untersuchungen der Hirnstruktur Schizophrener. Die neuropathologisch orientierte Schizophrenieforschung war in der ersten Hälfte dieses Jahrhunderts unter erhebliche Kritik geraten, die einerseits mit damals ungelösten methodischen Problemen statistisch-morphometrischer Art, andererseits aber auch mit mehr psychiatrisch-weltanschaulichen Argumenten begründet wurde.

In den letzten 10 Jahren konnten durch einige qualitative Untersuchungen (Tabelle 1) und durch mehr als zehn gut kontrollierte morphometrische Postmortem-Untersuchungen (Tabelle 2) von mehreren Forschergruppen neuroanatomische Veränderungen vor allem in limbischen Strukturen des medialen Temporallappens und im Gyrus cinguli Schizophrener nachgewiesen werden. Gegen die neueren neuropathologischen Befunde wurde eingewandt, daß sie an relativ kleinen Fallzahlen erhoben wurden und daß sie z. T. an jahrzehntealtem Hirnsammlungsmaterial (Yakovlev-Sammlung in Washington, Vogt-

Tabelle 1. Qualitative Post-mortem-Studien limbischer Strukturen bei Schizophrenen

Nieto u. Escobar (1972)	Gliose im Hippocampus in 4 von 10 Fällen
McLardy (1974)	Reduzierte Dicke des Granulumzellbandes in der Hippocampusformation
Averback (1981)	Zelldegeneration im Nucleus ansae lenticularis
Stevens (1982)	Gliose (Eiliose) in Hippocampus und Amygdala in 6 von 25 Fällen
Jakob u. Beckmann (1986)	Abnorme Lage der Prä-alpha-Zellen in der rostralen Regio entorhinalis, abnormes Muster temporaler Sulci und Gyri

Tabelle 2. Morphometrische Post-mortem-Studien limbischer Strukturen bei Schizophrenen

Bogerts (1984) Bogerts et al. (1985)	Kleinere Volumina von Hippocampus, Gyrus parahippocampalis und Amygdala
Kovelman u. Scheibel (1984)	Abnorme Anordnung hippocampaler Pyramidenzellen
Lesch u. Bogerts (1984)	Reduzierte Dicke des dienzephalen periventrikularen Graus
Brown et al. (1986)	Reduzierte Dicke des parahippocampalen Kortex, Erweiterung des Unterhorns
Falkai u. Bogerts (1986)	Geringere hippocampale Pyramidenzellzahlen
Benes et al. (1986, 1987)	Geringere Nervenzelldichten und abnorme Zellanordnung im Gyrus cinguli
Colter et al. (1987)	Reduktion der weißen Substanz im Gyrus parahippocampalis
Altshuler et al. (1987)	Korrelation zwischen hippocampaler Zellausrichtung und Schweregrad der klinischen Symptomatik
Falkai et al. (1988a)	Geringeres Volumen und geringere Zellzahlen im entorhinalen Kortex
Falkai et al. (1988b)	Abnorme Lage der entorhinalen Prä-alpha-Zellgruppen
Jeste u. Lohr (1989)	Geringeres Hippocampusvolumen und geringere hippocampale Pyramidenzelldichten
Christioson et al. (1989)	Normale Anordnung hippocampaler Pyramidenzellen

sche Hirnsammlung in Düsseldorf, Runwell-Sammlung in England) durchgeführt wurden. Deshalb wurde die Frage erhoben, ob die Schizophreniegehirne dieser Sammlungen auch modernen diagnostischen Anforderungen entsprechen und ob die an diesen Sammlungen gewonnenen Ergebnisse auch für heutige Schizophrene repräsentativ sind.

Morphometrische Post-mortem-Untersuchungen an der neuen Düsseldorfer Hirnsammlung

Wir gründeten in der Rheinischen Landesklinik – Psychiatrische Klinik der Universität Düsseldorf 1985 eine neue Hirnsammlung, in der jetzt neben 80 Gehirnen von neurologisch-psychiatrisch unauffälligen Individuen 40 Gehirne von verstorbenen schizophrenen Patienten vorhanden sind, deren klinische Symptomatik sowohl den ICD-9- als auch den DSM-III-R-Kriterien entspricht. Bisher wurden 20 Kontrollgehirne und 20 Schizophreniegehirne in Paraplast eingebettet, in 20 µm dünne Ganzhirnschnittserien zerlegt und mit einer Markscheiden-Nissl-Kombinationsfärbung gefärbt. Durch Planimetrie der gefärbten Schnittserien wurde bislang das Volumen der Hippocampusformation, der zentralen limbischen Struktur im Temporallappen, bestimmt. Nähere Einzelheiten zur histologischen und morphometrischen Methode sowie eine ausführliche Beschreibung von Kontroll- und Schizophreniegruppe sind in Bogerts et al. (1990) gegeben.

Tabelle 3. Hippocampusvolumina (neue Düsseldorfer Hirnsammlung)

		Kontrollfälle Mittel (SD)	Schizophrene Mittel (SD)	Diff. (%)	p-Wert
Männer		n = 14	n = 9		
Alter (J.)		55,3 (10,6)	49,2 (12,7)		
Krankheitsdauer (J.)		–	17,3		
Volumen (mm³)	l	4156 (716)	3449 (688)	−18	0,028[a]
	r	4374 (794)	3617 (779)	−18	0,027[a]
Frauen		n = 7	n = 9		
Alter (J.)		50,2 (12,6)	57,8 (8,7)		
Krankheitsdauer (J.)		–	22,0		
Volumen (mm³)	l	3588 (520)	3136 (1056)	−13	0,406
	r	3713 (497)	3225 (986)	−13	0,394

l links, r rechts, ANOVA, post hoc t-Test
[a] Signifikant

Postmortale Autolyse- und Fixationsdauer waren in beiden Gruppen ungefähr gleich. Die mittlere Krankheitsdauer der Schizophrenen betrug etwa 20 Jahre (Tabelle 3), einige Patienten wurden jahrzehntelang hospitalisiert und neuroleptisch behandelt. In dieser Post-mortem-Studie wurden somit überwiegend schwer chronisch kranke schizophrene Patienten untersucht. Mittleres Alter und Krankheitsdauer von Kontroll- und Schizophreniefällen sowie die Hippocampusvolumina sind für Männer und Frauen getrennt in Tabelle 3 dargestellt.

Im Vergleich zu den Kontrollindividuen war das Hippocampusvolumen der Schizophrenen der neuen Sammlung nur bei den männlichen Patienten signifikant kleiner. Die Volumendifferenz war hier links und rechts mit knapp 20% ungefähr gleich ausgeprägt; ein Lateralitätsbefund lag bei diesen chronisch Erkrankten somit nicht vor. Bei den Frauen lag weder links (mittl. Differenz: −13%) noch rechts (mittl. Differenz: −13%) eine signifikante Volumenreduktion vor.

Wir nehmen an, daß kleinere Strukturvolumina mit einer reduzierten funktionellen Kapazität, d. h. einer herabgesetzten Belastbarkeit der betroffenen Hirnstruktur einhergehen. In der Hippocampusformation und benachbarten limbischen und paralimbischen Strukturen konvergieren Umweltinformationen aus allen Sinnesmodalitäten und körpereigene Informationen, um supramodal integriert, assoziiert, auf individuelle Relevanz geprüft und je nach Wichtigkeit ausgefiltert oder gespeichert zu werden (Swanson 1983; Mesulam 1986). Die psychosetypische Dekompensierung Schizophrener in Streßsituationen dürfte damit zusammenhängen, daß die streßbedingte erhöhte Anforderung an die limbische Informationsverarbeitung zu einer Überlastung der bei Schizophrenen vorgeschädigten zentralen limbischen Strukturen und schließlich zu deren funktionellem Zusammenbruch führt (Bogerts 1988, 1989, 1990 a, 1990 b).

Vorläufige Korrelationen der klinischen Symptomatik mit aus der Vogt-schen Hirnsammlung gewonnenen Post-mortem-Daten weisen darauf hin, daß mediotemporale Hirnstrukturalterationen Schizophrener mit produkti-ven Symptomen, Veränderungen in den Basalganglien (Pallidum) mehr mit katatonen Symptomen korrelieren (Stevens 1986; Bogerts et al. 1986). Die Korrelation schizophrener Plus- und Minussymptome mit hirnstrukturellen Post-mortem-Daten ist allerdings auch bei umfangreicher und detaillierter kli-nischer Dokumentation der psychopathologischen Symptomatik problema-tisch, da die zu wissenschaftlichen Untersuchungen üblichen psychopatholo-gischen Beurteilungsskalen in den Krankengeschichten der im außeruniversi-tären Bereich verstorbenen Patienten normalerweise nicht vorhanden sind. Zudem sind für neuropathologische Untersuchungen in der Regel nur Hirne von hospitalisierten, chronisch kranken Patienten zu erhalten, die während der langen Krankheitsverläufe ein breites Spektrum unterschiedlicher und zeitlich alternierender schizophrener Symptome aufwiesen.

Kernspintomographische Untersuchungen an schizophren Ersterkrankten

Zur Durchführung psychopathologisch-neuropathologischer Korrelationen sind kernspintomographische Hirnuntersuchungen am Erkrankungsbeginn von schizophrenen Patienten, bei denen eine standardisierte psychometrische Bewertung der Psychopathologie vorgenommen wurde, wesentlich geeigneter. Ein weiterer Vorteil der Untersuchungen an Kernspintomogrammen schi-zophrener Ersterkrankter ist, daß mögliche neuromorphologische oder auch psychopathologische Folgen einer chronischen Hospitalisierung und langdau-ernder Psychopharmakabehandlung ausgeschlossen werden können.

Wir führten mit dem Ziel, hirnregional und psychopathologisch möglichst differenzierte klinisch-anatomische Korrelationen zu erhalten, am Hillside Hospital, Long Island Jewish Medical Center, New York, an 35 schizophre-nen Ersterkrankten kernspintomographische Messungen des gesamten Hirn-ventrikelsystems im Vergleich zu 25 neurologisch-psychiatrisch gesunden In-dividuen durch. Die demographischen Daten von Patienten und Kontrollfäl-len sind aus Tabelle 4 zu ersehen. Alle Patienten wurden nach DSM-III-R dia-gnostiziert; die psychopathologische Bewertung der schizophrenen Plussym-ptomatik erfolgte nach dem SADS-C-PD (Schedule for Affective Disorders and Schizophrenia Change + Psychosis and Disorganization Version, Endi-cott u. Spitzer (1978), die Bewertung von Minussymptomen nach der SANS (Scale for the Assessment of Negative Symptoms, Andreasen 1983) bei Be-handlungsbeginn.

Die kernspintomographischen Aufnahmen erfolgten mit einem 1,0 Tesla Siemens Magnetom, der mittels einer 40° FLASH-Sequenz (T1) lückenlos 63 3,1 mm dicke fortlaufende koronare Schnitte durch das ganze Gehirn auf ei-ner 256 × 512-Bildmatrix lieferte. Die morphometrische Auswertung erfolgte

Tabelle 4. Gruppencharakteristik (MRI-Studie)

	Patienten	Kontrollfälle
Zahl	35	25
Geschlecht		
– Männer	22	15
– Frauen	13	10
Rasse		
– weiß	23	19
– schwarz	6	2
– hispan.	4	2
– asiat.	2	2
Alter (J.)		
– Mittel	25,0	28,2
– „range"	16–37	17–40
Ausbildungsdauer (J.)		
– Mittel	13,6	16,7
– „range"	9–17	12–20
Körpergröße (cm)		
– Mittel	172	175
– „range"	60–78	64–81

mit einem SUN-Computersystem und einer eigens dazu entwickelten Bildanalyse-Software. Damit konnten stark kontrastierende Strukturen wie das Ventrikelsystem vollautomatisch, weniger konstrastreiche Strukturen des Hirngewebes halbautomatisch oder manuell ausgewertet werden (Ashtari et al. 1990).

Um eine möglichst hohe hirnregionale Differenzierung des Ventrikelsystems zu erreichen, wurden folgende Abschnitte des Ventrikelsystems in den 3,1 mm dicken lückenlosen koronaren Schichten getrennt ausgewertet:
- die Frontalhörner der Seitenventrikel vom vorderen Pol bis zum Beginn des Foramen interventriculare,
- die zentralen Teile der Seitenventrikel vom Foramen interventriculare bis zur Höhe des Pulvinarpols,
- die Okzipitalhörner vom Pulvinar bis zum okzipitalen Ende,
- die Temporalhörner, aufgeteilt in einen vorderen (von der Temporalhornspitze bis zur Höhe des Corpus mamillare) und einen hinteren (vom Corpus mamillare bis zum Pulvinarpol) Anteil,
- der III. Ventrikel,
- und der IV. Ventrikel.

Die Ergebnisse der kernspintomograhischen Volumenmessungen der einzelnen Ventrikelabschnitte sind in Tabelle 5 dargestellt. Bei den Schizophrenen sind links alle Teile des Seitenventrikels um 20–40% signifikant erweitert, wohingegen im rechten Seitenventrikelbereich nur das Frontalhorn und der zentrale Teil (24% bzw. 33%), nicht aber das Hinter- und Unterhorn signifikant weiter sind. Es liegt damit ein Lateralitätsbefund vor: bei schizophren Erst-

Tabelle 5. Ventrikelvolumina (in mm^3) von 35 schizophrenen Ersterkrankten und 25 neurologisch-psychiatrisch unauffälligen Vergleichsfällen

		Vergleichsfälle (n = 25) Mittel (SD)	Schizophrene (n = 35) Mittel (SD)	Diff. (%)	p-Wert
Seitenventrikel:					
– Vorderhorn	r	1848 (636)	2295 (854)	24	0,028[a]
	l	1842 (788)	2489 (1031)	35	0,010[b]
– Zentraler Teil	r	1462 (684)	1946 (819)	33	0,017[a]
	l	1480 (695)	2069 (1060)	40	0,009[b]
– Hinterhorn	r	2685 (1057)	3059 (1669)	14	0,276 ns
	l	2714 (914)	3530 (2056)	30	0,035[a]
– Unterhorn	r	682 (167)	768 (207)	12	0,094 ns
	l	597 (175)	725 (179)	21	0,007[b]
III. Ventrikel		1116 (323)	1327 (328)	19	0,033[a]
IV. Ventrikel		1951 (423)	2124 (733)	8	0,245 ns

ns nicht signifikant, r rechts, l links
[a] p < 0,05,   [b] p < 0,01; t-Test

Tabelle 6. Korrelation zwischen akut psychotischen Symptomen (vor Behandlungsbeginn) und Ventrikelvolumina von 33 schizophren Ersterkrankten

		Pos. Sympt. (SADS-PD)				Neg. Sympt. (SANS)		
		Pos. Sympt. Summe	Par.	Hall.	Biz. Verh.	Affekt. Verfl.	Aufm. Stör.	Anhed.
Ges. Seiten-	r	0,22	0,19	0,12	0,23	0,17	0,10	0,05
ventrikel	l	0,31	0,19	0,14	0,32	0,27	0,25	0,01
– Vorder-	r	0,19	0,17	0,18	0,07	0,10	0,02	−0,05
horn	l	0,33	0,16	0,24	0,19	0,28	0,17	−0,04
– zentr.	r	0,25	0,15	0,11	0,24	0,08	0,09	0,00
Teil	l	0,31	0,13	0,06	0,37[a]	0,17	0,32	0,04
– Hinter-	r	0,18	0,19	0,06	0,27	0,22	0,13	−0,07
horn	l	0,27	0,22	0,11	0,32	0,28	0,23	0,00
Ges. Unter-	r	0,14	0,02	0,28	0,06	0,40[a]	0,38[a]	0,15
horn	l	0,41[a]	0,27	0,31	0,37[a]	0,51[b]	0,40[a]	0,076
– Post. Unter-	r	0,08	0,02	0,24	0,11	0,39[a]	0,07	−0,08
horn	l	0,45[b]	0,33	0,41[a]	0,53[c]	0,57[c]	0,42[a]	−0,01
– Ant. Unter-	r	0,12	0,00	0,14	−0,03	0,23	0,50[b]	0,41[a]
horn	l	0,10	0,02	−0,01	−0,06	0,17	0,18	0,67[c]
III. Ventrikel		0,09	−0,10	−0,05	0,19	0,34	0,15	0,21
IV. Ventrikel		0,06	−0,10	−0,05	−0,17	0,05	−0,07	0,08

r rechts, l links
[a] p < 0,05, [b] p < 0,01, [c] p < 0,001

erkrankten ist die linke Hälfte der Seitenventrikel stärker betroffen als die rechte (Signifikanzgrad der Lateralitätsvariable in MANOVA: p < 0,01).

Auch der III. Ventrikel war bei den Schizophrenen im Mittel um 19% weiter als bei den Kontrollfällen; der IV. Ventrikel war unverändert.

Tabelle 6 zeigt die Ergebnisse der Korrelationen der Volumina der frontalen, zentralen, okzipitalen und temporalen (Seitenventrikel), dienzephalen (III. Ventrikel) und zerebellären (IV. Ventrikel) Abschnitte der inneren Liquorräume mit schizophrenen Minus- und Plussymptomen. Es wurden nur die Symptome der SADS-PD- und SANS-Skala aufgeführt, die mit wenigstens einem der genannten Ventrikelabschnitte signifikant korrelierten.

Auffallend ist, daß die Korrelationskoeffizienten für alle Abschnitte der Seitenventrikel und für fast alle der aufgeführten Plus- und Minussymptome links höher sind als rechts. Wenn man Korrelationskoeffizienten über 0,3 als Trend (p < 0,1) ansieht, dann liegen angedeutete, nichtsignifikante Korrelationen einiger positiver und negativer schizophrener Symptome mit dem Vorderhorn (Summenscore positiver Symptome), zentralen Teil (Summenscore und bizarres Verhalten) und Hinterhorn (bizarres Verhalten) und dem III. Ventrikel (affektive Verflachung) vor (Tabelle 6).

Wesentlich höhere und teils hochsignifikante Korrelationen bestehen ausschließlich zwischen schizophrenen Plus- und Minussymptomen und dem Temporalhornbereich. Positive Symptome korrelieren nur mit dem hinteren Abschnitt des linken Unterhorns. Dieser Unterhornabschnitt wird von Hippocampus, Gyrus parahippocampalis und temporalem Marklager umgeben; wir sehen deshalb eine Funktionsbeeinträchtigung dieses Temporallappenbereichs im Zusammenhang mit positiven schizophrenen Symptomen. Negative Symptome korrelieren rechts und links signifikant mit anterioren und posterioren Abschnitten des Temporalhorns. Das vordere Temporalhorn wird vom Mandelkern, vorderem Hippocampus, Regio entorhinalis und vorderem temporalen Marklager umgeben. Unterhornerweiterungen hier können deshalb als Indikatoren für eine amygdaläre, und vordere entorhinal-hippocampale Funktionsstörung angesehen werden.

Die signifikanten hirnregional spezifischen Korrelationen eines breiten Spektrums schizophrener Symptome mit den temporalen Abschnitten des Ventrikelsystems weisen darauf hin, daß das pathophysiologische Substrat typischer schizophrener Plus- und Minussymptome in erster Linie im limbisch-temporalen Hirngewebe zu suchen ist, wobei nach den hier vorliegenden Daten positive Symptome auf eine links posteriore mediotemporale Dysfunktion, negative Symptome auf eine anteriore und posteriore bilaterale temporale Dysfunktion zurückgeführt werden können.

Es ist bemerkenswert, daß bei den untersuchten schizophren Ersterkrankten alle Teile des linken Seitenventrikels, vorderer und zentraler Teil des rechten Seitenventrikels sowie der III. Ventrikel im Vergleich zur Kontrollgruppe signifikant weiter sind, daß aber nur die temporalen Abschnitte mit der typischen klinischen Symptomatik korrelieren. Möglicherweise korreliert die Erweiterung der frontalen und zentralen Liquorräume mehr mit den kognitiven

Beeinträchtigungen Schizophrener, die mit den angewandten psychopathologischen Bewertungsskalen nicht erfaßt wurden.

Die Vermutung, daß ein breites Spektrum schizophrener Symptome auf limbisch-temporale Funktionsstörungen zurückgeführt werden kann, wurde schon aufgrund der neueren postmortalen Befunde limbischer Strukturdefekte bei Schizophrenen angenommen (Bogerts 1984). Durch die vorliegende kernspintomographische Studie bei schizophren Ersterkrankten wurde nach unserem Kenntnisstand erstmals der Nachweis erbracht, daß schon bei Beginn der Erkrankung sowohl schizophrene Plus- als auch schizophrene Minussymptome auf eine limbisch-temporale Fehlfunktion zurückgeführt werden können.

Literatur

Altshuler L, Conrad A, Kovelman JA, Scheibel A (1987) Hippocampal pyramidal cell orientation in schizophrenia. Arch Gen Psychiatry 44:1094–1098

Andreasen NC (1983) Scale for the Assessment of Negative Symptoms (SANS). The University of Iowa, Iowa City, IA

Ashtari M, Zito JL, Gold BI, Lieberman JA, Borenstein MT, Herman PG (1990) Computerized volume mensuration of brain structure. Invest Radiol (im Druck)

Averback P (1981) Lesions of the nucleus ansae peduncularis in neuropsychiatric disease. Arch Neurol 38:230–235

Benes FM (1987) An analysis of the arrangement of neurons in the cingulate cortex of schizophrenic patients. Arch Gen Psychiatry 44:608–616

Benes FM, Davidson B, Bird ED (1986) Quantitative cytoarchitectural studies of the cerebral cortex of schizophrenics. Arch Gen Psychiatry 43:31–35

Bogerts B (1984) Zur Neuropathologie der Schizophrenien. Fortschr Neurol Psychiatry 52:428–437

Bogerts B (1985) Schizophrenien als Erkrankungen des limbischen Systems. In: Huber G (Hrsg) Basisstadien endogener Psychosen und das Borderline-Problem. Schattauer, Stuttgart, S 163–179

Bogerts B (1988) Limbische und paralimbische Strukturdefekte als Trait-Marker schizophrener Erkrankungen – eine Integration neuroanatomischer, neuroradiologischer und klinischer Daten. In: Oepen G (Hrsg) Psychiatrie des rechten und linken Gehirns. Deutscher Ärzte-Verlag, Köln, S 163–178

Bogerts B (1989) Limbic and paralimbic pathology in schizophrenia: Interaction with age and stress related factors. In: Schulz SC, Tamminga CA (eds) Schizophrenia: scientific progress. Oxford University Press, Oxford, pp 216–226

Bogerts B (1990a) The neuropathology of schizophrenia: Pathophysiological and neurodevelopment implications. In: Mednick SA, Cannon TD, Barr CE (eds) Fetal neural development and adult schizophrenia. Cambridge University Press, Cambridge

Bogerts B (1990b) Die Hirnstruktur Schizophrener und ihre Bedeutung für die Pathophysiologie und Psychopathologie der Erkrankung. Thieme, Stuttgart

Bogerts B, Falkai P, Haupts M, Greve B, Tapernon-Franz U, Heinzmann U (1990) Post mortem measurements of limbic system and basal ganglia structures in chronic schizophrenics. Initial results from a new brain collection. Schizophr Res (im Druck)

Bogerts B, Falkai P, Tutsch J (1986) Cell numbers in the pallidum and hippocampus of schizophrenics. In: Shagass C et al. (eds) Biological psychiatry. Elsevier, Amsterdam, pp 1178–1180

Bogerts B, Meertz E, Schönfeld-Bausch R (1985) Basal ganglia and limbic system pathology in schizophrenia. Arch Gen Psychiatry 42:784–791

Bogerts B, Wurthmann C, Piroth HD (1987) Hirnsubstanzdefizit mit paralimbischem und limbischem Schwerpunkt im CT Schizophrener. Nervenarzt 58:97–106

Brown R, Colter N, Corsellis JAN et al. (1986) Postmortem evidence of structural brain changes in schizophrenia. Differences in brain weight, temporal horn area and parahippocampal gyrus compared with affective disorder. Arch Gen Psychiatry 43:36–42

Colter N, Battal S, Crow TJ, Johnstone EC, Brown R, Bruton C (1987) White matter reduction in the parahippocampal gyrus of patients with schizophrenia. Arch Gen Psychiatry 44:1023

Christioson GW, Casanova MF, Weinberger DR, Rawlings R, Kleinman JE (1989) A quantitative investigation of hippocampal pyramidal cell size, shape, and variability of orientation in schizophrenia. Arch Gen Psychiatry 46:1027–1032

Endicott J, Spitzer RA (1978) A diagnostic interview: the schedule for affective disorders and schizophrenia. Arch Gen Psychiatry 35:837–844

Falkai P, Bogerts B (1986) Cell loss in the hippocampus of schizophrenics. Eur Arch Psychiatr Neurol Sci 236:154–161

Falkai P, Bogerts B, Rozumek M (1988a) Cell loss and volume reduction in the entorhinal cortex of schizophrenics. Biol Psychiatry 24:515–521

Falkai P, Bogerts B, Roberts GW, Crow TJ (1988b) Measurement of the alpha-cell-migration in the entorhinal region: a marker for developmental disturbances in schizophrenia? Schizophr Res 1:157–158

Jakob J, Beckmann H (1986) Prenatal developmental disturbances in the limbic allocortex in schizophrenics. J Neural Transmiss 65:303–326

Jeste DV, Lohr JB (1989) Hippocampal pathologic findings in schizophrenia. A morphometric study. Arch Gen Psychiatry 46:1019–1024

Kovelmann JA, Scheibel AB (1984) A neurohistological correlate of schizophrenia. Biol Psychiatry 19:1601–1621

Lesch A, Bogerts B (1984) The diencephalon in schizophrenia: evidence for reduced thickness of the periventricular grey matter. Eur Arch Psychiatr Neurol Sci 234:212–219

McLardy T (1974) Hippocampal zinc and structural deficit in brains from chronic alcoholics and some schizophrenics. J Orthomol Psychiatry 4(1):32–36

Mesulam MM (1986) Patterns in behavioral neuroanatomy: association areas, the limbic system, and hemispheric specialization. In: Mesulam MM (ed) Principles of behavioral neurology. Davis, Philadelphia, pp 1–70

Nieto D, Escobar A (1972) Major psychoses. In: Minkler J (ed) Pathology of the nervous system. McGraw-Hill, New York, pp 2654–2665

Shelton RC, Weinberger DR (1986) X-ray computerized tomography studies in schizophrenia: a review and synthesis. In: Nasrallah HA, Weinberger DR (eds) The neurology of schizophrenia. Elsevier, New York, pp 207–250

Stevens JR (1982) Neuropathology of schizophrenia. Arch Gen Psychiatry 39:1131–1139

Stevens JR (1986) Clinicopathological correlations in schizophrenia. Arch Gen Psychiatry 43:715–716

Swanson LW (1983) The hippocampus and the concept of limbic system. In: Seifert W (ed) Neurobiology of the hippocampus. Academic Press, London, pp 3–19

Zur Frage der Bedeutung der Hirnsubstanzläsionen in der Klinik der Schizophrenien (negative Symptomenkomplexe)

J. NOVIKOV

Die Vorstellung über die hohe Wesensgleichheit der Psychosyndrome der körperlich begründbaren Psychosen und der endogenen schizophrenen Erkrankungen findet ihre Bestätigung insbesondere in den Werken der Huberschen Schule (Gross et al. 1989; Huber 1969; Huber u. Gross 1974). Gross et al. (1989) weisen darauf hin, daß die bestimmten Bedingungen für die Manifestation der schizophrenen Symptomatik „bei definierbaren Hirnerkrankungen (einschließlich der Hirntopik – J. N.) selten erfüllt sind". Folgende Daten einer naturalistischen Studie geben die Möglichkeit, die Beantwortung der Frage der Häufigkeit des Auftretens dieser Krankheitszustände näherzukommen.

Eine unausgelesene Population von 204 stationär behandelten Männern und Frauen im Alter zwischen 20 und 60 Jahren mit der klinisch-deskriptiv erfaßten Diagnose der schizophrenen Psychose nach ICD-9 und DSM-III und entsprechend dem Basisstörungskonzept (Huber et al. 1984; Süllwold 1977) wurde vollständig computertomographisch und z. T. kernspintomographisch untersucht. Im Vergleich zu den katamnestischen Studien (Bleuler 1972; Hinterhuber 1973; Huber et al. 1984; Möller u. von Zerssen 1986; Sneshnewski 1977) fanden sich keine Besonderheiten der bekannten Verlaufstypologie (Katamnesedauer bis 35 Jahre) und in der familiären Belastung. Die psychopathologischen Syndrome zeigten die gesamte Palette der Produktivität mit einer Prävalenz der paranoid-halluzinatorischen Zustände. Die sog. negativen Symptomenkomplexe wurden unter der Berücksichtigung der Thesen von verschiedenen Autoren diagnostiziert (Andreasen 1985; Binswanger 1952–1954; Glatzel 1972; Huber et al. 1984; Kahn 1928; Mundt 1985; Smulevich u. Vorobiev 1988).

Routinemäßige neurologische und EEG-Untersuchungen gaben keinen gesicherten Anlaß für die Annahme einer hirnorganischen Erkrankung.

Neuroradiologisch wurden die folgenden mehrfach beschriebenen Veränderungen gefunden: Ventrikulomegalie, Erweiterung der Hirnfurchen, Atrophie des Kleinhirnwurmes sowie eine verringerte Dichte des Stirnhirngewebes.

Mit Hilfe der bildgebenden Verfahren wurden ferner erstmals diagnostiziert: Morbus Fahr (4 Patienten), multiple Sklerose (2 Patienten), schwere frontalbetonte Atrophie (2 Patienten), perinatal entstandene intrazerebrale Hirnsubstanzläsionen mit unterschiedlicher Lokalisation nicht weiter zu klärender Genese (5 Patienten).

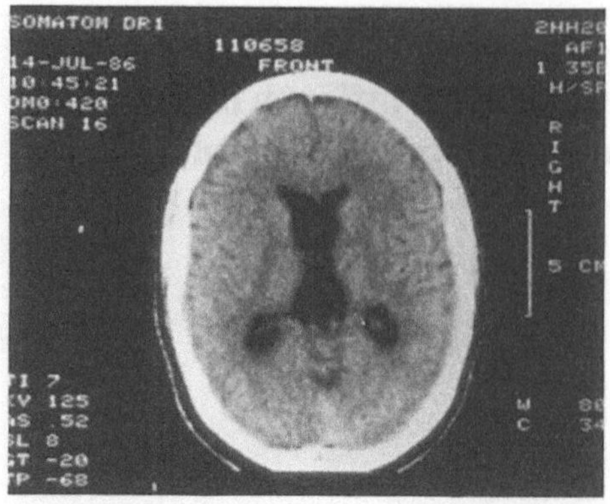

Abb. 1. Ausgeprägtes Cavum Septi Pellucidi und Cavum Vergae (CCT)

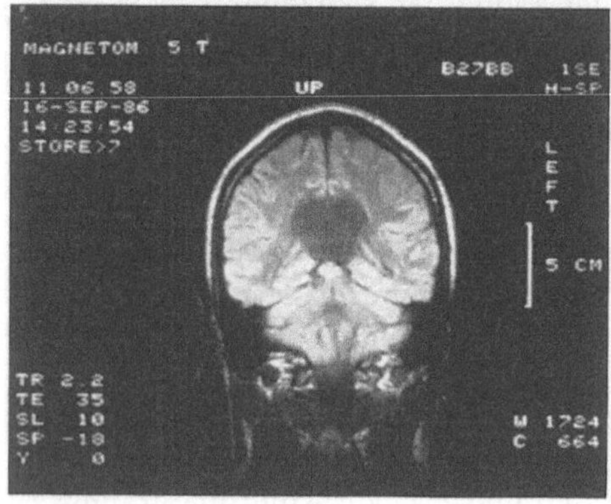

Abb. 2. Ausgeprägtes Cavum Septi Pellucidi und Cavum Vergae (NMR)

Bei diesen 13 Patienten war die gesamte produktiv-psychopathologische Symptomatik nicht atypisch bzw. nicht nichtschizophren. Die sog. Minussymptome erfüllten jedoch nicht die Kriterien der verwendeten diagnostischen Auffassungen.

Bei 16 Patienten, die sich weder produktiv-psychotisch noch im Bereich der negativen Symptomenkomplexe von den schizophrenen Patienten unterscheiden ließen, wurden Hirnsubstanzläsionen verschiedener Art festgestellt. 6 Patienten zeigten neuroradiologisch ein unterschiedlich ausgeprägtes Cavum septi pellucidi und Cavum vergae (Abb. 1 und 2).[1] Über das Vorkommen der Schizophrenie-ähnlichen Psychosen bei dieserForm der Pathologie der Regio septalis berichteten zuletzt Lewis u. Mezey (1985). Im Gegensatz zu der erwähnten Studie war die Gesamtpsychopathologie unserer untersuchten Patienten jedoch keinesfalls atypisch. Während die produktiven Symptome eine große Polymorphie zeigten, waren die negativen Symptomenkomplexe beschränkt auf die expansive Schizoidie und z. T. auf die Verschrobenheit.

---

[1] Alle Fotos: Wolfgang Goll.

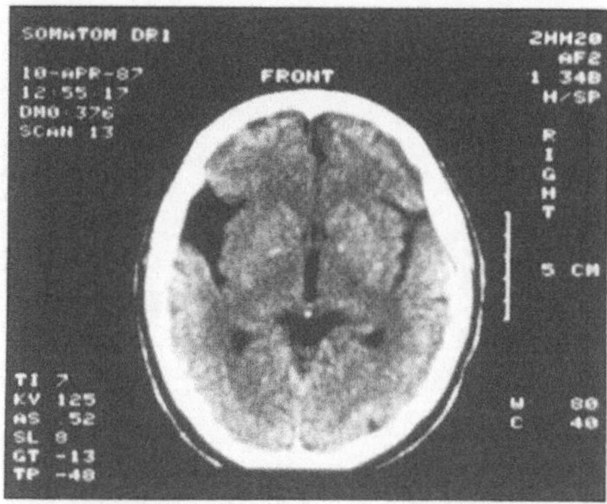

Abb. 3. Arachnoidalzyste mit einer Perisylviischen Aplasie linkstemporal

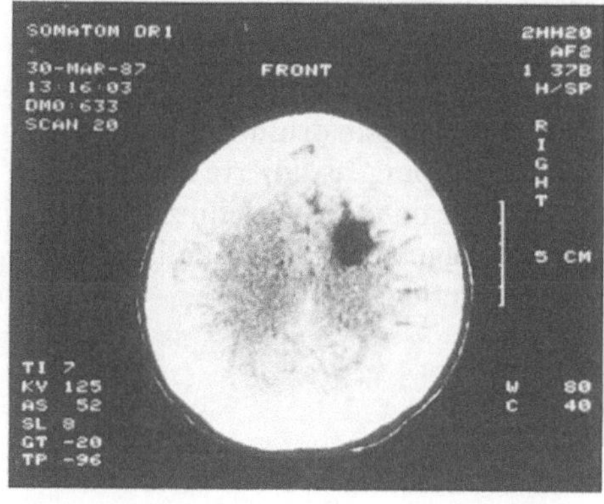

Abb. 4. Substanzdefekt als Folge eines
perinatalen hypoxischen Hirnschadens
frontotemporal

Bei 5 Patienten diagnostizierte man Arachnoidalzysten in der Assoziation mit einer perisylviischen Aplasie an der sog. typischen Stelle links temporal (als Beispiel Abb. 3). Die Produktivität der Psychosen bei den Patienten dieser Gruppe war ausschließlich paranoid-halluzinatorischer Prägung; die Minussymptome trugen eine deutliche polymorphe Färbung – Simplex-ähnliche, asthenische, pseudo-bradyphrene, autistische, sensitiv-schizoide. Alle diese Patienten zeigten eine erhöhte Empfindlichkeit gegenüber konventionellen Neuroleptika in der üblichen Dosierung und sprachen kaum auf diese Arzneien an (vgl. Lanczik 1989).

Alte Substanzdefekte als Folge eines perinatalen hypoxischen Hirnschadens fronto-temporal (als Beispiel Abb. 4) bei 3 Patienten und periventrikuläre Skerose (als Beispiel Abb. 5), besonders um die Hinterhörner und linkstemporal bei 2 Patienten, fanden sich in der dritten Subgruppe. Ein deutliches Auftreten der sensitiven Schizoidie, der – über Jahre – langhingezogenen autochthonen Asthenie (Glatzel 1972) charakterisierten diese Patienten.

Um die weitere Aufklärung über „räthselhaftes Verhältniß der Form zur Function" (von Schubert 1850), über die Zusammenhänge der Psychopatho-

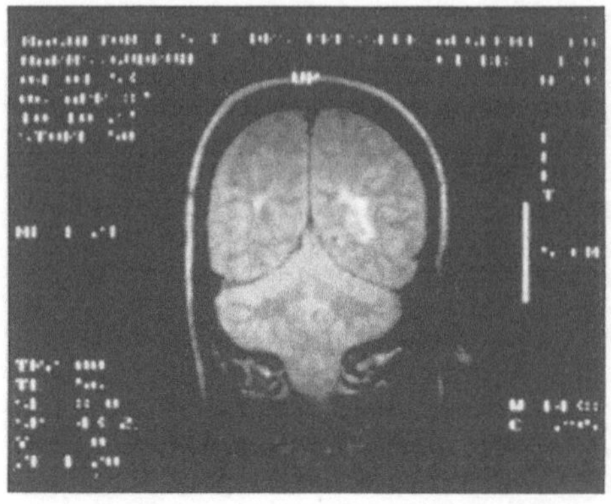

Abb. 5. Periventrikuläre Sklerose (NMR)

logie und der Topik der Hirnsubstanzläsion zu erreichen, sind weitere, methodisch einwandfreie Studien erforderlich: prospektive Verlaufsbeobachtungen und Untersuchungen der Patienten mit den schizophrenen und schizophrenie-ähnlichen Psychosen mit dem identischen Erhebungsinstrumentarium – z. B. verschiedene bildgebende Verfahren, Brain Mapping, validierte Methodiken der Erfassung der Gesamtpsychopathologie. Nur dann, in Anlehnung an Karl Kleist (1909), wird die These über das Ausschlaggebende der Lokalisation der Krankheitsprozesse entweder bestätigt oder widerlegt.

Literatur

Andreasen NC (1985) Positive vs. negative schizophrenia: A critical evaluation. Schizophr Bull 11(3):380–389

Binswanger L (1952, 1953, 1954) Verschrobenheit (Teil 1–3). Monatsschr Psychiat Neurol 124:195–210; 125:281–299; 127:127–151

Bleuler M (1972) Die schizophrenen Geistesstörungen im Lichte langjähriger Kranken- und Familiengeschichten. Thieme, Stuttgart

Glatzel J (1972) Autochthone Asthenien. Fortschr Neurol Psychiat 40:596–619

Gross G, Huber G, Linz M (1989) Zur Frage der symptomatischen Schizophrenie und Zyklothymie. Zentralbl Neurol Psychiat 251(5–6):323–332

Hinterhuber H (1973) Zur Katamnese der Schizophrenien. Eine klinisch-statistische Untersuchung lebenslanger Verläufe. Fortschr Neurol Psychiat 41:527–558

Huber G (1969) Aktuelle Aspekte der Schizophrenieforschung. In: Huber G (Hrsg) Schizophrenie und Zyklothymie. Ergebnisse und Probleme. Thieme, Stuttgart

Huber G, Gross G (1974) Schizophrenie und Pseudoschizophrenie. In: Das ärztliche Gespräch. Tropon, Köln

Huber G, Gross G, Schüttler R (1984) Schizophrenie. Eine Verlaufs- und sozialpsychiatrische Langzeitstudie. Springer, Berlin Heidelberg New York Tokyo

Kahn E (1928) Die psychopathischen Persönlichkeiten. In: Bumke O (Hrsg) Handbuch der Geisteskrankheiten. Spezieller Teil I, Bd V. Springer, Berlin, S 227–487

Kleist K (1909) Weitere Untersuchungen an Geisteskrankheiten mit psychomotorischen Störungen. Verlag von Dr. Werner Klinkhardt, Leipzig

Lanczik M (1989) Schizophrenieähnliche Psychose bei Arachnoidalzyste. Psycho 15(4):261/19–268/24

Lewis SW, Mezey GC (1985) Clinical correlates of Septum pellucidum cavities: an unusual-association with psychosis. Psychol Med 15:43–54
Möller H-J, Zerssen D von (1986) Der Verlauf schizophrener Psychosen unter den gegenwärtigen Behandlungsergebnissen. Springer, Berlin Heidelberg New York Tokyo
Mundt C (1985) Das Apathiesyndrom der Schizophrenen. Springer, Berlin Heidelberg New York Tokyo
Schubert GH von (1850) Die Geschichte der Seele. Gotta'scher Verlag, Stuttgart Tübingen
Sneshnewski AW (Hrsg) (1977) Schizophrenie. Multidisziplinäre Untersuchungen. VEB Georg Thieme, Leipzig
Smulevich AB, Vorobiev V J (1988) Psychopathology of schizophrenic defect (toward an integrative model of negative changes). Korsakov Journal (in Russian) 9:100–105
Süllwold L (1977) Symptome schizophrener Erkrankungen. Uncharakteristische Basisstörungen. Springer, Berlin Heidelberg New Yok

Das dopaminerg-glutamaterge Gleichgewicht unter dem Aspekt von schizophrener Plus- und Minussymptomatik

J. KORNHUBER, H. BECKMANN und P. RIEDERER

Es ist inzwischen gut belegt, daß die Dopamin-D_2-Rezeptoren in Postmortem-Gehirnen von schizophrenen Patienten erhöht sind (vgl. Seeman 1987; Kornhuber et al. 1989c; Reynolds 1989). Diese Erhöhung scheint auch mit der Psychopathologie der Patienten vor dem Tode zu korrelieren: Die B_{max}-Werte bei Patienten mit produktiv-psychotischen Symptomen sind höher als bei solchen mit Negativsymptomen (Crow et al. 1981; Mita et al. 1986). Es ist jedoch umstritten, ob diese Veränderung tatsächlich mit der Erkrankung zusammenhängt oder eine Folge der chronischen neuroleptischen Therapie der Patienten darstellt. Aus tierexperimentellen Studien ist bekannt, daß chronische Neuroleptika-Applikation die B_{max}-Werte der D_2-Rezeptoren erhöht (Greenshaw et al. 1989). Um diese Frage weiter zu klären, haben wir den Zeitverlauf der D_2-Rezeptorparameter nach Absetzen einer chronischen neuroleptischen Therapie im Postmortem-Hirngewebe von schizophrenen Patienten untersucht (Kornhuber et al. 1989c). Weiterhin haben wir die Beziehung zwischen den Bindungsparametern der D_2-Rezeptoren und sowohl der Psychopathologie vor dem Tod als auch dem Vorhandensein von tardiver Dyskinesie untersucht.

Von Kontrollpatienten und schizophrenen Patienten wurde Gewebe vom linken Putamen bei der Autopsie entnommen. Nach histopathologischer Untersuchung zum Ausschluß anderer Erkrankungen verblieben Proben von 27 Kontrollen und 27 schizophrenen Patienten. In jeder Probe wurde eine Sättigungsanalyse mit [^{3}H]Spiperon zur Bestimmung der K_d- und B_{max}-Werte der D_2-Rezeptoren durchgeführt. Nach retrospektiver Analyse der Krankenakten wurden zwei Gruppen gebildet: eine Gruppe mit mehr positiven Symptomen zum Zeitpunkt des Todes (entsprechend ICD-9 295.3) und eine Gruppe mit mehr negativen Symptomen zum Zeitpunkt des Todes (ICD-9 295.6). Die Falldaten können der Tabelle 1 entnommen werden.

Die B_{max}-Werte derjenigen Patienten, die bis kurz vor dem Tod neuroleptisch behandelt worden waren, waren gegenüber den Kontrollen erhöht (Tabelle 1, Abb. 1), nahmen jedoch mit zunehmender Neuroleptika-freier Zeit ab (Abb. 1). Die B_{max}-Werte von Neuroleptika-freien Patienten (90 und mehr Tage Neuroleptika-frei) unterschieden sich nicht signifikant von Kontrollen. Auch die K_d-Werte waren bei behandelten Patienten deutlich erhöht, normalisierten sich jedoch viel schneller als die B_{max}-Werte (Abb. 1). Diese erhöhten K_d-Werte sind sehr wahrscheinlich auf noch verbleibende Neuroleptika im

Tabelle 1. Falldaten sowie B_{max}- und K_d-Werte für [^{3}H]Spiperon-Bindung. Mittelwerte sind mit Standardabweichung angegeben. (Daten aus Kornhuber et al. 1989c)

	Kontrollen	Schizophrenie		
		Alle	„On-drug"	„Off-drug"
n	27	27	18	9
M/W	7/20	9/18	7/11	2/7
Alter (J)	72,8 ±15,4	70,6 ±8,4	69,3 ±8,5	73,3 ±7,9
B_{max} (pmol/g Gewebe)	19,3 ±7,1	23,0 ±11,1	26,8 ±11,2[a]	15,3 ±5,8
K_d (nM)	0,125±0,062	0,475±0,671[b]	0,640±0,775[b]	0,144±0,036

[a] $p < 0,05$.
[b] $p < 0,01$ verglichen mit Kontrollen.

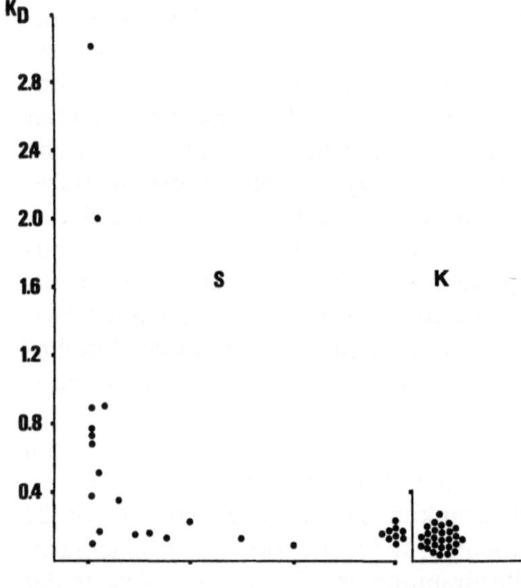

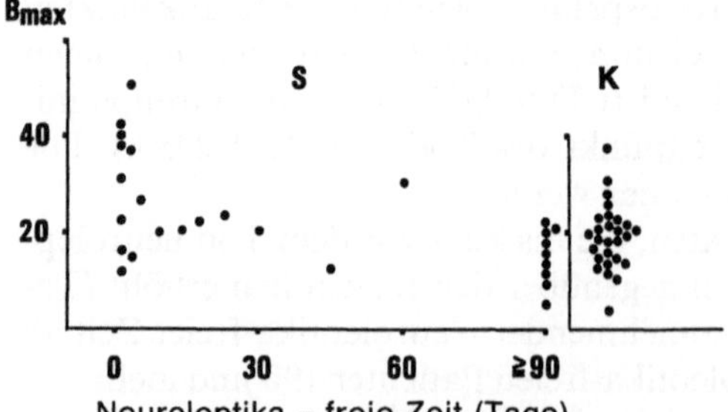

Abb. 1. Individuelle B_{max} (pmol/g Gewebe) und K_D (nM) Werte im Postmortem-Putamen von Schizophrenen (S) und Kontrollen (K). Die Neuroleptika-freie Zeit in Tagen vor dem Tod (Tag 0) ist auf der X-Achse dargestellt

Tabelle 2. [^{3}H]Spiperon-Bindungscharakteristik in Postmortem-Putamen von schizophrenen Patienten mit mehr positiven Symptomen (ICD-9 295.3) versus mehr negativen Symptomen (ICD-9 295.6). Mittelwerte sind mit Standardabweichung angegeben. (Daten aus Kornhuber et al. 1989c)

	ICD-9 Subtyp	
	295.3 (n = 6)	295.6 (n = 17)
B_{max} (pmol/g Gewebe)	29,15 ± 10,53	20,93 ± 10,45 ns
K_d (nM)	0,539 ± 0,350	0,488 ± 0,818 ns
Neuroleptika-freie Zeit (Tage)	4,2 ± 5,1	50,65 ± 41,26 [a]

ns, nicht signifikant.
[a] $p < 0,05$.

Postmortem-Hirngewebe zurückzuführen. Dadurch sind die D_2-Rezeptoren teilweise mit Neuroleptika besetzt, und es sind höhere Liganden-Konzentrationen zur halbmaximalen Sättigung des Rezeptors erforderlich.

Die Psychopathologie vor dem Tode wies keinen erkennbaren Zusammenhang mit den gemessenen Rezeptorparametern auf (Tabelle 2). Die nicht signifikant erhöhten B_{max}-Werte bei Patienten mit mehr positiven schizophrenen Symptomen sind wahrscheinlich darauf zurückzuführen, daß bei ihnen die Neuroleptika-freie Zeit vor dem Tod signifikant kürzer war. Auch fanden wir keinen signifikanten Zusammenhang zwischen tardiver Dyskinesie bzw. extrapyramidaler Symptomatik und den gemessenen Rezeptorparametern.

Aus diesen Daten schließen wir, daß die Veränderungen der D_2-Rezeptorparameter bei schizophrenen Patienten ausschließlich medikamentenbedingt sind und daß es keine Beziehung zur Psychopathologie oder dem Vorhandensein von tardiver Dyskinesie vor dem Tode gibt. Diese Ergebnisse stehen in Übereinstimmung mit den Ergebnissen von Mackay et al. (1982), Farde et al. (1987), Blin et al. (1989) und Martinot et al. (1990), während sich Diskrepanzen zu anderen Studien ergeben (vgl. Kornhuber et al. 1989c). Bis heute hat sich die „Dopamin-Hypothese" der Schizophrenie in direkten Untersuchungen nicht sichern lassen. Schon aus klinischen Beobachtungen folgt, daß das dopaminerge System allein nicht alle Befunde erklären kann. So helfen die Neuroleptika hauptsächlich bei akuten produktiv-psychotischen Psychosen, sind wenig wirksam bei negativen Symptomen und weitgehend wirkungslos bei chronischen Residualzuständen.

Wir haben uns kürzlich aus einer Reihe von Gründen der Untersuchung des glutamatergen Systems bei der Schizophrenie zugewendet.

1. Glutamaterge Marker sind weit verbreitet und kommen in hoher Konzentration in Gebieten vor, denen eine Rolle bei der Genese der Schizophrenie zugesprochen wird: frontaler Kortex, Area entorhinalis, Hippocampus sowie Striatum.

2. Phencyclidin (PCP) ist eine Substanz, die besonders in den USA mißbraucht wird. Bei Abusus entsteht häufig eine Psychose, die von der Schi-

zophrenie kaum zu unterscheiden ist und als gutes Schizophreniemodell angesehen wird (Luby et al. 1959; Allen u. Young 1978; Snyder 1980; Aniline u. Pitts 1982; Pradhan 1984; Javitt 1987). Die psychotomimetischen Effekte treten schneller ein, sind stärker als die des Amphetamins, und es werden nicht nur produktiv-psychotische Phänomene, sondern auch Negativsymptome ausgelöst (Javitt 1987). Weiterhin scheinen sich die Symptome einer vorbestehenden Schizophrenie unter PCP zu verstärken (Luby et al.1959). PCP bindet im Gehirn an verschiedene spezifische Bindungsstellen (vgl. Kemp et al. 1988; Castellani u. Bupp 1988). In den letzten Jahren wird zunehmend klar, daß der σ-Rezeptor und der NMDA-Rezeptor die beiden möglichen Angriffspunkte für die psychotomimetischen Effekte sind (Sonders et al. 1988). Der NMDA-Rezeptor ist ein Subtyp der Glutamat-Rezeptoren. PCP blockiert den an diesen Rezeptor gekoppelten Ionenkanal und wirkt damit als nichtkompetitiver Glutamat-Antagonist. Die Hypothese einer glutamatergen Störung bei der Schizophrenie (Kim et al. 1980) und die Hypothese der NMDA-Rezeptor-vermittelten psychotomimetischen Wirkung von PCP (Kornhuber et al. 1984; Kim et al.1986; Kornhuber et al. 1986b) hat seitdem breites Interesse gefunden (Etienne u. Baudry 1987; Deutsch et al. 1989; Deakin et al. 1989; Kerwin et al. 1988; Carlsson u. Carlsson 1989; Olney 1989; Royston et al. 1990; Deakin et al. 1990; Kerwin 1990; Kishimoto et al. 1990).

3. Bisher wurden nur wenige direkte Untersuchungen zum glutamatergen System bei der Schizophrenie durchgeführt:

   – Untersuchungen des Liquorglutamats bei schizophrenen Patienten haben widersprüchliche Ergebnisse gebracht (Kim et al. 1980; Gattaz et al. 1982; Perry 1982; Korpi et al. 1987) und lassen auch nur bedingt Rückschlüsse auf die neuronale Aktivität in einzelnen Hirnregionen zu. Dazu kommt, daß Aminosäuremessungen im Liquor schwer durchführbar sind, da verschiedene Einflußfaktoren streng kontrolliert werden müssen (Kornhuber et al. 1986a; Kornhuber et al. 1988).

   – Verschiedene Gruppen haben die Bindungsstellen für [³H]Kainsäure bei der Schizophrenie untersucht. Erhöhte Bindungswerte fanden sich im medialen frontalen Kortex und dem frontalen Augenfeld (Nishikawa et al.1983; Toru et al. 1988). Deakin et al. (1989) fanden erhöhte [³H]Kainsäure-Bindungswerte im orbitofrontalen Kortex bei schizophrenen Patienten. Kerwin et al. (1988) fanden herabgesetzte [³H]Kainsäure-Bindungsstellen im linken Hippocampus von schizophrenen Patienten. Die [³H]D-Aspartatbindung wurde als Marker für die präsynaptische glutamaterge Aktivität im orbitofrontalen Kortex bei schizophrenen Patienten erhöht gefunden (Deakin et al. 1989).

Wir haben uns dem NMDA-Rezeptor zugewandt und diesen im menschlichen Gehirn genauer untersucht (Kornhuber et al. 1989a). Als Ligand verwendeten wir die Substanz [³H]MK-801. MK-801 ist ein neuer, selektiver und hochaffiner Ligand, der die PCP-Bindungstelle, also das Innere des NMDA-Rezeptor-assoziierten Ionenkanals, markiert. Wir haben 5 Hirnregionen von Kontrol-

Tabelle 3. Falldaten und Ergebnisse aus Bindungsstudien mit [³H]MK-801 in Postmortem-Hirngewebe von schizophrenen Patienten (*S*) und Kontrollen (*K*). In einigen Regionen waren nicht von allen Gehirnen Gewebeproben verfügbar. Daher sind die Falldaten für jede Region getrennt aufgelistet. Mittelwerte sind mit Standardabweichung angegeben. (Daten aus Kornhuber et al. 1989b)

		n	Alter (J)	Geschl. M/W	Postmortem Zeit (h)	Seite des Gehirns R/L	[³H]MK-801 Binding (pmol/mg Protein)
Frontaler	K	12	65,1 ± 10,1	8/4	30,2 ± 16,1	7/5	0,351 ± 0,079
Kortex	S	13	66,5 ± 7,5	8/5	16,4 ± 9,2[a]	7/6	0,381 ± 0,055
Putamen	K	7	60,6 ± 14.1	4/3	35,0 ± 17,4	4/3	0,257 ± 0,031
	S	10	70,8 ± 9,8	4/6	26,8 ± 30,2	6/4	0,371 ± 0,070[b]
Amygdala	K	10	66,0 ± 12,5	6/4	33,6 ± 24,3	6/3	0,254 ± 0,055
	S	10	67,9 ± 11,8	5/5	25,6 ± 30,7	7/3	0,293 ± 0,081
Area	K	4	68,0 ± 6,2	3/1	48,0 ± 4,0	3/1	0,308 ± 0,077
entorhinalis	S	6	68,0 ± 13,0	4/2	20,0 ± 23,9	5/1	0,364 ± 0,076
Hippocampus	K	3	71,0 ± 6,0	1/2	34,0 ± 24,2	2/1	0,252 ± 0,074
	S	7	70,4 ± 13,5	4/3	18,6 ± 22,1	6/1	0,362 ± 0,074

[a] $p < 0{,}05$; [b] $p < 0{,}01$.

len und schizophrenen Patienten untersucht (Kornhuber et al. 1989b). Bei schizophrenen Patienten fanden sich in allen Regionen erhöhte Werte, aber nur im Putamen erreichte dieser Anstieg Signifikanz (Tabelle 3).

Alle diese Befunde und vorher genannte Argumente weisen auf eine glutamaterge Störung bei der Schizophrenie hin. Möglicherweise eröffnet die „Glutamat-Hypothese" einen neuen Weg in der pharmakologischen Therapie der Schizophrenie. Da die PCP-Psychose auch Negativsymptome beinhaltet, wird eine Modulation des glutamatergen Systems vielleicht auch diese bisher schlecht therapierbaren Symptome günstig beeinflussen.

– PCP-Antagonisten könnten über die Hemmung endogener Liganden antipsychotisch wirken. Tatsächlich wird die Entwicklung von PCP-Antagonisten gegenwärtig versucht (Cantrell et al. 1988). In diesem Zusammenhang ist bemerkenswert, daß das atypische Neuroleptikum Clozapin in therapeutischen Konzentrationen mit der PCP-Bindungsstelle interagiert (Janowsky u. Berger 1989), wobei nicht bekannt ist, ob Clozapin dort als Agonist oder als Antagonist wirkt.

– Durch direkte Glutamat-Agonisten ließe sich ebenfalls der glutamaterge Tonus im Gehirn erhöhen. Die bisherigen Glutamat-Agonisten sind aber wegen mangelnder Hirngängigkeit therapeutisch nicht einsetzbar.

– Da Glycin die Wirkung von Glutamat am NMDA-Rezeptor erhöht (Johnson u. Ascher 1987), könnten auch glycin-ähnliche Verbindungen oder Glycin selbst antipsychotisch wirken. Glycin ist in begrenztem Umfang hirngängig und antagonisiert im Tierversuch Teile des PCPinduzierten Verhaltens (Toth u. Lajtha 1986). Tatsächlich zeigte eine offene Studie günstige Effekte einer oralen Glycinbehandlung bei schizophrenen Patienten (Waziri 1988).

Allerdings erklärt auch das glutamaterge System nicht alle Befunde. Unerklärt bleibt z. B. die Wirkung der Neuroleptika über das dopaminerge System. Beide Hypothesen, die „Dopamin-Hypothese" und die „Glutamat-Hypothese" lassen sich aber vereinen. Aufgrund elektrophysiologischer und biochemischer Befunde sowie aufgrund von Verhaltensstudien gibt es zwischen den dopaminergen und glutamatergen Systemen zumindest im Striatum einen Antagonismus. Dopamin wirkt hemmend auf die striatalen Neuronen, und Glutamat wirkt auf dieselben Neurone aktivierend. Wenn Dopamin-Agonisten wie Amphetamin eine Psychose auslösen, so darf man dies auch von Glutamat-Antagonisten wie PCP erwarten. Die primäre biochemische Störung bei der Schizophrenie mag allein aufgrund dieser Verschaltung durchaus auch im glutamatergen System zu suchen sein, während die therapeutische Wirkung der Neuroleptika über das dopaminerge System stattfindet.

Literatur

Allen RM, Young SJ (1978) Phencyclidine-induced psychosis. Am J Psychiatry 135:1081–1084

Aniline O, Pitts FN (1982) Phencyclidine (PCP): a review and perspectives. CRC Crit Rev Toxicol 10:145–177

Blin J, Baron JC, Cambon H et al. (1989) Striatal dopamine D2 receptors in tardive dyskinesia: PET study. J Neurol Neurosurg Psychiatry 52:1248–1252

Cantrell BE, Leander JD, Mendelsohn LG, Schoepp DD, Hermann RB, Zimmerman DM (1988) The search for a PCP antagonist: the discovery of potent PCP-like activity in hexahydroindeno(2,1-c)pyridine series of compounds. In: Domino EF, Kamenka J-M (eds) Sigma and phencyclidine-like compounds as molecular probes in biology. NPP Books, Ann Arbour, pp 157–171

Carlsson M, Carlsson A (1989) The NMDA antagonist MK-801 causes marked locomotor stimulation in monoamine-depleted mice. J Neural Transm 75:221–226

Castellani S, Bupp SJ (1988) Molecular mechanism in phencyclidine-induced psychosis and its treatment. In: Domino EF, Kamenka J-M (eds) Sigma and phencyclidine-like compounds as molecular probes in biology. NPP Books, Ann Arbour, pp 521–539

Crow TJ, Owen F, Cross AJ et al. (1981) Neurotransmitter enzymes and receptors in postmortem brain in schizophrenia: evidence that an increase in D2 dopamine receptors is associated with the type I syndrome. In: Riederer P, Usdin E (eds) Transmitter biochemistry of human brain tissue. Macmillan, London, pp 85–93

Deakin JFW, Slater P, Simpson MDC et al. (1989) Frontal cortical and left temporal glutamatergic dysfunction in schizophrenia. J Neurochem 52:1781–1786

Deakin JFW, Slater P, Simpson MDC, Royston CM (1990) Disturbed brain glutamate and GABA mechanisms in schizophrenia. Schizophr Res 3:33

Deutsch SI, Mastropaolo J, Schwartz BL, Rosse RB, Morihisa JM (1989) A „glutamatergic hypothesis" of schizophrenia. Rationale for pharmacotherapy with glycine. Clin Neuropharmacol 12:1–13

Etienne P, Baudry M (1987) Calcium dependent aspects of synaptic plasticity, excitatory amino acid neurotransmission, brain aging and schizophrenia: a unifying hypothesis. Neurobiol Aging 8:362–366

Farde L, Wiesel FA, Hall H, Halldin C, Stone-Elander S, Sedvall G (1987) No D2 receptor increase in PET study of schizophrenia. Arch Gen Psychiatry 44:671–672

Gattaz WF, Gattaz D, Beckmann H (1982) Glutamate in schizophrenics and healthy controls. Arch Psychiat Nervenkr 231:221–225

Greenshaw AJ, Baker GB, Wishart TB (1989) Dopamine receptor changes during chronic drug administration. In: Goudie AJ, Emmett-Oglesby MW (eds) Psychoactive drugs: Tolerance and sensitation. Humana Press, Clifton NJ, pp 353–406

Janowsky A, Berger SP (1989) Clozapine inhibits [^{3}H]MK-801 binding to the glutamate receptor – ion channel complex. Schizophr Res 2:189

Javitt DC (1987) Negative schizophrenic symptomatology and the PCP (phencyclidine) model of schizophrenia. Hillside J Clin Psychiatry 9:12–35

Johnson JW, Ascher P (1987) Glycine potentiates the NMDA response in cultured mouse brain neurones. Nature 325:529–531

Kemp JA, Foster AC, Wong EHF, Middlemiss DN (1988) A comment on the classification and nomenclature of phencyclidine and sigma receptor sites. Trends Neurosci 11:388–389

Kerwin R (1990) The neurochemical anatomy of the hippocampus in postmortem schizophrenic brain. Schizophr Res 3:33–34

Kerwin RW, Patel S, Meldrum BS, Czudek C, Reynolds GP (1988) Asymmetrical loss of glutamate receptor subtype in left hippocampus in schizophrenia. Lancet I:583–584

Kim JS, Kornhuber HH, Kornhuber J, Kornhuber ME (1986) Glutamic acid and the dopamine hypothesis of schizophrenia. In: Chagass C, Josiassen RC, Bridger WH, Weiss HJ, Stoff D, Simpson GS (eds) Biological psychiatry 1985. Elsevier, Amsterdam, pp 1109–1111

Kim JS, Kornhuber HH, Schmid-Burgk W, Holzmüller B (1980) Low cerebrospinal fluid glutamate in schizophrenic patients and a new hypothesis on schizophrenia. Neurosci Lett 20:379–382

Kishimoto H, Fujita H, Takatsu O et al. (1990) The glutaminergic hypothesis of schizophrenia: a study using positron emission tomography. Schizophr Res 3:27

Kornhuber HH, Kornhuber J, Kim JS, Kornhuber ME (1984) Zur biochemischen Theorie der Schizophrenie. Nervenarzt 55:602–606

Kornhuber J, Kornhuber ME, Hartmann GM, Kornhuber AW (1988) In vivo influences on cerebrospinal fluid amino acid levels. Neurochem Int 12:25–31

Kornhuber J, Mack-Burkhardt F, Kornhuber ME, Riederer P (1989a) [^{3}H]MK-801 binding sites in post-mortem human frontal cortex. Eur J Pharmacol 162:483–490

Kornhuber J, Mack-Burkhardt F, Riederer P, Hebenstreit GF, Reynolds GP, Andrews HB, Beckmann H (1989b) [^{3}H]MK-801 binding sites in postmortem brain regions of schizophrenic patients. J Neural Transm 77:231–236

Kornhuber J, Riederer P, Reynolds GP, Beckmann H, Jellinger K, Gabriel E (1989c) ^{3}H-Spiperone binding sites in post-mortem brains from schizophrenic patients: relationship to neuroleptic drug treatment, abnormal movements, and positive symptoms. J Neural Transm 75:1–10

Kornhuber ME, Kornhuber J, Kornhuber AW, Hartmann GM (1986a) Positive correlation between contamination by blood and amino acid levels in cerebrospinal fluid of the rat. Neurosci Lett 69:212–215

Kornhuber ME, Kornhuber J, Zettlmeißl H, Kornhuber HH (1986b) Phencyclidin und das glutamaterge System. In: Keup W (ed) Biologische Psychiatrie, Forschungsergebnisse. Springer, Berlin Heidelberg New York Tokyo, pp 176–180

Korpi ER, Kleinman JE, Goodman SI, Wyatt J (1987) Neurotransmitter amino acids in post-mortem brains of chronic schizophrenic patients. Psychiatry Res 22:291–301

Luby ED, Cohen BD, Rosenbaum G, Gottlieb JS, Kelley R (1959) Study of a new schizophrenomimetic drug – Sernyl. Arch Neurol Psychiatry 81:363–369

Mackay AVP, Iversen LL, Rossor M et al. (1982) Increased brain dopamine and dopamine receptors in schizophrenia. Arch Gen Psychiatry 39:991–997

Martinot J-L, Peron-Magnam P, Huret J-D et al. (1990) Striatal D_2 dopaminergic receptors assessed with positron emission tomography and [^{76}Br]Bromospiperone in untreated schizophrenic patients. Am J Psychiatry 147:44–50

Mita T, Hanada S, Nishino N et al. (1986) Decreased serotonin S_2 and increased dopamine D_2 receptors in chronic schizophrenics. Biol Psychiatry 21:1407–1414

Nishikawa T, Takashima M, Toru N (1983) Increased ^{3}H-kainic acid binding in the prefrontal cortex in schizophrenia. Neurosci Lett 40:245–250

Olney JW (1989) Excitatory amino acids and neuropsychiatric disorders. Biol Psychiatry 26:505–525

Perry TL (1982) Normal cerebrospinal fluid and brain glutamate levels in schizophrenia do not support the hypothesis of glutamatergic neuronal dysfunction. Neurosci Lett 28:81–85

Pradhan SN (1984) Phencyclidine (PCP): some human studies. Neurosci Biobehav Rev 8:493–501

Reynolds GP (1989) Beyond the dopamine hypothesis. The neurochemical pathology of schizophrenia. Br J Psychiatry 155:305–316

Royston MC, Simpson MDC, Slater P, Deakin JFW (1990) An autoradiographic study in schizophrenia: evidence for an altered laminar distribution of ^{3}H-D-aspartate binding in orbito-frontal cortex. Schizophr Res 3:31

Seeman P (1987) Dopamine receptors and the dopamine hypothesis of schizophrenia. Synapse 1:133–152

Snyder SH (1980) Phencyclidine. Nature 285:355–356

Sonders MS, Keana JFW, Weber E (1988) Phencyclidine and psychotomimetic sigma opiates: recent insight into their biochemical and physiological sites of action. Trends Neurosci 11:37–40

Toru M, Watanabe S, Shibuya H et al. (1988) Neurotransmitters, receptors and neuropeptides in post-mortem brains of chronic schizophrenic patients. Acta Psychiatr Scand 78:121–137

Toth E, Lajtha A (1986) Antagonism of phencyclidine-induced hyperactivity by glycine in mice. Neurochem Res 11:393–400

Waziri R (1988) Glycine therapy of schizophrenia. Biol Psychiatry 23:210–211

Biochemische und neuroendokrinologische Befunde bei Patienten mit schizophrener Minussymptomatik

M. Ackenheil, B. Bondy und F. Müller-Spahn

Das seit langem bekannte Vorkommen von Plus- und Minussymptomatik bei schizophrenen Patienten wurde von Crow (1980) im Zusammenhang mit neueren biologischen Befunden und mit dem Ansprechen auf neuroleptische Therapie zusammenfassend beschrieben, wobei Crow eine Typ-I- und Typ-II-Schizophrenie unterschied. Beim Typ 1 überwiegen produktive Symptome wie Wahn, Halluzinationen, Erregtheit und stereotype Bewegungen, die als paranoid-halluzinatorische Schizophrenie bezeichnet werden und bei der die Aktivität dopaminerger Neurone im Gehirn gesteigert ist. Beim Typ II mit Minussymptomatik liegen vorwiegend Defektsymptome wie Initiativeverlust, Antriebsmangel, Akinesie und Spracharmut vor. Die klinische Form wird als Hebephrenie und Schizophrenia simplex beschrieben. Beim Typ II wird angenommen, daß die Aktivität dopaminerger Neurone im Gehirn vermindert ist und möglicherweise eine Erweiterung der Ventrikel vorliegt. Typ-I-Schizophrenie reagiert eher auf die Behandlung mit klassischen Neuroleptika in der üblichen Dosierung, die etwa 500 Chlorpromazineinheiten entspricht, während Typ-II-Schizophrenie auf diese Behandlung nicht anspricht. Ein Ansprechen wird auf atypische Neuroleptika oder Neuroleptika mit vorwiegend präsynaptischer Wirkung in niedriger Dosierung beschrieben (Lecrubier et al. 1980). Eine erhöhte dopaminerge Aktivität im Gehirn, die sich in einer erhöhten Empfindlichkeit oder vermehrten Bindungsstellen von Dopaminrezeptoren äußern sollte, konnte nur teilweise (Seeman 1980; Cross et al. 1978) nachgewiesen werden bzw. ist umstritten (Kornhuber et al. 1990). Auch mit neueren Methoden, z.B. der Positron Emmision Tomography, gab es negative (Farde et al. 1987) und positive Ergebnisse (Wong et al. 1986). Mit dem selektiven D_2-Antagonisten Racloprid konnten im Karolinska-Institut in Stockholm keine vermehrten Bindungsstellen nachgewiesen werden (Farde et al. 1987). Allerdings wird diskutiert, daß die Dissoziation von Racloprid am Rezeptor höher ist und deshalb leichter durch endogenes Dopamin verdrängt werden kann, so daß dies die Ursache für das negative Ergebnis ist. Befunde, die für eine gesteigerte Aktivität dopaminerger Neurone im Gehirn sprechen, sind die Provokationstests mit Amphetamin (Angrist et al. 1980) und die Wirkung von klassischen Neuroleptika. Das verminderte Ansprechen von Schizophrenen mit Minussymptomen auf die Behandlung mit Neuroleptika unterstützt die These von Crow, und es kann vermutet werden, daß hier eine andere pathophysiologische Ursache vorliegt.

Klinisch ergibt sich die Problematik, daß die beiden Untergruppen Typ I und Typ II nicht eindeutig getrennt werden können, da häufig Plus- und Minussymptome gleichzeitig vorkommen. Auch das Vorkommen eines Symptomshifts, wie von Deister et al. (1990) beschrieben, muß berücksichtigt werden. Es ist der biologischen Forschung bis jetzt nur selten gelungen, psychopathologische Befunde direkt mit biologischen Befunden in Beziehung zu setzen, wobei verschiedene Gründe hierfür diskutiert werden. Obwohl es eindeutige Hinweise gibt, daß bei schizophrenen Patienten eine Störung von putativen Neurotransmittern im Gehirn vorliegt – neben der Dopaminhypothese werden das Glutamat- und das Noradrenalinsystem diskutiert –, konnte keine direkte Zuordnung zu schizophrenen Krankheitsbildern gefunden werden. Man geht deswegen davon aus, daß die Schizophrenie eine heterogene Erkrankung ist und daß verschiedene biologische Ursachen zu identischer Symptomatik führen können bzw. daß umgekehrt ein ähnlicher organischer Befund sich in unterschiedlicher psychopathologischer Symptomatik äußern kann. Auch das Vorkommen einer Viruserkrankung kann nicht ausgeschlossen werden. Hierfür sprechen Untersuchungen des HLA-Systems, bei dem schizophrene Patienten einem bestimmten Cluster zugeordnet werden können (Müller et al. 1990) und Untersuchungen des Liquors, in dem mit 2-D-Elektrophorese bei einer Untergruppe schizophrener Patienten eine veränderte Proteinzusammensetzung nachgewiesen werden konnte (Hoechtlen et al. 1989). Auch eine minimale organische Störung, wie sie z. B. bei heterozygoten M.-Wilson-Trägern vorkommt, kann zum Auftreten von schizophrenen Symptomen führen (Scherer 1990). Leider ist es mit der heutigen Methodik noch nicht möglich, eine Klassifikation von schizophrenen Patienten aufgrund biologischer Befunde zu Beginn der Erkrankung vorzunehmen und danach die Therapie auszurichten.

Neuroendokrinologische Untersuchungen

Die Untersuchungen mit neuroendokrinologischen Methoden bieten eine einfache Möglichkeit, um einerseits Empfindlichkeitsänderungen des dopaminergen und des noradrenergen Systems im Gehirn zu erfassen und aufgrund der hiermit gewonnenen Befunde eine biologische Klassifikation schizophrener Patienten vorzunehmen. Die Messung der Sekretion von Wachstumshormon (STH) und Prolaktion (PRL) im Blut ist von besonderer Bedeutung, da die Freisetzung der Hormone über α- und Dopaminrezeptoren im hypothalamohypophysären System reguliert wird. Die Stimulation mit dem Dopaminrezeptor-Agonisten Apomorphin führt zur vermehrten Sekretion von STH und zur verminderten Freisetzung von PRL (Ackenheil 1981). Die Gabe von Clonidin, einem α_2-Rezeptoragonisten, induziert ebenfalls eine vermehrte STH-Sekretion (Matussek et al. 1980). Die Höhe der STH-Sekretion ist von der jeweiligen Empfindlichkeit dopaminerger bzw. α-adrenerger Rezeptoren abhängig. Deshalb ermöglicht die periphere Messung des STH eine Aussage über den Funktionszustand dieser Rezeptoren im Gehirn in vivo und läßt sich damit als Indikator für intrazerebrale Prozesse, die uns direkt zugänglich sind, heranziehen. Die Messung von Noradrenalin im Blut ermöglicht eine zusätzliche Aussage über Aktivität α-adrenerger Rezeptoren (Müller-Spahn et al. 1988).

Die Stimulation mit unterschiedlichen Apomorphindosierungen induzierte bei schizophrenen Patienten mit einem paranoid-halluzinatorischen Syndrom im Gegensatz zu gesunden Probanden eine deutlich erhöhte STH-Sekretion. Diese Unterschiede waren am deutlichsten nach Gabe einer niedrigen Apomorphindosis von 0,006 mg/kg KG und weisen auf eine im Vergleich zu gesunden Probanden erhöhte dopaminerge Rezeptorempfindlichkeit schizophrener Patienten mit einem paranoid-halluzinatorischen Syndrom hin (Müller-Spahn et al. 1986). Vergleichsuntersuchungen während der akuten Phase der Erkrankung und nach eingetretener Vollremission weisen auf eine erhöhte Dopaminrezeptorempfindlichkeit im hypothalamo-hypophysären System, vor allem bei Vorliegen einer produktiven psychotischen Symptomatik, hin. Nach Remission normalisiert sich die STH-Sekretion. Es handelt sich um eine zustandsabhängige Variable, einen sog. „state marker" (Bondy et al. 1988).

Nach Stimulation mit Apomorphin zeigen schizophrene Patienten mit einer Minussymptomatik eine signifikant niedrigere STH-Sekretion als gesunde Probanden und Patienten mit einem paranoid-halluzinatorischen Syndrom. Es muß dabei berücksichtigt werden, daß die Behandlung mit klassischen Neuroleptika die STH-Sekretion nach Apomorphin supprimiert. Es bestehen allerdings große interindividuelle Unterschiede, wobei tendenziell Patienten mit Minussymptomen eine verminderte STH-Sekretion aufweisen. Diese Patienten können diagnostisch der Hebephrenie, der Schizophrenia simplex und der Defektschizophrenie zugeordnet werden (Abb. 1).

Behandlung mit Neuroleptika führt zu verminderter STH-Sekretion nach Apomorphin, die auch nach langjähriger Behandlung noch nachweisbar ist. Schon 12 Tage nach Absetzen der langjährigen Neuroleptikabehandlung steigt die Wachstumshormonstimulation wieder an, erreicht jedoch nicht die Werte von akut schizophrenen Patienten (Abb. 2).

Nach Gabe des α_2-Agonisten Clonidin (Clonidin-Test; Ackenheil 1985) wurde bei akut psychotischen Patienten vereinzelt eine deutlich erhöhte STH-Sekretion als Zeichen für eine erhöhte Empfindlichkeit α-adrenerger Rezeptoren gemessen. Chronisch schizophrene Patienten zeigten eher eine verminderte STH-Sekretion nach Clonidin. Signifikante Unterschiede in der STH-Sekretion nach Clonidin ließen sich weder unter Langzeittherapie mit Neuroleptika, noch in einer 12tägigen Absetzperiode gegenüber Kontrollen beobachten (Abb. 3). Signifikante Zusammenhänge zwischen dem Grad der extrapyramidalmotorischen Nebenwirkungen unter Neuroleptikatherapie, den psychopathologischen Syndromen, den Veränderungen der STH-Sekretion nach Apomorphin und Clonidin konnten nicht eindeutig ermittelt werden, obwohl, wie beschrieben, Patienten mit Negativsymptomen meistens eine verminderte Wachstumshormonsekretion, eine sog. „blunted response", aufwie-

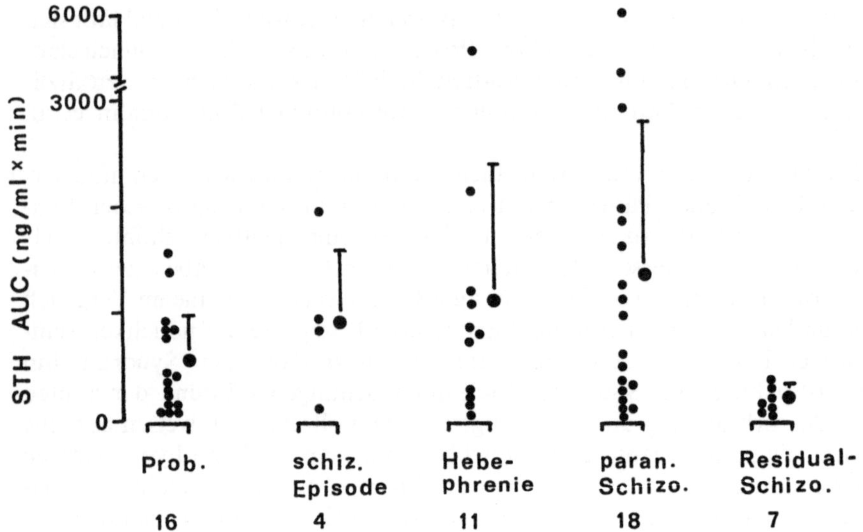

Abb. 1. STH-AUC-Sekretion nach Stimulation mit Apomorphin (0,006 mg/kg KG)

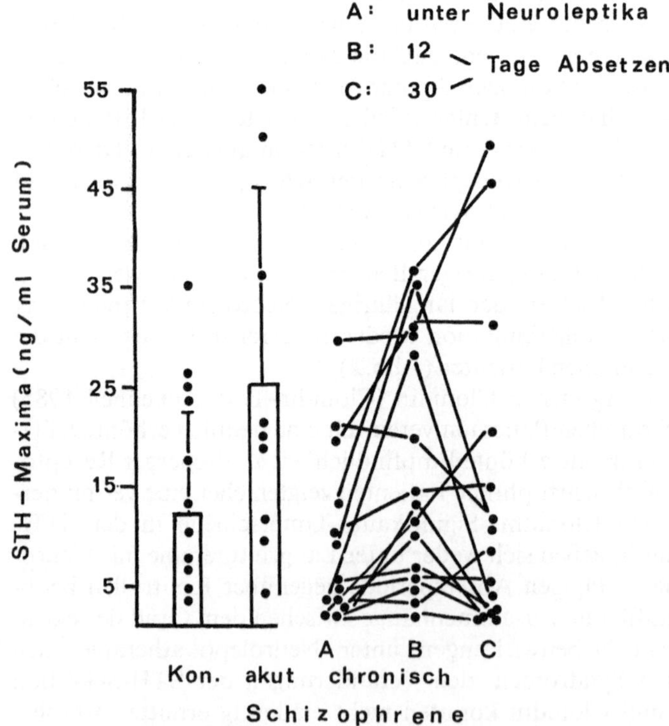

Abb. 2. STH-Stimulation nach Apomorphin (0,05 mg s.c.) unter Neuroleptika-Langzeitbehandlung, sowie nach 12- und 30tägigem Absetzen

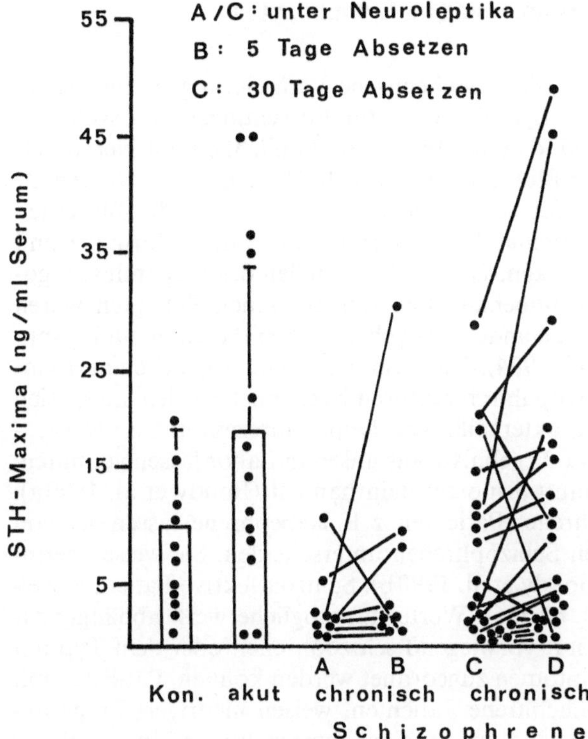

Abb. 3. STH-Stimulation nach Clonidin (0,15 mg i.v.) bei akuten schizophrenen Patienten, unter Langzeitmedikation und nach Absetzen (*A/C* unter Neuroleptika, *B* 5 Tage Absetzen, *D* 30 Tage Absetzen)

sen. Die vorliegenden Befunde weisen sowohl auf eine veränderte Empfindlichkeit dopaminerger als auch noradrenerger Rezeptoren bei schizophrenen Patienten mit einem paranoid-halluzinatorischen Syndrom hin. Unter Neuroleptikaeinfluß und nach klinischer Remission lassen sich diese Veränderungen nicht mehr nachweisen. Sie müssen deshalb eher als vom psychopathologischen Zustand abhängig, also als „state marker", betrachtet werden. Diese Ergebnisse machen deutlich, daß analog zu Störungen der Wahrnehmungsintegration bei schizophrenen Patienten auch eine Desintegration neuroendokriner Funktionen vorliegt.

Untersuchungen der Spiperonbindung an Lymphozyten

Es gibt zunehmend Hinweise, daß biochemische Veränderungen von weißen
Blutzellen, insbesondere von Lymphozyten, für Forschungen an psychiatrischen Patienten geeignet sind, da diese Blutzellen Ähnlichkeit mit Nervenzellen im Gehirn aufweisen. An Blutzellen finden sich, ähnlich wie an Nervenzellen im Gehirn, Rezeptoren für verschiedene Transmitter. Beide, Blutzellen
und Nervenzellen, stehen miteinander in Verbindung, wobei Hormone und
Transmitter als Vermittler wirken. Die Bindungsstellen des Dopaminantagonisten Spiperon bei akuten unbehandelten schizophrenen Patienten waren
deutlich erhöht im Vergleich zu anderen psychiatrischen Patienten und gesunden Kontrollen (Bondy et al. 1984). Diese Spiperonbindungsstellen an Lymphozyten können nicht als Dopaminrezeptoren bezeichnet werden, da sie sich
in ihren biochemischen Charakteristika von Dopaminrezeptoren an Nervenzellen unterscheiden. Neueste Ergebnisse aus unserem Labor lassen vermuten,
daß es sich um ein Dopamintransportprotein handelt (Bondy et al. 1990a).
Untergruppen von schizophrenen Patienten, z. B. Hebephrene, lassen sich von
paranoid-halluzinatorischen Schizophrenen unterscheiden. Sie weisen gerin-
gere Bindungsstellen auf (Bondy et al. 1990b). Schizoaffektive Patienten weisen sowohl erhöhte als auch normale Werte auf, möglicherweise abhängig davon, ob sie eher dem Typ mit vorwiegend schizophrenen oder dem Typ mit
vorwiegend affektiven Symptomen zugeordnet werden können. Patienten mit
Minussymptomatik, wie hebephrene Patienten, weisen niedrigere Spiperonbindungsstellen an Lymphozyten auf. In einer retrospektiven Untersuchung
wurde das Ansprechen auf Neuroleptikatherapie untersucht (Tabelle 1). Dabei zeigte sich, daß die Patienten mit erhöhten Spiperonbindungsstellen besser
auf die Neuroleptikatherapie ansprachen als solche mit normalen Bindungsstellen. Das therapeutische Ansprechen war positiv korreliert zur Spiperon-
bindung. Patienten mit niedrigen Bindungsstellen benötigten mehr Neuroleptika. Ein gleiches Ergebnis wurde inzwischen von einer israelischen Gruppe
am Weizman-Institut veröffentlicht (Grodzicki et al. 1990). Diese Gruppe unterschied Responder und Nonresponder auf Neuroleptikatherapie. Nonresponder wiesen niedrigere Spiperonbindungsstellen auf. Wenn es sich auch bei

Tabelle 1. Beziehung zwischen B_{max}-Werten und klinischen
Parametern

| | B_{max} (fmol/10^6 Zellen) | |
	Korrelations-Koeffizient	Signifikanz
Aufenthaltsdauer	−0,26	0,110
Ansprechen auf Therapie	0,43	<0,010
NL-Dosis	−0,49	<0,005
Anzahl der NL	−0,42	<0,010

diesen Bindungsstellen nicht um einen Dopaminrezeptor handelt, sondern – wie vermutet – eher um ein Dopamintransportprotein, lassen sich hier zum erstenmal Zusammenhänge zur Crowschen Hypothese finden, d. h. daß Patienten mit Minussymptomatik, die nicht auf Neuroleptika ansprechen, eine normale Aktivität des Dopaminsystems aufweisen.

Literatur

Ackenheil M (1981) Biochemical effects of apomorphine: contribution to schizophrenia research. In: Corsini GU, Gessa GL (eds) Apomorphine and other dopamimetics, vol II. Clinical pharmacology. Raven Press, New York, pp 215–255

Ackenheil M (1985) Neurobiologische Aspekte der Schizophrenie unter Berücksichtigung neuerer biochemischer Forschungsergebnisse. In: Pflug B, Foerster K, Straube E (Hrsg) Perspektiven der Schizophrenie-Forschung. G. Fischer, Stuttgart, S 63–71

Angrist B, Rotrosen J, Gershon S (1980) Responses to apomorphine, amphetamine and neuroleptics in schizophrenic subjects. Psychopharmacology (Berlin) 67:31–38

Bondy B, Ackenheil M, Birzle W, Elbers R, Fröhler M (1984) Catecholamines and their receptors on blood: evidence for alterations in schizophrenia. Biol Psychiatry 19(19):1377–1392

Bondy B, Ackenheil M, Müller-Spahn F, Hippius H (1988) Biologische Marker endogener Psychosen. Nervenarzt 59:565–572

Bondy B, Ackenheil M, Ertl M, Ruppert T (1990) Spiperone binding in lymphocytes: Part of a specific dopamine transport system? Abstracts of the 1st Int Congr ISNIM, Florence 1990 a, p 317

Bondy B, Peuker B, Ackenheil M (1990 b) ^{3}H-Spiperone binding to lymphocytes in psychiatric disorders. In: Bunney WE, Hippius H, Laakmann G, Schmauß M (eds) Neuropsychopharmacology. Springer, Berlin Heidelberg New York Tokyo

Cross AJ, Crow TJ, Longden A, Owen F, Poulter M, Riley GJ (1978) Evidence for increased dopamine receptor sensitivity in post mortem brains from patients with schizophrenia. J Physiol 280:37

Crow TJ (1980) Molecular pathology of schizophrenia: more than one disease process. Br Med J 6207:66–68

Deister et al. (1990) siehe dieses Buch

Farde L, Wiesel FA, Hall H, Halldin D, Stone-Elander S, Sedvall G (1987) No D_2 receptor increase in PET study of schizophrenia. Arch Gen Psychiatry 44:671–672

Grodzicki J, Pardo M, Schved G, Schlosberg A, Fuchs S, Kanety H (1990) Differences in ^{3}H-spiperone binding to peripheral blood lymphocytes from neuroleptic responsive and nonresponsive schizophrenic patients. Biol Psychiatry 27:1327–1330

Hoechtlen W, Hoch K-H von, Ackenheil M, Wildenauer DB (1989) Analyse von Liquorproteinen mittels zweidimensionaler Gelelektrophorese. In: Saletu B (Hrsg) Biologische Psychiatrie, Bd 2. Drei-Länder-Symposium für Biologische Psychiatrie Innsbruck, September 1988. Thieme, Stuttgart

Kornhuber J et al. (1990) Das dopaminerg-glutamaterge Gleichgewicht unter dem Aspekt von schizophrener Plus- und Minussymptomatik. (In diesem Buch, S 119–126)

Lecrubier Y, Puech A, Simon P, Widlöcher D (1980) Schizophrénie: hyper- ou hypofonctionnement du système dopaminergique? Une hypothèse bipolaire. Psychol Med 12:2431–2441

Matussek N, Ackenheil M, Hippius H, Müller F, Schröder HT, Schultes H, Wasilewski B (1980) Effect of clonidine on growth hormone release in psychiatric patients and controls. Psychiatry Res 2:25–36

Müller N, Löbenfelder A, Lorenz A, Ackenheil M (1990) HLA class II antigens in endogenous psychoses. Abstracts of 1st Int Congr ISNIM, Florence, 1990, p 287

Müller-Spahn F, Ackenheil M, Albus M, May G, Naber D, Welter D, Zander K (1984) Neuroendocrine effects of apomorphine in chronic schizophrenic patients under long-term neuroleptic therapy and after drug withdrawal: Relations to psychopathology and tardive dyskinesia. Psychopharmacology 84:436–440

Müller-Spahn F, Ackenheil M, Bondy B, May G (1986) Growth hormone response to graded doses of apomorphine HCl in normals and schizophrenic patients: relation to psychotic decompensation. In: Shagass C et al. (eds) Biological psychiatry 1985. Elsevier, Amsterdam, pp 1074–1076

Müller-Spahn F, Ackenheil M, Albus M, Kurtz G (1987) Neuroendokrinologische Untersuchungen bei schizophrenen Patienten nach Stimulation mit unterschiedlichen Dosierungen von Apomorphin. In: Beckmann H, Laux G (Hrsg) Biologische Psychiatrie. Springer, Berlin Heidelberg New York Tokyo, S 117–121

Müller-Spahn F, Ackenheil M, Albus M, Bondy B, Kurtz G (1988) Peripheral NE, alpha-adrenergic receptor sensitivity and their relation to psychotic schizophrenic states. Psychopharmacology 96 (Suppl 65)

Scherer J (1990) Psychiatric illness in Wilson's disease heterocygotes. American Psychiatry (im Druck)

Seeman P (1980) Brain dopamine receptors. Pharmacol Rev 32:177–189

Wong DF, Wagner HN, Tune LE et al. (1986) Positron Emission Tomography reveals elevated D_2-dopamine receptors in drug-naive schizophrenics. Science 234:1558–1563

Klinisch-neurochemische Untersuchungen bei prozeßaktiven und prozeßinaktiven Schizophrenien

G. Gross, G. Huber, J. Klosterkötter und M.-L. Rao

Einleitung

Ein wesentliches Problem biologischer Forschung, das besonders bei klinisch-neurochemischen Korrelationsstudien bei idiopathischen Psychosen bisher zu wenig beachtet wurde, ist neben der interindividuellen Variabilität die intraindividuelle Fluktuation beim einzelnen Kranken. Um bei der Suche nach zustandsabhängigen neurochemischen Variablen bzw. Indikatoren zu möglichst homogenen Gruppen zu gelangen, haben wir hier Patientenselektion und Gruppenbildung nicht unter diagnostischen Gesichtspunkten, sondern, nosologieübergreifend, nach der Prozeßaktivität des aktuellen klinisch-phänomenologischen Syndroms vorgenommen (Huber 1987).

Es geht uns also nicht um eine Prüfung auf nosologische Spezifität durch einen internosologischen Vergleich, sondern um eine Gegenüberstellung von Untergruppen idiopathischer Psychosen, die in bezug auf Vorhandensein und Grad der Prozeßaktivität des psychopathologischen Querschnittssyndroms zum Zeitpunkt der Untersuchung gebildet wurden.

Wie bei unseren früheren klinisch-elektroenzephalographischen Korrelationsuntersuchungen (Huber u. Penin 1968; Penin et al. 1982) wird postuliert, daß klinisch-psychopathologische Fluktuation eine Instabilität auch funktionell-dynamischer somatischer Befunde widerspiegeln kann (Gross u. Huber 1984; Huber u. Gross 1981).

Gegenüber 1968 und 1982 modifizierten wir die klinisch-psychopathologischen Kriterien für die Bestimmung der Prozeßaktivität und definierten sie operational (Klosterkötter et al. 1989). In der Gruppe von *prozeßinaktiven Patienten (PA 0)* stehen Klagen über dynamische Defizienzen mit direkten Minussymptomen, z. B. erhöhte Erschöpfbarkeit, herabgesetzte Energie, Ausdauer, Initiative und Schwung oder verminderte Toleranz gegenüber alltäglichen Stressoren im Vordergrund. Auch Patienten mit persistierenden, mehr oder weniger fixierten, nicht fluktuierenden produktiv-psychotischen Symptomen (z. B. Wahneinfälle, Halluzinationen, Ich-Störungen oder Denkzerfahrenheit), gehören zu der Gruppe der Patienten ohne Prozeßaktivität (PA 0). Patienten mit *leichter Prozeßaktivität (PA 1)* klagen über dynamische Defizienzen mit indirekten Minussymptomen, z. B. innere Unruhe, Schlafstörungen, zwanghaftes Grübeln, Coenästhesien, zentral-vegetative Symptome oder kognitive Stufe-1-Basissymptome. Bei der *mäßig ausgeprägten Prozeßaktivität (PA 2)* werden Stufe-2-Basissymptome, z. B. kognitive Denk-, Wahrnehmungs- oder Handlungsstörungen, Coenästhesien i. e. S. (Huber 1957), Depersonalisation oder Derealisation gefordert, die sich innerhalb kurzer Zeit, maximal in einem Zeitraum bis zu 6 Tagen, entwickeln oder zum Zeitpunkt der Untersuchung eine deutliche Fluktuation i. S. der dynamischen Unstetigkeit zeigen. Bei der *starken Prozeßaktivität (PA 3)* haben wir jetzt – im Unterschied zu der früheren Definition – u. a. alle aktuellen Erstrangsymptome sowie Wahnstimmung, Halluzinationen 2. Ranges oder Denkzerfahrenheit als Indikatoren starker Prozeßaktivität einbezogen, wenn diese Phänomene sich in rascher zeitlicher Folge aus Stufe-2-Basissymptomen entwickelten und/oder zum Untersuchungszeitpunkt eine deutliche Fluktuation festzustellen war.

Frühere *biochemische Untersuchungen* bei Schizophrenien beschäftigten sich vornehmlich mit dem dopaminergen System; die Annahme, daß wahrscheinlich bei idiopathischen Psychosen nicht isoliert ein Neurotransmittersystem betroffen sein dürfte, ließ es sinnvoll erscheinen, die Untersuchungen über das dopaminerge System hinaus auszuweiten. Auch unsere eigenen früheren Befunde, die wir zusammen mit Rao erhoben haben, ermutigten uns, biogene Amine und die mit ihnen interagierenden Hypophysenvorderlappen- und Schilddrüsenhormone, Cortisol und Aminosäuren im Blut, die z. T. Neurotransmitter oder Präkursoren von Neurotransmittern sind, auf mögliche Korrelationen untereinander und mit dem aktuellen klinischen Syndrom zu untersuchen. Wir gingen dabei davon aus, daß die Blutserumkonzentration zumindest einiger der gemessenen Parameter zu einem nicht unerheblichen Teil mit ihrer Aktivität im Gehirn korrespondieren. Untersuchungen zu dieser Frage sind selten und die Ergebnisse widersprüchlich. Eine Inbeziehungsetzung der eben erwähnten neurochemischen Variablen mit dem aktuellen klinischen Syndrom zur Ermittlung von zustandsabhängigen Parametern wurde, soweit wir sehen, bisher nicht versucht (Rao et al. 1984; Gross et al. 1988, 1990; Huber et al. 1989).

Auch ist heute wenig über die *Rolle der Aminosäuren* bei endogenen Psychosen und ihre Bedeutung als Neurotransmitterstoffe bekannt. Henn (1987) meinte in seiner Übersichtsarbeit, daß bis jetzt nichts dafür spreche, daß Aminosäuren, z. B. Glutamat, Aspartat, Glycin oder Taurin irgendeine Rolle bei der Entstehung der Schizophrenie spielen könnten. Untersuchungen von Aminosäuren bei idiopathischen Psychosen bezogen sich bisher nur auf einzelne Aminosäuren bei kleinen Patientenkollektiven.

Einige Autoren erörtern bei der Schizophrenie einen GABA-Mangel. Da GABA auf dopaminerge Neuronen im Striatum einen inhibitorischen Einfluß hat, würde hier eine Verminderung von GABA einen Anstieg von Dopamin erklären können. Bis jetzt konnten aber sowohl bei Postmortem-Untersuchungen als auch bei Untersuchungen im Liquor und an GABA-Rezeptoren keine konstanten Unterschiede zwischen Kontrollen und schizophrenen Patienten nachgewiesen werden. Doch könnte die Gamma-Aminobuttersäure, die als Decarboxylierungsprodukt von Glutaminsäure (einem aktivierenden Neurotransmitter) entsteht, für die Glutamathypothese der Schizophrenien von Bedeutung sein.

Methodik und Patientengruppe

Wir untersuchten insgesamt 203 schizophrene Patienten, wobei die Diagnose nach den Kriterien von K. Schneider erfolgte (107 Männer, 96 Frauen) mit einem Durchschnittsalter von 32,6 Jahren (Männer 29,7 Jahre, Frauen 35,9 Jahre). 178 dieser Patienten waren unbehandelt. 58 dieser Patienten waren noch niemals psychopharmakologisch behandelt worden, und 120 Patienten waren nach einer Wash-out-Phase von zumindest 4 Tagen unbehandelt. Bei allen Patienten wurde die Prozeßaktivität entsprechend den vorhin erwähnten Kriterien von 2 Untersuchern unabhängig von den Ergebnissen der neurochemischen Untersuchung bestimmt. Im folgenden beziehen wir uns nur auf die unbehandelte Gruppe von 178 Patienten und werden uns vornehmlich mit der Gruppe der Patienten ohne Prozeßaktivität (PA 0, n = 28), die den postpsychotischen meist irreversiblen Basisstadien, dem reinen Defekt i. S. von Huber (1961, 1966) entsprechen, beschäftigen. Diese Subgruppen werden wir den prozeßaktiven Patienten gegenüberstellen (PA 1 = 50 Fälle, PA 2 = 52 Fälle, PA 3 = 48 Fälle, insgesamt 150 Fälle). Als Kontrollgruppe dienten 38 gesunde Personen, die unter denselben äußeren Bedingungen wie Aktivität und Ernährung in die Untersuchung einbezogen wurden. Die Methoden der biochemischen Untersuchungen wurden im einzelnen von Rao et al. (1984) und Rao u. Fels (1987) beschrieben.

Wir untersuchten das Kollektiv innerhalb von 24 h 8mal und bestimmten folgende Parameter: Dopamin, Noradrenalin, Serotonin, Adrenalin, Prolaktin, Thyrotropin, Wachstumshormon, T_3, T_4, Cortisol, Melatonin und 28 Aminosäuren, u. a. Alanin, Arginin, Asparagin, Aspartat, Glutamin, Glutamat, Glycin, Histidin, Leucin, Lysin, Methionin, Phenylalanin, Serin, Taurin, Tryptophan, Valin.

Ergebnisse

Dopamin zeigt bei der Gruppe der prozeßaktiven Schizophrenien (PA 1–3) im Vergleich zu Kontrollpersonen insgesamt, zu einem Zeitpunkt signifikant höhere Mittelwerte. Die Unterschiede werden bei der Subgruppe mit mäßig und stark ausgeprägter Prozeßaktivität (PA 2 + 3) deutlicher. Vergleicht man die inaktiven Patienten (PA 0) mit stark prozeßaktiven Patienten (PA 3), so zeigt die Gruppe ohne Prozeßaktivität insgesamt und zu einem Zeitpunkt signifikant niedrigere Werte als die Patienten mit stark ausgeprägter Prozeßaktivität; vergleicht man die Mittelwerte von Dopamin von der inaktiven Subgruppe mit denen der Kontrollpersonen, so finden sich keine Unterschiede.

Noradrenalin zeigt zu allen Abnahmezeitpunkten der Zirkadian-Untersuchung höhere Werte als die Kontrollgruppe oder die Subgruppe mit inaktiven Patienten, wobei die Unterschiede bei Gegenüberstellung der mäßig und stark prozeßaktiven Patienten mit Kontrollen deutlicher werden. Am ausgeprägtesten sind die Differenzen beim Vergleich der Gruppe der inaktiven

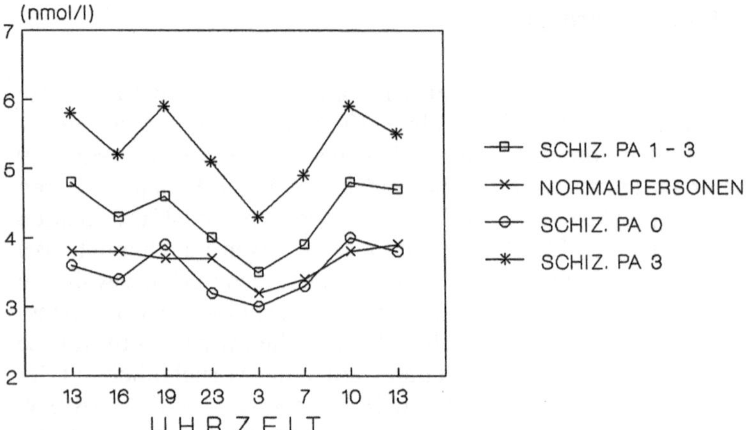

Abb. 1. Vergleich der Mittelwerte von Noradrenalin von prozeßinaktiven Schizophrenien (PA 0) mit prozeßaktiven Schizophrenien (PA 1–3 bzw. PA 3) und Normalpersonen

Patienten mit der Subgruppe der Patienten mit starker Prozeßaktivität (PA 3). Hier sind die Unterschiede zu allen Zeitpunkten signifikant, bei Männern ausgeprägter als bei Frauen (Abb. 1).

Die *Serotonin*-Werte sind bei Gegenüberstellung der Gruppe der prozeßaktiven und -inaktiven Schizophrenien zu Kontrollpersonen ohne signifikante Differenzen. Die Gruppe der Patienten ohne Prozeßaktivität weist allerdings im Vergleich mit der Subgruppe der stark prozeßaktiven Patienten signifikant niedrigere Mittelwerte auf.

Das *Thyrotropin* zeigt beim Vergleich der prozeßaktiven Gruppe (PA 1–3) mit den Kontrollpersonen signifikant (zu 4 Zeitpunkten) erniedrigte Werte. Die Unterschiede sind in der prozeßinaktiven Subgruppe geringer; vergleicht man diese Gruppe mit Kontrollpersonen, so zeigen die Mittelwerte bis auf 3 Zeitpunkte, zu denen sie ohne Signifikanz erniedrigt sind, keine Unterschiede. Im Vergleich zu der Subgruppe mit stark ausgeprägter Prozeßaktivität zeigt die inaktive Subgruppe höhere Mittelwerte, aber ohne Signifikanz (Abb. 2).

Die Mittelwerte des *Trijodthyronins* unterscheiden sich in der inaktiven Gruppe nicht von denen der Kontrollen oder der prozeßaktiven Subgruppe (PA 3), nur beim Vergleich mit Kontrollen zeigt die Gruppe der prozeßaktiven Schizophrenien z. T. signifikant erniedrigte Werte.

Melatonin mit seinen normalen nächtlichen Sekretionsgipfeln zeigt in der Subgruppe der prozeßaktiven Schizophrenien (zu 5 Zeitpunkten) signifikant niedrigere Werte als die Kontrollen; auch die prozeßinaktive Gruppe weist nachts signifikant niedrigere Werte als die Kontrollen auf.

Insgesamt können wir festhalten, daß die *prozeßinaktiven Schizophrenien* im Vergleich mit der Subgruppe mit stark ausgeprägter *Prozeßaktivität* signifikant niedrigere Werte zeigen, und zwar besonders ausgeprägt bei Noradrenalin, weniger deutlich bei Serotonin und Dopamin. Der Vergleich der *prozeßaktiven Schizophrenien mit Kontrollpersonen* zeigt signifikante Erhöhungen von

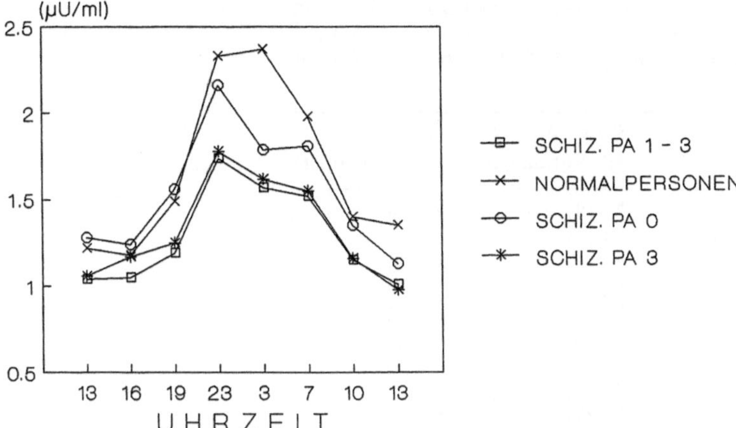

Abb. 2. Vergleich der Mittelwerte von Thyrotropin von prozeßinaktiven Schizophrenien (PA 0) mit prozeßaktiven Schizophrenien (PA 1–3 bzw. PA 3) und Normalpersonen

Tabelle 1. Vergleich von Neurotransmittern und Neurohormonen bei unbehandelten prozeßaktiven (PA 1–3, n=178) und inaktiven (PA 0, n=28) schizophrenen Patienten versus Normalpersonen (n=38) und von inaktiven (PA 0) und stark prozeßaktiven Schizophrenien (PA 3, n=48)

Neurotransmitter und Neurohormone	Schiz. PA 1–3 vs. Normalpers.	Schiz. PA 0 vs. Normalpers.	Schiz. PA 0 vs. Schiz. PA 3
Dopamin	[a] +(1)		[a] −(1)
Noradrenalin	[a] +(3)		[b] −(7)
			[c] −(1)
Serotonin			[a] −(3)
Thyrotropin	[b] −(1)		
	[a] −(3)		
Wachstumshormon	[a] −(1)	[a] −(1)	[b] −(1)
Prolaktin	[b] −(2)		[a] −(1)
Trijodthyronin	[b] −(1)		
	[a] −(1)		
Cortisol	[a] +(2)		[a] −(1)
Melatonin	[c] −(1)	[a] −(1)	
	[b] −(4)	[b] −(1)	

[a] $p < 0,05$; [b] $p < 0,01$; [c] $p < 0,001$; + = erhöht; − = erniedrigt; ( ) = Anzahl der statistisch signifikant abweichenden Werte.

Dopamin und Noradrenalin und eine signifikante Erniedrigung von Thyrotropin und Melatonin (Tabelle 1).

Aminosäuren

Wenn man die Gruppe der *prozeßaktiven Schizophrenien (PA 1–3) mit den Kontrollpersonen* vergleicht, so zeigen 23 von 28 Aminosäuren eine meist zu

Tabelle 2. Signifikant erhöhte (+) bzw. erniedrigte Werte (−) im Blutserum unbehandelter prozeßaktiver (PA 1–3, n=150) und inaktiver (PA 0, n=28) schizophrener Patienten versus Normalpersonen (n=38)

Aminosäuren	Schiz. PA 1–3 vs. Normalpers.	Schiz. PA 0 vs. Normalpers.
Alanin	$^{b}+(8)$	$^{b}+(6)$
α-aminobuttersäure	$^{b}+(3)$	
Arginin	$^{b}+(6)$	$^{b}+(8)$
Asparagin	$^{b}+(1)$	$^{a}-(1)$
Aspartat	$^{b}+(1)$	$^{c}+(1)$
Cystein	$^{b}+(6)$	$^{a}+(1)$
Glutamin	$^{b}+(8)$	$^{c}+(8)$
Glutamat	$^{b}-(8)$	
Glycin	$^{b}+(7)$	$^{b}+(8)$
Histidin		$^{a}-(1)$
Isoleucin	$^{b}+(4)$	$^{b}+(4)$
Leucin	$^{b}+(4)$	$^{b}+(4)$
Lysin	$^{b}+(6)$	$^{b}+(6)$
Methionin	$^{a}+(1)$	$^{a}-(1)$
1-Methylhistidin	$^{b}+(6)$	$^{c}+(8)$
3-Methylhistidin	$^{b}+(8)$	$^{c}+(8)$
Ornithin	$^{b}+(6)$	$^{b}+(8)$
Phenylalanin	$^{b}+(6)$	$^{a}+(1)$
Prolin	$^{b}+(4)$	$^{a}+(3)$
Serin	$^{b}+(6)$	$^{b}+(5)$
Taurin	$^{b}+(3)$	$^{b}+(3)$
Threonin	$^{b}+(6)$	$^{b}+(3)$
Tryptophan	$^{b}+(3)$	$^{b}+(2)$
Tyrosin	$^{b}+(2)$	$^{b}+(2)$
Valin	$^{b}+(6)$	$^{b}+(6)$

^{a} $p<0,05$; ^{b} $p<0,01$; ^{c} $p<0,001$; + =erhöht; − =erniedrigt; ( )=Anzahl der statistisch signifikant abweichenden Werte.

Tabelle 3. Vergleich unbehandelter schizophrener Patienten ohne Prozeßaktivität (PA 0, n=28) versus Patienten mit mäßiger und starker (PA 2+3, n=100) bzw. stark ausgeprägter Prozeßaktivität (PA 3, n=48)

Aminosäuren	Schiz. PA 0 vs. Schiz. PA 2+3	Schiz. PA 0 vs. Schiz. PA 3
Arginin	$^{a}+(2)$	
Aspartat	$^{a}+(1)$	$^{a}+(2)$
Glutamin	$^{a}+(4)$	$^{b}+(5)$
3-Methylhistidin	$^{a}+(5)$	$^{a}+(6)$
Ornithin	$^{a}+(1)$	
Phenylalanin	$^{a}-(1)$	
Taurin		$^{a}+(2)$

^{a} $p<0,05$; ^{b} $p<0,01$; + =erhöht; − =erniedrigt; ( )=Anzahl der statistisch signifikant abweichenden Werte.

mehreren Zeitpunkten feststellbare signifikante Erhöhung, insbesondere Alanin, Arginin, Cystin, Glutamin, Glycin, Lysin, 1- und 3-Methylhistidin, Ornithin, Phenylalanin, Serin, Threonin und Valin. Nur Glutamat war bei allen 8 Abnahmen signifikant erniedrigt (Tabelle 2).

Vergleicht man die Gruppe der *prozeßinaktiven Patienten* mit Kontrollpersonen, so finden sich bei 17 Aminosäuren zu mehreren Zeitpunkten signifikant erhöhte Werte, und zwar bei: Alanin, Arginin, Glutamin, Glycin, Lysin, 1- und 3-Methylhistidin, Ornithin, Serin und Valin. Asparagin, Histidin und Methionin zeigten (zu einem Zeitpunkt) signifikant niedrigere Werte als die Kontrollpersonen.

Stellt man die Gruppe der *inaktiven Schizophrenien der Subgruppe mit starker Prozeßaktivität gegenüber*, so waren Aspartat, Glutamin, 3-Methylhistidin und Taurin in der inaktiven Gruppe signifikant erhöht (Tabelle 3).

Diskussion

Die hier mitgeteilten Abweichungen der Mittelwerte von Dopamin, Noradrenalin, Serotonin und Melatonin können u. E. die Annahme einer Zustandsabhängigkeit neurochemischer Parameter stützen. Die Erniedrigung von Dopamin, Serotonin und insbesondere von Noradrenalin bei der Subgruppe der Patienten ohne PA, die den reinen Defizienzsyndromen schizophrener Erkrankungen entsprechen, scheint darauf hinzuweisen, daß hier die katecholaminergen und vermutlich auch serotonergen Systeme unteraktiv sind. Beim Vergleich der Subgruppe der prozeßaktiven Schizophrenien mit Kontrollen fiel eine Erhöhung von Noradrenalin, weniger ausgeprägt auch von Dopamin und eine Erniedrigung von Thyrotropin, T_3 und Melatonin auf. Diese Befunde können mit einer fluktuierenden, transitorisch-episodischen klinischen Symptomatik korreliert werden. Die Unterschiede sind allerdings, insbesondere bei Dopamin, bei einer größeren Anzahl untersuchter Patienten nicht mehr so deutlich wie bei der zunächst ausgewerteten kleinen Gruppe von 48 Patienten (Gross et al. 1988).

Dies könnte darauf zurückzuführen sein – wie neuere Untersuchungen zeigten – daß der Dopamin-turnover nach einem initialen Anstieg später – offenbar parallel zu dem Rückgang der produktiv-psychotischen Symptomatik und u. E. auch parallel zur Abnahme des Grades der PA – wieder abnimmt.

Unsere Ergebnisse stimmen mit den Befunden von Kemali et al. (1982) überein, die über erhöhte Spiegel von Noradrenalin im Liquor und Blutplasma bei 46 unbehandelten Patienten berichteten und mit denen von Bondy et al. (1984), die erhöhte Dopamin- und Noradrenalin-Plasmaspiegel bei unbehandelten akuten Schizophrenen fanden. Die Hypothese von Stein u. Wise (1971), die einen Noradrenalinmangel bei schizophrenen Defektzuständen vermuteten, kann durch unsere Ergebnisse insofern bestätigt werden, als unsere inaktiven Schizophrenen, die den reinen Defizienzsyndromen i. S. von Huber (1961, 1966) entsprechen, ebenfalls niedrigere Mittelwerte von Noradrenalin als die Subgruppe der prozeßaktiven Schizophrenen zeigen, dagegen keinen Unterschied zur Kontrollgruppe.

Unsere Befunde sind auch gut mit der Annahme anderer Autoren zu vereinbaren, die postulieren, daß klinisch reliable Variablen, z. B. die Symptome 1. Ranges und u. E. auch die übergangsrelevanten kognitiven Basissymptome i. S. von Huber (1966, 1983), aus denen die Erstrangsymptome hervorgehen, und mit ihnen korrelierte zustandsabhängige Indikatoren nicht so sehr für „die Schizophrenie", sondern eher für die Akuität, d. h. die Prozeßaktivität und/oder die dynamische Unstetigkeit (Janzarik 1988) idiopathischer Psychosen spezifisch sind (Huber 1986, 1988).

Unter anderem durch Untersuchungen von Wurtmann et al.(1981) wurde bei den *Aminosäuren* postuliert, daß die Syntheserate von Dopamin und Noradrenalin und auch von Serotonin z. T. von der Konzentration ihrer Vorstufen Tyrosin und Tryptophan im Gehirn abhänge. Unsere Befunde mit eher erhöhten Tyrosin- und Tryptophanwerten sowohl bei prozeßaktiven als auch -inaktiven Schizophrenien scheinen darauf hinzuweisen, daß die Bioverfügbarkeit der Neurotransmittervorstufen Tyrosin und Tryptophan im Serum schizophrener Kranker im ZNS gewährleistet ist.

Bei bestimmten Typen akuter Psychosen wurde mehrfach eine Störung des Serinstoffwechsels postuliert. Waziri et al. (1985) sahen bei Patienten mit Psychosen bzw. „psychotischen Depressionen" signifikant höhere Konzentrationen von Serin im Blutplasma als bei Kontrollen. Mit diesen Befunden der Iowa-Gruppe sind unsere insofern vereinbar, als wir sowohl bei prozeßaktiven (6 von 8 Werten) als auch inaktiven (5 von 8 Werten) schizophrenen Patienten Serin signifikant erhöht fanden. Auch Glycin und Taurin zeigten bei den Subgruppen mit und ohne PA zu mehreren Zeitpunkten eine signifikante Erhöhung. Die *Serin-Glycin-Hypothese* sollte daher bei bestimmten, noch näher zu charakterisierenden Typen endogener Psychosen mit oder ohne Prozeßaktivität weiter überprüft werden.

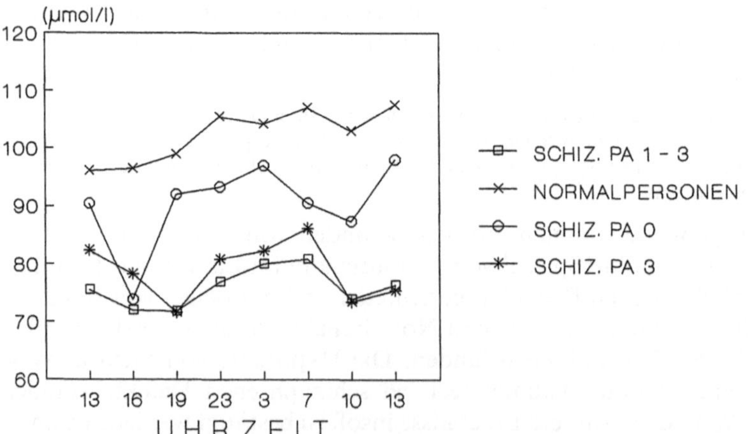

Abb. 3. Vergleich der Mittelwerte von Glutamat von prozeßinaktiven Schizophrenien (PA 0) mit prozeßaktiven Schizophrenien (PA 1–3 bzw. PA 3) und Normalpersonen

Glutamat und Aspartat wirken, ebenso wie Glycin, als exzitatorische Neurotransmitter. Aus Glutamat entsteht Gamma-Aminobuttersäure, der wichtigste inhibitorische Neurotransmitter im ZNS. Die unmittelbare Vorstufe von Glutamat ist Glutamin, das durch Glutaminase in Glutamat umgewandelt wird, wie andererseits ein Überschuß an Glutamat in Glutamin umgewandelt und dadurch inaktiviert werden kann.

Die *Glutamathypothese* der Schizophrenie postuliert eine Unterfunktion des glutamatergen Systems. Nach Kim et al. (1984) sprechen hierfür die von ihnen gefundenen niedrigen Liquorwerte von Glutamat bei Schizophrenien. Das Serumglutamat lag bei ihren Untersuchungen dagegen im Bereich von Kontrollen. Bei unseren Untersuchungen sind dagegen in der Subgruppe mit Prozeßaktivität die Blutserumwerte von Glutamat gegenüber Kontrollpersonen bei allen 8 Abnahmen signifikant erniedrigt. In der prozeßinaktiven Gruppe fanden sich jedoch keine signifikanten Unterschiede zu Kontrollen oder der Gruppe mit stark ausgeprägter Prozeßaktivität. Unsere Ergebnisse sind mit den Befunden der Kornhuber-Gruppe dann vereinbar, wenn man annimmt, daß zwischen Liquor- und Blutserumbefunden eine Korrelation besteht (Abb. 3).

Glutamin hingegen ist sowohl bei der prozeßaktiven als auch der prozeßinaktiven Subgruppe der Schizophrenien signifikant zu allen 8 Abnahmezeitpunkten erhöht, wobei die Erhöhung bei der prozeßinaktiven Gruppe noch ausgeprägter ist.

Die Rolle, die Neurotransmitter, Neurohormone, Aminosäuren und ihre Wechselbeziehungen untereinander bei der Entstehung der Schizophrenie spielen, sind bis heute noch weitgehend unklar. Aufgrund der hier berichteten Ergebnisse müssen wir die bisher in der Literatur vertretene Meinung, daß relevante Veränderungen im Aminosäurenstoffwechsel bei Schizophrenien nicht festgestellt werden konnten, erneut zur Diskussion stellen. Auch die Annahme, daß zwischen Kontrollgruppen und Schizophrenien bei Glutamat, Aspartat, Glycin oder Taurin keine Unterschiede bestehen, ist erneut aufgrund unserer Ergebnisse zu überprüfen.

Ferner ist zu diskutieren, daß die hier berichteten Abweichungen von Neurotransmittern, Neurohormonen und Aminosäuren bei Schizophrenen zum großen Teil keine „trait"-, sondern „state-marker" sind, d. h. sie sind von dem aktuellen psychopathologischen Syndrom, dem Grad der klinisch-phänomenologisch definierbaren Prozeßaktivität abhängig (Huber u. Penin 1968; Penin et al. 1982; Huber 1988; Klosterkötter et al. 1989; Gross et al. 1988).

Die häufigen Einwendungen, daß neurochemische Veränderungen nicht primär, sondern sekundär Folge von psychotischen Erlebnis- und Verhaltensstörungen, von emotionaler Erregung und Spannung, oder von Besonderheiten der Ernährung, körperlicher Aktivität oder medikamentöser Behandlung seien, versuchten wir bei unserer Studie soweit als möglich auszuschalten, hier haben wir nur über unbehandelte Patienten berichtet. Ernährung und körperliche Aktivität wurden, soweit möglich, bei Patienten und Kontrollpersonen gleichgehalten. Die in den Kriterien für Prozeßaktivität berücksichtigte morbogene Fluktuation und „dynamische Unstetigkeit" impliziert u. E. auch die affektiven Wandlungen als in kognitiven Basissymptomen und ihren Übergängen in produktiv-psychotische Phänomene koordinierte, gleichermaßen primäre Störung. Auch sind in den inaktiven affektiv nicht bewegten Basisstadien i.S. reiner Defizienzsyndrome Normabweichungen i.S. einer Erniedrigung, z.B. von Methionin, wie einer Erhöhung, z.B. von Glutamin und 3-Methylhistidin, Ornithin und Valin nachweisbar. Die Normabweichungen von Neurotransmittern und Aminosäuren im Blut können auch durch Veränderungen im peripheren Stoffwechsel der Transmitter und ihrer Vorstufen entstanden sein und erlauben so nur vorsichtige Rückschlüsse auf ihre Aktivität im Gehirn. Die hier mitgeteilten Befunde, daß prozeßaktive Schizophrenien erhöhte Dopamin-, Serotonin- und Noradrenalinwerte, die prozeßinaktiven Schizophrenien deutlich erniedrigte Noradrenalin-, im geringeren Ausmaß auch Dopamin- und Serotoninwerte haben, erfordern weitere Untersuchungen, die die Abhängigkeit neurochemischer Parameter von der Prozeßaktivität des aktuellen klinischen Syndroms und die Interaktion von Neurotransmittern und Aminosäuren besonders mit Hypophysenvorderlappen- und Schilddrüsenhormonen berücksichtigen.

Literatur

Bondy B, Ackenheil M, Birzle W, Elbers R, Fröhler M (1984) Catecholamines and their receptors in blood: evidence for alteration in schizophrenia. Biol Psychiatry 19:1377–1393

Gross G, Huber G (1984) Die Bedeutung diagnostischer Konzepte und Kriterien für die biologisch-psychiatrische Forschung bei schizophrenen und schizoaffektiven Psychosen. In: Hopf A, Beckmann H (Hrsg) Forschungen zur Biologischen Psychiatrie. Springer, Berlin Heidelberg New York Tokyo

Gross G, Huber G, Klosterkötter J, Rao ML, Quade G (1988) Klinisch-neurochemische Korrelationsuntersuchungen bei schizophrenen Erkrankungen. In: Gross G, Huber G (Hrsg) Neuere pharmakopsychiatrische und neurochemische Ergebnisse der Psychosenforschung. (Das ärztliche Gespräch 44). Tropon, Köln

Gross G, Huber G, Klosterkötter J, Rao ML, Linz M (1990) Zustandsabhängige neurochemische Parameter bei schizophrenen und affektiven Erkrankungen. Fortschr Neurol Psychiat 58:154–160

Henn FA (1987) Neurotransmitter abnormalities in schizophrenia. In: Helmchen H, Henn FA (eds) Biological perspectives of schizophrenia. Wiley, Chichester

Huber G (1957) Pneumencephalographische und psychopathologische Bilder bei endogenen Psychosen. Monographien aus dem Gesamtgebiete der Psychiatrie und Neurologie, Bd 79. Springer, Berlin Göttingen Heidelberg

Huber G (1961) Chronische Schizophrenie. Hüthig, Heidelberg

Huber G (1966) Reine Defektsyndrome und Basisstadien endogener Psychosen. Fortschr Neurol Psychiatr 34:409–426

Huber G (1983) Das Konzept substratnaher Basissymptome und seine Bedeutung für Theorie und Therapie schizophrener Erkrankungen. Nervenarzt 54:23–32

Huber G (1986) Psychiatrische Aspekte des Basisstörungskonzeptes. In: Süllwold L, Huber G (Hrsg) Schizophrene Basisstörungen. Springer, Berlin Heidelberg New York

Huber G (1987) Psychiatrie. Systematischer Lehrtext für Studenten und Ärzte, 4. Aufl. Schattauer, Stuttgart New York

Huber G (1988) Das körperliche Krankheitsmodell der endogenen Psychosen. In: Böcker F, Weiger (Hrsg) Aktuelle Kernfragen in der Psychiatrie. Springer, Berlin Heidelberg New York

Huber G, Gross G (1981) Problems of classification of endogenous psychoses matching biological findings. In: Perris C, Struwe G, Jansson B (eds) Biological psychiatry 1981. Proceedings of the IIIrd World Congress of Biological Psychiatry. Elsevier, Amsterdam

Huber G, Penin H (1968) Klinisch-elektroencephalographische Korrelationsuntersuchungen bei Schizophrenen. Fortschr Neurol Psychiatr 36:641–659

Huber G, Gross G, Klosterkötter J (1989) Konzepte und Kriterien affektiver Psychosen. Nervenarzt 60:90–94

Janzarik W (1988) Strukturdynamische Grundlagen der Psychiatrie. Enke, Stuttgart

Kemali D, Del Vecchio M, Maj M (1982) Increased noradrenaline levels in CSF and plasma of schizophrenic patients. Biol Psychiatry 17:711–717

Kim JS, Kornhuber HH, Schmid-Burgk W (1984) Freies Tryptophan und Glutamat im Serum von Depressiven – Anstieg von freiem Tryptophan und Glutamat im Serum durch Antidepressiva. In: Hopf A, Beckmann H (Hrsg) Forschungen zur Biologischen Psychiatrie. Springer, Berlin Heidelberg New York Tokyo

Klosterkötter J, Gross G, Huber G (1989) Das Konzept der Prozeßaktivität bei idiopathischen Psychosen. Nervenarzt 12:740–744

Penin H, Gross G, Huber G (1982) Elektroencephalographisch-psychopathologische Untersuchungen in Basisstadien endogener Psychosen. In: Huber G (Hrsg) Endogene Psychosen: Diagnostik, Basissymptome und biologische Parameter. Schattauer, Stuttgart

Rao ML, Fels K (1987) Beeinflussen Tryptophan und Serotonin beim Menschen die Melatonin-Ausschüttung des „Regulators der Regulatoren" (Zirbeldrüse)? Fortschr Pharmakother 3:87–99

Rao ML, Gross G, Huber G (1984) Altered interrelationship of dopamine, prolactin, thyrotropin, and thyroid hormone in schizophrenic patients. Eur Arch Psychiatr Sci 234:8–12

Stein L, Wise CD (1971) Possible etiology of schizophrenia: Progressive damage to the noradrenergic reward system by 6-hydroxi-dopamine. Science 171:1032–1036

Waziri R, Mott J, Wilcox J (1985) Differentiation of psychotic from nonpsychotic depression by a biological marker. J Affective Disord 9:175–180

Wurtmann RJ, Hefti F, Melamed E (1981) Precursor control of neurotransmitter synthesis. Pharmacol Rev 32:315–335

Die Bedeutung kognitiver Wellen
in bezug zur Minussymptomatik Schizophrener

K. Maurer, W. K. Strik und T. Dierks

Einleitung

Die akustisch evozierten Potentiale lassen sich bei einer Klassifikation in exogene und endogene Anteile unterteilen (Maurer et al. 1988). Zu den exogenen Komponenten zählt man die reizbezogenen Potentiale mit kurzer Latenz, wie die frühen akustisch evozierten Potentiale (FAEP) und die späten Anteile, wie die Wellen N1 und P2. Die endogenen Wellen, auch ereigniskorrelierte Potentiale genannt, sind, wie die P300, zu ihrer Auslösung an eine Aufgabenstellung gebunden. Mit den Amplituden und Latenzen der P300 lassen sich somit neurophysiologische Korrelate kognitiver Fähigkeiten, wie Gedächtnisleistung und Informationsverarbeitung und deren Defizite, objektiv erfassen. Da bei schizophrenen Erkrankungen kognitive Störungen eine zentrale Rolle spielen (Nuechterlein u. Dawson 1984), ist es nicht verwunderlich, daß die P300-Amplitudenreduktion einen der am besten abgesicherten und reproduzierbaren biologischen Befunde bei der Schizophrenie darstellt (Roth et al. 1981). Andererseits gilt es inzwischen als gesichert, daß die P300 durch elektrochemische Veränderungen an neuronalen Strukturen in den assoziativen Kortexschichten und in allokortikalen Bereichen, wie Hippocampusformation, Regio entorhinalis und Amygdala, entsteht. Da bei schizophrenen Erkrankungen ein struktureller Befall limbischer und paralimbischer Strukturen gefunden wurde (Jacob u. Beckmann 1986; Falkai et al. 1988), kann die P300-Veränderung nicht nur neurophysiologisch, sondern auch strukturell-läsionell gedeutet werden. Signifikante Einflüsse der neuroleptischen Medikation auf die Amplitude der P300 bei schizophrenen Patienten waren bisher nicht nachzuweisen und scheinen eher eine Erhöhung als eine Verminderung der Amplitude zu bewirken (Pfefferbaum et al. 1989).

Innerhalb der Gruppe schizophrener Patienten wurde über Korrelationen von definierbaren psychopathologischen Phänomenen mit der Amplitude und der Topographie der P300 berichtet. Dabei kommt der Achse negativ-positiver Symptome und damit der zustandsabhängigen Psychopathologie besondere Bedeutung zu. So bestätigten Shenton et al. (1989) nicht nur die Reduktion der P300-Amplitude in einer Gruppe von Schizophrenen, sondern fanden innerhalb dieser Gruppe eine signifikante Korrelation von positiven Symptomen mit einer höheren Amplitude über den linken temporalen Ableitungen. Die Autoren erklärten dieses Phänomen mit der Existenz von zwei

Faktoren, wovon einer für den Unterschied von Normalpersonen zu Schizophrenen verantwortlich sei, der andere dagegen innerhalb der schizophrenen Gruppe wirke und Ausdruck sekundärer und kompensatorischer Prozesse sei. Über entsprechende, mit diesem Konstrukt kompatible Befunde über eine inverse Korrelation zwischen P300-Amplitude und Negativsymptomen bei 13 mediziert en und 18 medikamentenfreien Schizophrenen berichteten Pfefferbaum et al. (1989).

Bis Mitte der 80iger Jahre wurde die P300 nur an wenigen Stellen an der Schädeloberfläche abgegriffen. Erste Befunde mit Multielektrodenableitungen und topographischer Darstellung erschienen dann erstmals 1983 (Morstyn et al. 1983). Durch die Miteinbeziehung der Topographie konnte die Spezifität des P300-Tests erhöht werden, da ähnliche Befunde auch bei Demenz und bei der Depression auftreten, allerdings mit andersartiger topographischer Verteilung. Ziel der vorliegenden Arbeit war es, die P300-Amplitude sowie die Topographie bei einem Kollektiv von schizophrenen Patienten einzusetzen und zu überprüfen, ob Parameter, wie Amplitude und Latenz, mit der Ausprägung der Negativsymptomatik korrelieren.

Patienten

Untersucht wurden 9 Patienten mit der Diagnose einer Schizophrenie entsprechend den Kriterien von DSM-IIIR und RDC. Die klinischen Merkmale dieser Patienten sind in Tabelle 1 enthalten.

Die tägliche Medikation wurde mindestens 5 Tage vor der Untersuchung konstant gehalten, 1 Patient war medikamentenfrei. Am Tag der P300-Ableitung wurden die Patienten mit der Skala zur Beurteilung der Minussymptomatik (SANS, Andreasen u. Olsen 1982) und mit der kurzen psychiatrischen Beurteilungsskala (BPRS) exploriert. Bei der SANS wurden bewertet

Tabelle 1. Demographische Daten und Angaben der Chlorpromazinäquivalenzdosierung, diagnostische Zuordnung, Dauer der Erkrankung und Bewertung der Negativsymptome

Pat.	Alter	CPZ-EQ	Diagnose DSM III-R	SANS		Dauer der Erkrankung
				Total Score	Global Score	
B. A.	18 J.	350 mg	295.31	12	0	0 J.
R. W.	44 J.	200 mg	296.14	33	2	14 J.
F. G.	31 J.	150 mg	295.34	32	7	7 J.
C. A.	44 J.	350 mg	295.33	28	7	0 J.
B. H.	31 J.	200 mg	295.61	64	12	0 J.
W. H.	36 J.	0 mg	295.34	57	12	14 J.
L. R.	40 J.	400 mg	295.62	38	14	16 J.
K. S.	26 J.	400 mg	295.94	64	16	6 J.
E. H.	35 J.	250 mg	295.62	73	17	10 J.
Mittel:	33,9 J.	256 mg		44,6	9,7	7,4 J.

a) Totalscore: Summe der Subskalascores und b) Globalscore: Summe der Bewertungen des Schweregrades der Beeinträchtigung des Patienten durch die einzelnen Bereiche der Negativsymptome. Die klinischen Daten wurden von einem erfahrenen Rater ohne Kenntnis der Ergebnisse der elektrophysiologischen Ableitung beurteilt. Bei der statistischen Bewertung der Zusammenhänge von Minussymptomatik und den P300-Parametern Amplitude, Latenz und Topographie wurden Korrelationskoeffizienten zwischen P300 und klinischen Daten berechnet (Pearsons Korrelationskoeffizient).

Methode

Die elektrische Hirnaktivität wurde mit 20 Elektroden entsprechend dem 10:20-System am Schädel abgegriffen. Die Auslösung der P300 erfolgte auf akustischem Wege („oddball paradigm"). Es handelt sich um ein Zwei-Stimulus-Diskriminationsparadigma, bei dem in einer Zufallsfolge zwei verschiedene Reize mit unterschiedlicher Auftretenswahrscheinlichkeit angeboten werden. Praktisch geschieht dies mittels tieferfrequenten häufigen 1000-Hz-Tönen (80%) und höherfrequenten seltenen 2000-Hz-Tönen (20%). Die Patienten werden angehalten, auf die randomisiert selten erscheinenden hohen 2000-Hz-Töne zu achten und sie mitzuzählen. Die zur Bildgebung erforderlichen Daten wurden mittels linearer Interpolation der 4 nächstliegenden Elektroden errechnet. Als Referenz dienten mit Widerständen verbundene Mastoidelektroden. Für die Latenz- und Amplitudenbestimmung wurde entsprechend dem Vorgehen von Lehmann (1986) die „Global Field Power" (GFP) herangezogen.

Ergebnisse

Zur Einführung in die Resultate soll anhand von Einzelfällen gezeigt werden, wie sich P300-Amplituden und Ausprägung der Minussymptomatik zueinander verhielten (Abb. 1). Die Kontrollperson (Abb. 1, links) hatte ein parietales Maximum mit mittelständiger Topographie. Während der Patient mit geringer Minussymptomatik (Abb. 1, Mitte) keine Abnormitäten aufwies, sah man bei dem Fall mit ausgeprägter Minussymptomatik (Abb. 1, rechts) eine deutliche Amplitudenabnahme. Für die gesamte Gruppe wurden Regressionskurven errechnet, unter Auftragung von Amplitude und Latenz in Beziehung zur SANS und BPRS (Abb. 2). Eine signifikante Korrelation ergab sich zwischen Globalscore und Amplitude der P300 mit einem Wert von $r = 0,72$ und $p < 0,04$. Je stärker die Minussymptomatik, desto niedriger waren somit die Amplituden. Der neurophysiologische Parameter Amplitude korrelierte daher besser mit dem tatsächlichen Schweregrad der durch die Minussymptomatik bedingten Beeinträchtigung als mit der Anzahl und der Ausprägung der ein-

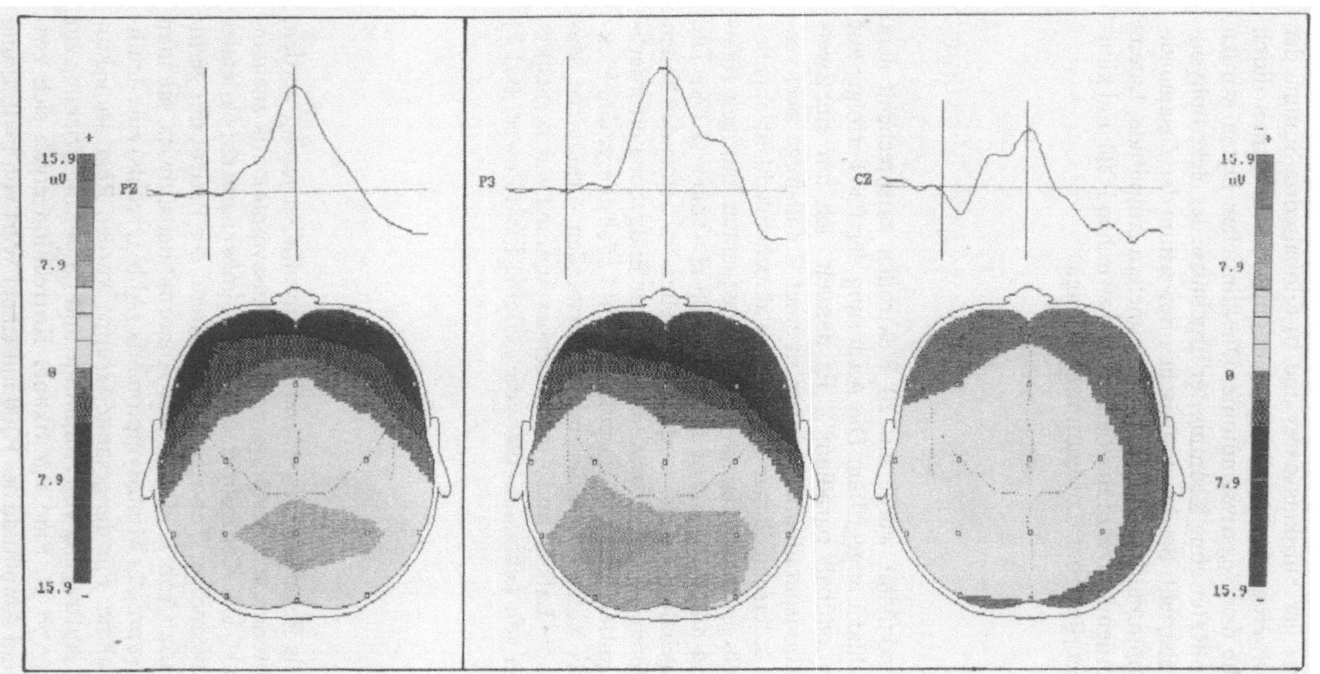

Abb. 1. Topographische P300-Karte bei einer gesunden Kontrollperson (*links*), bei einem Patienten mit geringer (*Mitte*) und mit ausgeprägter (*rechts*) Minussymptomatik

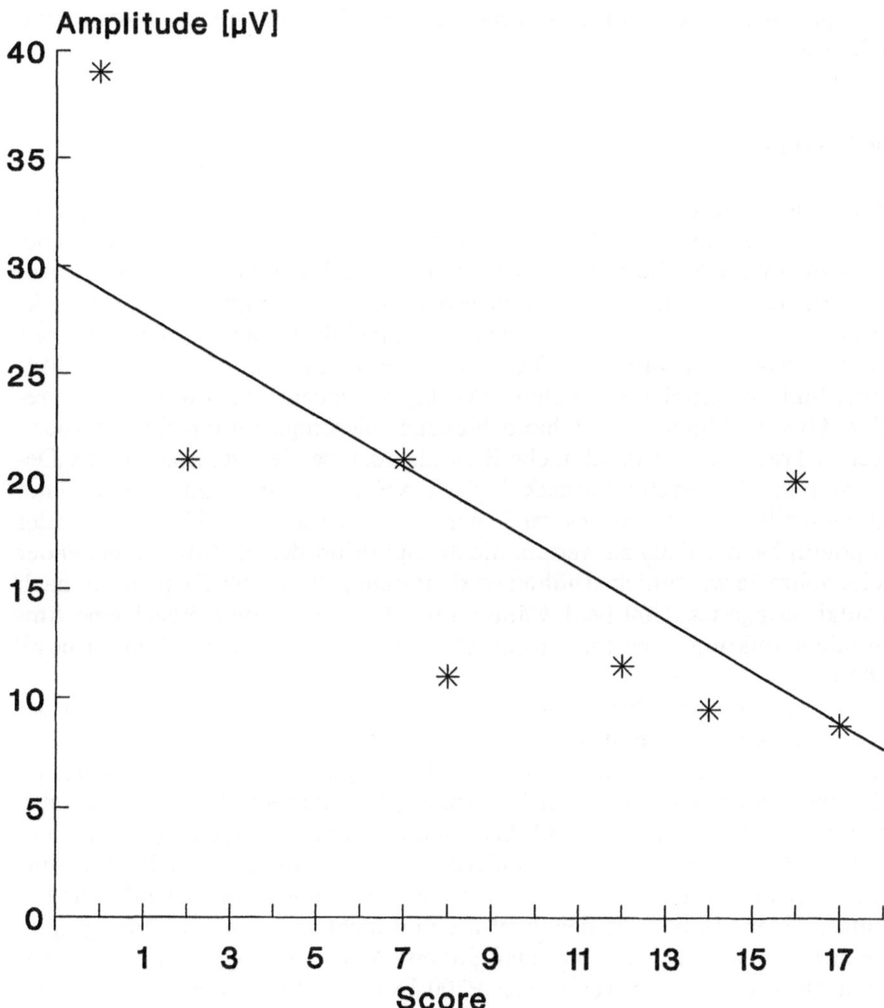

Abb. 2. Regressionsgerade für den SANS-Globalscore. (Nach Andreasen 1982) (r = −0,72; p < 0,05)

zelnen Minussymptome selbst. Bei Anwendung der BPRS ergab sich keine signifikante Korrelation, nach Ausschluß der negativen Symptome war jedoch eine Tendenz zur Latenzzunahme bei stärkerer Ausprägung florid psychotischer Symptome zu erkennen. In Übereinstimmung mit der Hypothese einer Positiv-negativ-Symptomachse ergab sich umgekehrt ein nichtsignifikanter Trend zu kürzeren Latenzen bei Patienten mit einem hohen SANS-Wert.

Was die Topographie der P300 anbelangt, hatten Patienten mit einem hohen Wert im Globalscore (ausgeprägte Minussymptomatik) ein rechtsseitiges Minimum des äquivalenten Dipoles, während die 2 Patienten mit einem niedrigen Wert (wenig Minussymptome) ein Minimum auf der linken Seite aufwiesen.

Diskussion

Durch die vorliegende Studie wurde, wie in anderen Untersuchungen, das robuste psychobiologische Phänomen einer Verminderung des P300-Signals bei der Schizophrenie bestätigt. Neuartig war der methodische Ansatz mit Korrelationen der Psychopathologie (insbesondere Minussymptomatik) mit elektrophysiologischen Parametern, wie Latenz, Amplitude und Topographie der Amplitudenwerte (Mapping). Die Reproduzierbarkeit vor allem der Amplitudenreduktion veranlaßte Pritchard (1986), von einem Trait-Marker zu sprechen. Unserer Meinung nach handelt es sich allerdings nur um einen unspezifischen Trait-Marker, da ähnliche Befunde auch bei der Demenz, bei der Depression und bei psychopharmakologischen Fragestellungen zu erwarten sind. Als wesentliches Resultat unserer Untersuchung ist somit die Hinzunahme der Topographie der P300 zu werten, die die Spezifität der P300-Befunde bei der Schizophrenie wesentlich erhöhte; so sieht man z. B. bei der Demenz ein nach frontal verlagertes P300-Feld, während bei der Depression lediglich eine Amplitudenreduktion ohne topographische Veränderung auftritt (Maurer et al. 1988).

Neben seiner Funktion als Trait-Marker kann der P300 innerhalb der schizophrenen Gruppe auch eine Rolle als State-Marker zugesprochen werden durch die enge Beziehung zwischen Psychopathologie (Minussymptomatik) und neurophysiologischen Variablen (P300-Amplitude), wobei bei den Patienten mit hohem Score im SANS und somit ausgeprägter Minussymptomatik die stärkste Amplitudenminderung auftrat. Ein ähnlicher Befund wurde kürzlich von Pfefferbaum et al. (1989) erhoben, allerdings unter den Bedingungen einer Multielektrodenableitung und nicht in Form einer topographischen Studie mittels Mapping. Daß Patienten mit positiven Symptomen eher ein nach links-temporal verlagertes P300-Defizit aufweisen, wie es in der Arbeit von Shenton et al. (1989) beschrieben wurde, würde gut zu unserer These passen, daß nicht nur Parameter, wie Latenz und Amplitude, sondern auch deren topographische Verteilung bei der Objektivierung von schizophreniespezifischen Defiziten heranzuziehen sind.

Die Deutung vor allem der P300-Reduktion kann nur mehrdimensional erfolgen, wobei bei einer neurophysiologischen Betrachtungsweise Basissymptome der Schizophrenie, wie Störungen der Aufmerksamkeit und Informationsverarbeitung, die auftretenden P300-Alterationen hinreichend erklären. Bei einer weiteren Suche nach Gründen wird man auch wegen der eingangs erwähnten Entstehungsweise der P300 im Allokortex das Modell einer a) hippocampalen Läsion und b) einer gestörten Balance von Neurotransmittern in

Erwägung ziehen, wie es bereits in Publikationen von Maurer et al. (1989) vorgenommen wurde.

Läsionen im Hippocampus sind inzwischen durch Befunde von Jacob u. Beckmann (1986) hinreichend belegt und ergaben vor allem in der entorhinalen Rinde, im Mandelkern und im Ammonshorn Störungen der Zytoarchitektur und neuronale Schädigungen. Die strukturellen Alterationen könnten den robusten Befund einer Amplitudenreduktion (Trait-Marker) bei der Schizophrenie, und in diesem Zusammenhang vor allem beim Vorhandensein von Negativsymptomen, hinreichend erklären. Da neben der Amplitudenreduktion, abhängig von zustandsabhängigen Variablen wie zum Zeitpunkt der Untersuchung vorherrschendem psychopathologischem Bild, die Topographie bei der Minussymptomatik ein rechtstemporales Defizit aufwies, was bei positiven Symptomen nicht der Fall war, könnte hier zur Deutung das Transmittermodell von Maurer et al. (1989) herangezogen werden. Dies würde im Fall eines Überwiegens von Negativsymptomen mit nach rechts verlagertem Minimum auf eine Asymmetrie der Neurotransmitterverteilung hinweisen. Entsprechende Befunde neurobiologischer Post-mortem-Untersuchungen liegen vor (Reynolds 1983).

Zusammenfassend vermag somit die P300-Amplitude als Trait-Marker auf ein Strukturdefizit bei einem hohen Prozentsatz schizophrener Patienten hinzuweisen, wobei diese Variable wahrscheinlich auch zustandsabhängigen Fluktuationen unterworfen ist, während vor allem jedoch die Topographie als State-Marker in Korrelation zur aktuellen Psychopathologie zu sehen ist.

Literatur

Andreasen BC, Olsen S (1982) Negative vs. positive schizophrenia: definition and validation. Arch Gen Psychiatry 39:789–794

Falkai P, Bogerts B, Rozumrk M (1988) Limbic pathology in schizophrenia: the entorhinal region – a morphometric study. Biol Psychiatry 24:515–521

Jacob J, Beckmann H (1986) Prenatal developmental disturbances in the limbic allocortex in schizophrenics. J Neural Transmiss 65:303–326

Lehmann D (1986) Reference-free identification of components of checkerboard-evoked multichannel potential fields. Electroencephalogr Clin Neurophysiol 48:605–621

Maurer K, Dierks T (1988) Topographie der P300 in der Psychiatrie. I. Kognitive P300-Felder bei Psychosen. Z EEG EMG 18:21–25

Maurer K, Dierks T, Ihl R, Laux G (1989) Mapping of evoked potentials in normals and patients with psychiatric diseases. In: Maurer K (ed) Tropographic brain mapping of EEG and evoked potentials. Springer, Berlin Heidelberg New York Tokyo

Maurer K, Lowitzsch K, Stöhr M (1988) Evozierte Potentiale. Einführung und Atlas. Enke, Stuttgart

Maurer K, Riederer P, Heinsen H, Beckmann H (1989) Altered P300 topography due to functional and structural disturbances in the limbic system in dementia and psychoses and to psychopharmacological condition. Psychiat Res 29:391–394

Morstyn R, Duffy FH, McCarley RW (1983) Altered P300 topography in schizophrenia. Arch Gen Psychiatry 40:729–734

Nuechterlein KH, Dawson ME (1984) Information processing and attentional functioning in the developmental course of schizophrenic disorders. Schizophr Bull 11:161–203

Pfefferbaum A, Ford JM, White PM, Roth WT (1989) P3 in schizophrenia is affected by stimulus modality, response requirements, medication status, and negative symptoms. Arch Gen Psychiatry 46:1035–1044
Pritchard WS (1986) Cognitive event-related potential correlates of schizophrenia. Psychol Bull 100:43–66
Reynolds GP (1983) Increased concentration and lateral asymmetry of amygdala dopamine in schizophrenia. Nature 305:527–528
Roth WT, Pfefferbaum A, Kelly AF, Berger PA, Kopell BS (1981) Auditory event related potentials in schizophrenia and depression. Psychiatry Res 4:199–212
Shenton ME, Faux SF, McCarley RW, Ballinger R, Coleman M, Torello M, Duffy FH (1989) Correlations between abnormal auditory P300 topography and positive symptoms in schizophrenia: a preliminary report. Biol Psychiatry 25:710–716

EEG-Mapping und SPECT-Befunde bei schizophrenen Kranken mit Minussymptomatik

W. GÜNTHER

Einleitung

In einer längeren Untersuchungsreihe versuchen wir Grundlagen zu erarbeiten, moderne „Neuroimaging"-Verfahren für die klinisch-praktische psychiatrische Arbeit nutzbar zu machen.

Radioaktive und aufwendigere Verfahren wie „single photon emission computerized tomography (SPECT)" und „Positronen-Emissions-Tomographie (PET)" dienen bei diesem Ansatz zum Versuch einer „Außenvalidierung" von EEG-Mapping-Studien während analoger Bedingungen. Wenn eine Außenvalidierung gelänge, wäre mit dem EEG-Mapping ein Verfahren für den klinischen Alltag nutzbar, das an nahezu allen psychiatrischen Kliniken eingesetzt werden könnte und auch die Voraussetzungen zu klinischer Verlaufsforschung böte.

Als weitere Grundlagen unserer Versuchsreihe seien kurz angeführt:
- Es wird nicht in „Ruhe" untersucht, sondern während Aufgaben, die das Gehirn funktional aktivieren. Dies geschieht mit der Überlegung, daß gerade eine *gestörte* Hirnfunktion (wie z. B. Manumotorik – z. B. Günther et al. 1986a – und Musikperzeption – z. B. Steinberg et al. 1985a–c – bei endogenen und organischen Psychosen) auch durch bildgebende Verfahren deutlicher aufgezeigt werden könnte.
- Besondere Berücksichtigung finden psychopathologische Dimensionen, die eine direkte klinische Bedeutung erlangen könnten. Dies erfolgt bei unseren Hirnfunktionsuntersuchungen bei *schizophrenen* Kranken durch besondere Berücksichtigung der „Minussymptomatik". Patienten mit ausgeprägten Symptomen solcher Art bedürfen besonderer medikamentöser (z. B. Berner et al. 1989; Naber u. Dieterle 1990; Müller-Spahn, in diesem Buch, S. 207–215) und auch verstärkter sozialpsychiatrisch-rehabilitativer (Lindenmayer et al. 1986; Gibson u. Butler 1987) Maßnahmen, um die bislang schlechtere Prognose zu verbessern.
- Durch Einbeziehung psychiatrischer Kontrollpersonen (zusätzlich zu Gesunden) sollen Aussagen zur Spezifität und möglicherweise auch zu Verlauf und Prognose beobachteter Hirnfunktionsstörungen gemacht werden.

Dem Thema gemäß beschränken wir uns in dieser Übersichtsdarstellung auf EEG-Mapping und SPECT-Befunde an schizophrenen Kranken, unter besonderer Berücksichtigung der „Positiv-negativ"-Dimension. Somit können die Versuche einer Außenvalidierung mit PET und Kernspintomographie nur gestreift werden (s. hierzu z. B. Guenther et al. 1989 a).

Eigene Neuroimaging-Untersuchungen an schizophrenen Kranken mit besonderer Berücksichtigung der Minussymptomatik

EEG-Mapping-Untersuchungen an Neuroleptika-behandelten Typ-I-Schizophrenen

Untersucht wurden 10 Neuroleptika-behandelte (im Mittel 540 E Chlorpromazin) „Typ-I"-Patienten (mit einem Kriteriumswert unter 10 auf der SANS – Münchner Version – Dieterle et al. 1986), verglichen zu 10 alters- und geschlechtsangeglichenen Kontrollpersonen während einfacher motorischer Aktivität der dominanten rechten Hand.

Jeweils 30 s möglichst artefaktfreier EEG-Perioden (mit einer „référence moyenne" – d. h. die Potentiale einer Elektrode in Beziehung gesetzt zur Summe über allen) wurden mittels eines kommerziellen 16-Kanal-EEG-Mapping-Systems (Alvar Paris) der Frequenzanalyse unterzogen. Ausgewertet wurden die Frequenzbänder Delta 1–4, Theta 4–8, Alpha 8–12, Beta 1–3 12–30 Hz. (Weitere Details zur Untersuchungs- und Auswertungsmethodik s. Guenther et al. 1986 b.) Statistisch signifikante Powerwertänderungen gegenüber Ruhebedingungen wurden zu „probability maps" dieser motorischen „Aktivierung" zusammengestellt. Während gesunde Kontrollpersonen teils kontralateral betonte (Delta), teils bilaterale (Beta 2) Aktivitätsänderungen gegenüber Ruhe während dieser motorischen Aufgabe (wiederholtes Faustöffnen und -schließen) aufwiesen, zeigten „Typ-I"-Schizophrene Zeichen einer linkshemisphärischen Hypo-, dagegen einer rechtshemisphärischen (kompensatorischen?) Hyperfunktion (*im EEG!*).

EEG-Mapping-Untersuchung an Neuroleptika-behandelten Typ-II-Schizophrenen während einfacher und multisensorimotorischer Funktion

Untersucht wurden 10 Neuroleptika-behandelte (mit durchschnittlich 500 E Chlorpromazin) „Typ-II"-Patienten (mit einem Kriteriumswert von über 30 auf der SANS – Münchner Version), verglichen zu 10 Kontrollpersonen. Bei dieser Studie wurden sowohl einfache als auch multisensorimotorische Funktion der rechten Hand (und der linken – kann hier nicht berichtet werden) ausgeführt.

Die Untersuchungs- und Auswertungsmethodik wies kleinere Abweichungen zu der an Typ-I-Patienten auf (es wurden z. T. geringfügig abweichende

Frequenzbänder gewählt: Delta 0,5–4,0, Theta 5–7, Alpha 8–13, Beta 1 14–20, Beta 2 21–30), was bei Guenther et al. (1988) genauer diskutiert wird.

Sowohl gegenüber Gesunden, als auch gegenüber den „Typ-I"-Schizophrenen fanden wir deutliche Abweichungen der EEG-„Aktivationsmuster": eine deutlich bilaterale Hypofunktion (bis hin zur „statistischen Nichtreaktivität") in allen Frequenzbändern (mit Ausnahme von Alpha, wo sich vermehrte diffuse „Blockadezeichen" ergaben).

EEG-Mapping während einfacher motorischer und musikperzeptiver Funktion bei Typ-I/II-schizophrenen, endogen und nichtendogen depressiven, manischen, hirnorganischen und gesunden Personen

Untersucht wurden 48 nichtmedikamentös behandelte schizophrene Patienten (kontinuierliche Admissionen, *nicht* Extrempatienten „Typ I/II"), verglichen mit mehreren psychiatrischen Kontrollgruppen (kann hier nicht besprochen werden) und 39 Gesunden. Um mögliche erste Informationen über die Auswirkungen neuroleptischer Medikation zu erlangen, wurden – soweit klinisch möglich – Längsschnittmessungen zu Beginn, nach ca. 2 Wochen und vor Entlassung aus stationärer Behandlung durchgeführt.

Für den Bereich *Motorik* dieser Untersuchungen wurden u. a. auch wieder Faustschluß rechts und links untersucht. Nach den Ergebnissen der gerechneten Varianzanalysen und (repetitiven) t-Tests waren maximale Unterschiede zwischen Gesunden und Patienten in der Frequenzbande Delta 0,5–4 Hz errechnet worden (welche – zusammen mit Alpha – auch für die Abbildungen ausgewählt wurde). Außerdem hatten die multifaktoriellen Varianzanalysen einen hochsignifikanten F-Wert für den Faktor Geschlecht ergeben, weshalb die Auswertung (wenn methodisch möglich/Vermeidung zu kleiner Fallzahlen) getrennt nach Geschlechtern erfolgte (weitere Details in Guenther et al. 1989 b).

Schizophrene zeigten wiederum deutliche Zeichen einer „diffusen Hyperaktivierung" sowohl für „Faustschluß rechts" als auch für „Faustschluß links", verglichen mit Gesunden. Hierbei ist *erneut zu betonen,* daß mit „Aktivierung" EEG-Veränderungen (hier Delta-Anstiege) bezeichnet werden, und Beziehungen zum rCBF sowie zum Glukoseverbrauch der betreffenden Areale Gegenstand weiterer Untersuchungen sind (s. unten).

Durchschnittlich 2 Wochen nach neuroleptischer Medikation sind diese Zeichen einer „bilateral-diffusen Hyperaktivierung" deutlich zurückgebildet, ähnlich wie die „positive" Symptomatologie bei dieser Gruppe von Kranken.

Für den Bereich „Musikperzeption" dieser Untersuchung verwendeten wir unter analogen EEG-Untersuchungsbedingungen drei musikalische Stimuli: Rumba-Rhythmus (keyboard-generiert) *als Geräusch* („Musik 1"), *als Arpeggio* (in D-Dur; „Musik 2") und *als Arpeggio in Kadenzform* („Musik 3"). Alle drei Stimulusbedingungen wurden mit gleicher Metronomeinstellung (MM = 120) und gleicher Lautstärke standardisiert vom Tonbandgerät *binaural* dargeboten.

Während gesunde Männer in „Musik 1" relativ geringfügige EEG-Veränderungen mit einer gewissen Betonung links temporal aufwiesen, schienen in „Musik 2" eher bilaterale, jedoch nur sehr geringe Veränderungen, in „Musik 3" dagegen bilaterale deutliche EEG-Veränderungen aufzutreten.

Demgegenüber zeigten die Typ-I-Schizophrenen wiederum deutliche Zeichen einer bilateral-diffusen Hyperfunktion im EEG.

Bei der Kontrollmessung nach ca. 2 Wochen zeigte sich bei Gesunden ein ähnliches Bild, bei insgesamt etwas geringeren EEG-Veränderungen, was jedoch nicht statistisch signifikant wird (d. h. gute Test-Retest-Reliabilität!).

Demgegenüber zeigte sich bei den Typ-I-Schizophrenen schon eine deutliche Rückbildung der „bilateralen Hyperaktivierung", ohne daß jedoch für den Funktionsbereich der komplexeren Musikperzeption bereits „normale" Aktivierungsmuster vorzufinden wären (Originalarbeit im Druck).

rCBF- und NMR-Untersuchungen an nichtbehandelten Typ-I/II-schizophrenen Kranken während einfacher motorischer Funktion

Untersucht wurden 16 nicht (z. T. noch nie) medikamentös behandelte schizophrene Kranke mit positiven Symptomen *ohne* wesentliche negative Symptomatik sowie 15 mit deutlicher Negativsymptomatik (Kriterien ähnlich wie bei unseren EEG-Mapping- und der ersten rCBF-Studie: SANS-Wert unter 15/Typ I bzw. über 35/Typ II). Sie wurden verglichen mit 31 alters-, geschlechts- und schulbildungsangeglichenen Kontrollpersonen. Die Methoden umfaßten rCBF-Untersuchungen während Ruhe und einfacher motorischer Funktion mit der dominanten rechten Hand, sowie die planimetrische Bestimmung der relativen (zur Hirnlänge) Fläche des Corpus callosum (CC) in Mediansagittalschnitten des Gehirns mittels NMR-Tomographie (methodische Details in Guenther et al. 1986c, d, 1989a).

Bei Vergleichen über die Gesamtgruppen (d. h. Typ I/II zusammengenommen – alle Kontrollpersonen) fanden wir *keinen* Unterschied in der *relativen CC-Größe* zwischen Schizophrenen und Gesunden. Als Zeichen der biologischen Heterogenität fand sich dagegen bei den Schizophrenen eine 3fach höhere Varianz – ein Befund, welcher für verschiedene biologische Parameter bei schizophrenen Patienten in der Literatur häufig berichtet wird.

Beim Vergleich von Typ-I/II-Patienten fanden wir dagegen ein vergrößertes CC bei Typ I, *verglichen mit Typ-II-Kranken* (für beide Untergruppen erreichten dagegen diese Unterschiede *im Vergleich zu Gesunden* keine Signifikanz).

Im rCBF-Teil der Untersuchung replizierten wir unsere Befunde von „bilateraler diffuser Hyperaktivierung" bei Typ-I-Patienten, sowie jene einer „Nichtreaktivität" bei Typ-II-Kranken (Guenther et al. 1986c).

Bei den Faktorenanalysen zeigten sich sehr signifikante Zusammenhänge der hoch korrelierten Variablen „CC-Größe", „rCBF-Reagibilität" (auf einfache motorische Stimulation) und „klinischer (SANS-Werte) Typ-I/II-Symptomatik": vergrößertes CC, erhöhte rCBF-Reagibilität und klinische Typ-I-Symptomatik beschrieben einen Patiententyp, und vice versa.

Ausblickend sei noch erwähnt, daß Positronen-Emissionstomographie-Untersuchungen an 13 DSM-III definierten „chronisch-schizophrenen" Patienten (welche unseren „Typ-II"-Patienten in Psychopathologie, Krankheitsdauer, Alter nahekommen) *ebenfalls* „Nichtreaktivität" während Manumotorik gegenüber Ruhebedingungen erbrachten (Bartlett et al., in Vorbereitung). Dagegen stieg bei 14 Kontrollpersonen wie erwartet der Glukoseverbrauch in kontralateral primärmotorischen Arealen sowie im Bereich der supplementärmotorischen Region.

EEG-Mapping-Untersuchungen und Patientenklassifikation

In dieser Studie wurden 24 nicht medikamentös behandelte („drug-naiv" oder nach einem „wash-out" von mindestens 2 Wochen) schizophrene Kranke sowie 34 Kontrollpersonen untersucht.

Die in allen vorhergehenden Studien angewandte Methode, 30 s artefakt„freies" EEG als Mapping-Grundlage zu verwenden, hatte sich zunehmend als schwierig erwiesen, da Kompromisse zwischen Verwerfen von EEG-Epochen und insgesamt nicht zu langer Untersuchungsdauer zu schließen waren.

Wir haben deshalb auf 6-s-Epochen (die minimale Zeit unseres – derzeitigen – EEG-Mapping-Systems) umgestellt, was eine deutliche Verbesserung der Datengüte bedeutet. Andererseits ist die Vergleichbarkeit zu unseren früheren Befunden vermindert, was durch sonst identische Untersuchungs- und Aktivationsbedingungen begrenzt werden soll. Methodische Details werden bald vorgelegt werden, ebenso wie die Hauptbefunde von „Nichtreaktivität" prominent in Delta und Alpha bei männlichen, ebenso wie weiblichen schizophrenen Kranken (Guenther et al. i. V.; Klages i. V.).

Hier dagegen sollen unsere (erstmaligen) Versuche dargestellt werden, mittels funktionalem EEG (Mapping) eine *Klassifikation* von schizophrenen Kranken im Hinblick auf klinisch-psychopathologische Eigenschaften zu erhalten. Besondere Berücksichtigung findet hier wieder die „Minussymptomatik", ausgedrückt durch den Gesamtwert der SANS und verwandte Subscores der BPRS (activation).

In Abb. 1, obere Zeile, findet sich eine Darstellung des „normalen" EEG-Aktivierungsmusters, wie es bei 34 gesunden Personen in den Frequenzbanden Delta (links) und Alpha (rechts) gefunden wurde.

Die gefundene *Nicht-Reaktivität* in der *Gesamtgruppe* der Schizophrenen (wird hier nicht dargestellt) kann weiter aufgespalten werden in zwei Extremgruppen mit völlig unterschiedlichem Aktivierungsverhalten. Die 25% Schizophrenen (n = 6), die den oberen Quartil der EEG-Anstiege in Delta bilden (Abb. 1, mittlere Reihe links) sind in diesem Frequenzband Normalpersonen und deren Aktivierung ähnlich (obgleich sie „Nicht-Reaktivität" in Alpha zeigen! – Abb. 1, mittlere Reihe rechts). Dies ist völlig anders bei den 25% extremen „Nicht-Aktivierern" unter den Schizophrenen, die sogar *Abfälle* im Delta-Frequenzband zeigen (Abb. 1, untere Reihe links) *und auch „Nicht-Reaktivität" in Alpha* (Abb. 1, untere Reihe rechts).

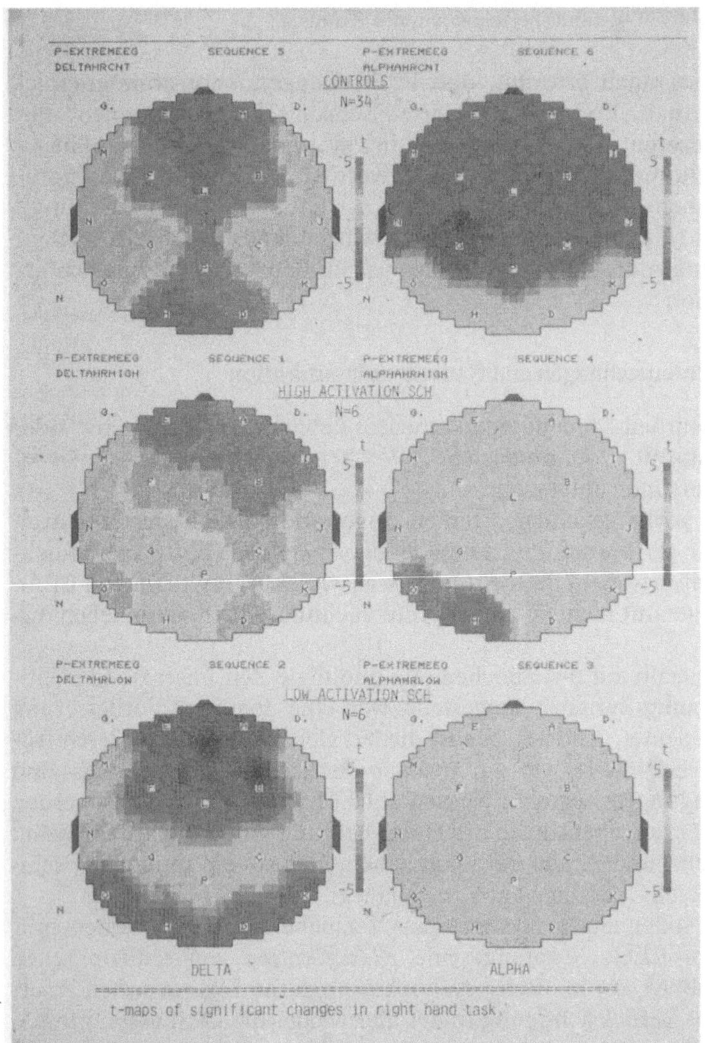

Abb. 1. EEG-Mapping motorischer und musikalischer Aktivierung bei psychiatrischen Patienten und Kontrollpersonen. Dargestellt sind t-Werte-Karten („probability maps"): nur t-Werte mit einer Wahrscheinlichkeit von unter 5% (gegenüber Ruhe) werden in den Einheiten einer Farbskala dargestellt. Die Elektrodenplazierung nach dem 10/20-System war hierbei: A Fp2, B F4, C C4, D O2, E Fp1, F F3, G C3, H O1, I F8, J T4, K T6, L Fz, M F7, N T3, O T5; die Ableitungen erfolgten mittels einer „mean reference", d. h. das Potential jeder Elektrode wird abgeleitet gegen das Summenpotential aus allen Elektroden. EEG-Mapping motorischer Aktivierung (Faustschluß rechts) bei n = 34 gesunden Kontrollpersonen (links Delta, rechts Alpha), *obere Zeile;* bei n = 6 „High-activation" – (oberer Quartil) Schizophrenen, *mittlere Zeile;* bei n = 6 „Low-activation" – (unterer Quartil) Schizophrenen, *untere Zeile.* Zu erkennen ist in Delta ein Ansteigen der Powerwerte bei den „High-activation"-Schizophrenen ähnlich wie bei den „controls" (allenfalls mit minimaler „left hemisphere hypofunction"?). Dagegen zeigen in dieser Frequenzbande die extremen „Low-activation"-Patienten sogar „Abfälle" [wie sie bisher in unseren Untersuchungen überhaupt nur bei Patienten mit Demenz vom Alzheimer-Typ (s. Abb. 2) gefunden worden waren]. Bemerkenswerterweise tritt die Alpha-Blockade, die bei Gesunden bei dieser Aufgabe zu beobachten ist, bei keiner schizophrenen Untergruppe auf.

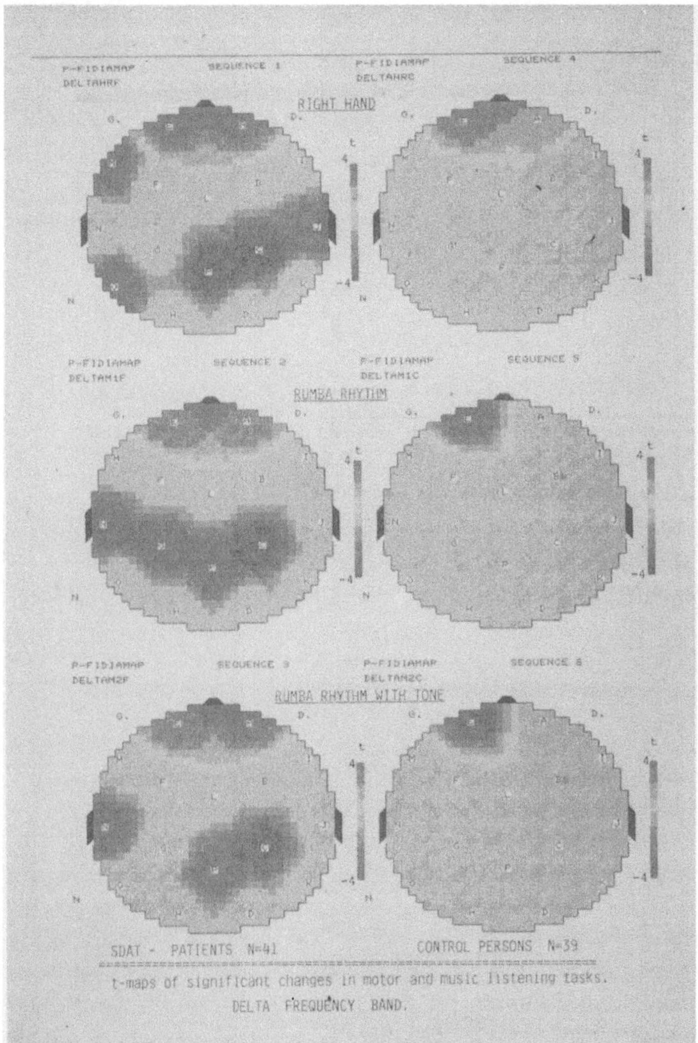

Abb. 2. EEG-Mapping motorischer und musikalischer Aktivierung bei psychiatrischen Patienten und Kontrollpersonen. Dargestellt sind t-Werte-Karten („probability maps"): nur t-Werte mit einer Wahrscheinlichkeit von unter 5% (gegenüber Ruhe) werden in den Einheiten einer Farbskala dargestellt. Die Elektrodenplazierung nach dem 10/20-System war hierbei: A Fp2, B F4, C C4, D O2, E Fp1, F F3, G C3, H O1, I F8, J T4, K T6, L Fz, M F7, N T3, O T5; die Ableitungen erfolgten mittels einer „mean reference", d. h. das Potential jeder Elektrode wird abgeleitet gegen das Summenpotential aus allen Elektroden. EEG-Mapping motorischer und musikalischer Aktivierung (Musikperzeption) bei n = 41 SDAT-Patienten (*links*) und n = 39 altersangeglichenen Kontrollpersonen (*rechts*), Deltaband: bei repetitivem Faustschluß (*obere Zeile*), beim Hören eines Rumbarhythmus (*mittlere Zeile*), beim Hören eines Rumbarhythmus mit Tonsequenz (*untere Zeile*). Zu erkennen sind sowohl bei motorischer, als auch musikperzeptiver Funktion bei Alzheimer-Patienten Abfälle in Delta, welche bislang ausschließlich bei diesen Kranken beobachtet worden waren. Besonders bemerkenswert daher die in Abb. 1 ausgeführten ähnlich pathologischen Muster bei „extrem niedrig aktivierenden Schizophrenen" (die – wie in Abb. 3 und 4 ersichtlich – auch psychopathologisch gegenüber den „high activators" abgegrenzt werden können)

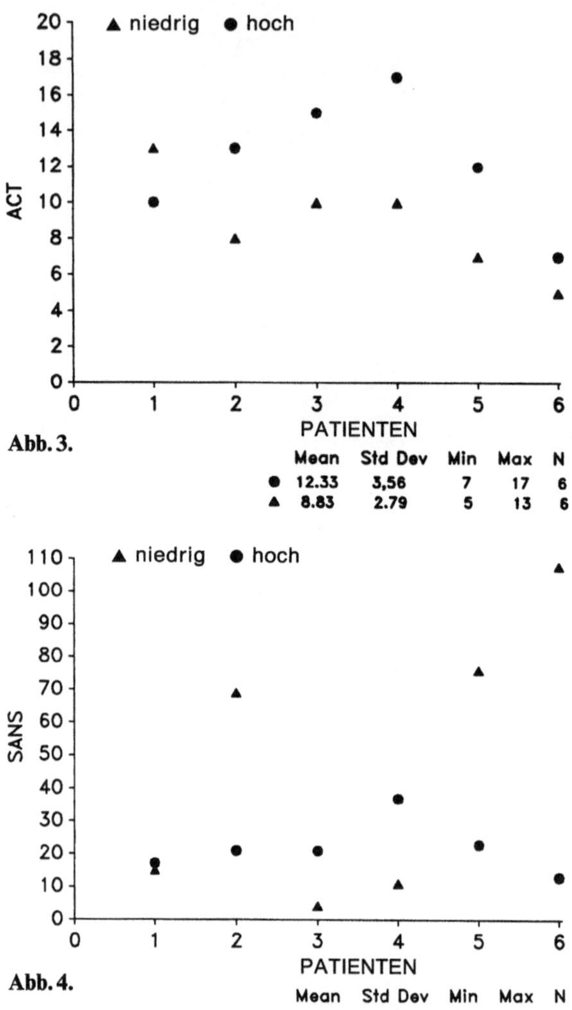

Abb. 3 und 4. Psychopathologische Merkmale von „High-versus-low-activation" (EEG-Mapping)-Schizophrenen auf der Positiv-negativ-Dimension. (**3.** BPRS-Skala 4 (activation); **4.** SANS-Skala, Gesamtwert). Die extremen EEG-„Niedrig-Aktivierer" (*Dreiecke*) haben auch bei der klinisch-psychopathologischen Beurteilung niedrige Werte bei Aktivierung (*BPRS*) und hohe bei der Negativsymptomatik (*SANS*). Im Gegensatz hierzu zeigen extreme EEG-„Hoch-Aktivierer" (*Kreise)* höhere Aktivationswerte in der BPRS und fast keine Negativsymptome (wie sie ja auch in der EEG-Aktivierung eigentlich „normale" Muster aufweisen). Beachtenswert besonders, daß die Gruppen ausschließlich durch ihre Anstiege/Abfälle im EEG-Mapping definiert waren, und somit eine Klassifikation von Patienten mittels EEG in klinisch sinnvolle Gruppen möglich wurde. Dies erscheint besonders wichtig, wenn durch (EEG-) „brain function monitoring" solche Hirnfunktionsveränderungen bei schizophrenen Kranken frühzeitig erkannt werden sollen, die auch eine klinisch-praktische Bedeutung haben. Diese würde noch erhöht, wenn die derzeit erfolgversprechenden differentialtherapeutischen Behandlungsstrategien für „Positiv"-versus „Negativ"-Symptome weiter ausgebaut werden könnten

Somit ist verdeutlicht, daß Anstiege und Abfälle im Delta-Frequenzband sich in der Gesamtgruppe auslöschen, als generelle „Nicht-Reaktivität" imponieren und eine große Varianz erzeugen (wie auch für andere biologische Parameter bei Schizophrenen immer wieder berichtet wird).

Zwei Befunde sollen hierzu noch genauer dargestellt werden:

1. Bemerkenswerterweise haben wir (bisher!) Abfälle im Delta-Frequenzband bei funktioneller Aktivierung ausschließlich bei Demenzpatienten vom Alzheimer-Typ gefunden (Engel et al. 1990).

   Wie in Abb. 2 in der linken Hälfte dargestellt wird, haben wir ein solches „organisches" Aktivierungsmuster bei 41 SDAT-Patienten sowohl bei motorischer als auch Musik-Aktivierung gefunden. In einer für diese Untersuchung gemachten Kontrollgruppe von 39 gesunden Personen ist dieses Aktivierungsmuster nicht nachweisbar (30-s-Methodik; Abb. 2, rechte Hälfte.

   Wir könnten hier also eine Ähnlichkeit pathologischer Hirnfunktion im EEG-Mapping diskutieren zwischen *extrem* „nicht-aktivierenden" Schizophrenen und Alzheimer-Patienten, was Assoziationen weckt zum Kraepelinschen Konzept der „*Dementia* praecox" für schizophrene Kranke mit extrem ungünstigem Verlauf.

2. Eine weitere Verbindung zwischen Klinik und Hirnfunktion kann hergestellt werden durch psychopathologische Werte bei schizophrenen Patientenuntergruppen, die mittels EEG-Aktivierung gebildet wurden.

Abbildung 3 zeigt, daß tatsächlich ein niedriges EEG-Aktivierungsmuster (in Delta/auf einfache motorische Stimulation) eine Patientensubgruppe definiert, die auch niedrige Aktivationswerte in der BPRS aufweist; Abb. 4 zeigt für diese Patienten entsprechend auch hohe SANS-Werte. Beides gilt vice versa bei den „hoch-aktivierenden" Schizophrenen.

Die Mittelwerte der „positiven" (SANS 22) und „negativen" (SANS 47) Schizophrenen, wie sie durch unsere *EEG-Klassifikation* gefunden wurden, sind in erstaunlicher Übereinstimmung mit unserer ursprünglichen *klinischen* Unterteilung. Wir benutzten damals einen SANS-Wert von unter 10 bzw. 15, um „Typ-I"- sowie einen von über 30 bzw. 35, um „Typ-II"-Schizophrene abzugrenzen (vgl. S. 156 ff).

Diskussion

Es ist im Rahmen eines Übersichtsartikels nicht möglich, die z. T. vielfältigen methodischen Probleme und Unsicherheiten innerhalb jedes einzelnen „Imaging"-Verfahrens aufzuzeigen, sondern es muß hierfür auf die angegebenen Originalpublikationen verwiesen werden.

Hier sei jedoch der Versuch unternommen, unsere (spekulativen, jedoch experimentell entwickelten) „Hypothesen der Hirnfunktionsstörung bei Positiv/Negativ-Schizophrenie" weiter fortzuführen.

Unsere experimentellen Befunde stützen folgende Hypothesen:

1. Hirnfunktionsstörungen im Sinne mangelhafter „Lateralisierung" und „diffuser Hirnorganisation" gehen einem ersten psychotischen Schub lange voraus.
2. Die „Entgleisung" dieser mangelhaften Hirnfunktionsordnung unter multifaktoriellen Innen- und Außenweltbedingungen führt zu einer vorübergehenden zerebralen „diffusen Hyperaktivierung" (Enthemmung? Angst? Arousal?), die klinisch als „produktive, akute" Psychose in Erscheinung tritt.
3. In ungünstigen Fällen kann nach variabler Krankheitsdauer diese „unökonomische" diffus (ursprünglich kompensatorisch?) hyperaktivierte Hirnfunktionsordnung übergehen in eine mehr oder weniger komplette „Nichtreaktivität", welche *bei längerem Bestehen* begleitet sein kann von Atrophien verschiedener Hirnareale.

   Klinisch manifestiert sich eine solche Funktionsänderung in der Ausbildung deutlicher persistierender (nicht mehr nur „protektiver") „Negativsymptomatik", wie affektiver Verflachung, Antriebsminderung, Anhedonie. Diese kann von akut „exazerbierter" Positivsymptomatik teilweise überdeckt sein.

   In *extrem ungünstigen* Verlaufsformen ähneln die Hirnfunktionsmuster von schizophrenen Kranken *denen von Alzheimer-Patienten* („Dementia praecox"!).
4. Vorwiegend eine bilateral-diffuse Hyperaktivierung (positive Symptome) kann von *klassischen* Neuroleptika günstig beeinflußt werden, weniger dagegen eine bereits eingetretene „Nichtreaktivität" (oder gar ein bereits „organisches Hirnfunktionsmuster"), welche mittels anderer therapeutischer Verfahren *zusätzlich* angegangen werden sollte.

   Allerdings bleiben hier erste ermutigende Befunde mittels „atypischer" Neuroleptika weiter abzuwarten (z. B. Berner et al. 1989; Naber u. Dieterle 1990; Müller-Spahn, in diesem Buch, S. 207–215).

Die Vermeidung von Verläufen mit „Minussymptomatik" und/oder deren Behandlung sind u. E. die derzeitige große Herausforderung in der Schizophrenietherapie. Jede Zusatzinformation über eine bevorstehende Entwicklung von (protektiver und/oder strukturell fixierter) Minussymptomatik wäre für den klinischen Psychiater von großem Wert und kann so auch den Sinn weiterer EEG-Mapping-Studien an schizophrenen Kranken rechtfertigen.

Längsschnittuntersuchungen an *denselben schizophrenen Kranken* in ihrem individuellen Krankheitsverlauf sind nämlich notwendig, um eine mögliche klinisch-prädiktive Aussagekraft von Hirnfunktionsstudien weiter abzuklären.

Ein solches „brain function monitoring" ist jedoch aus ethischen Gründen nur mittels völlig unbedenklicher Methoden wie EEG- (oder EP-) Mapping möglich. Inwieweit auch andere nach derzeitigem Wissensstand unbedenklich erscheinende Untersuchungsmethoden wie NMR-Tomographie und/oder -Spektroskopie, Magnetenzephalographie/evozierte Magnetpotentiale in solche Verlaufsuntersuchungen miteinbezogen werden können, ist auch eine ökonomische Frage und muß somit nach den jeweiligen Möglichkeiten entschieden werden.

Belastendere Methoden wie SPECT und PET können *derzeit* nach unserer Auffassung für die klinische *Routine* in der Psychiatrie noch nicht sinnvoll eingesetzt werden.

Hoch zu veranschlagen ist dagegen der Nutzen dieser Methoden zur Hypothesenbildung, für den klinisch begründeten Einzelfall und schließlich (wenn unser Ansatz zu halten ist) zur „Außenvalidierung" von einfacheren, billigeren, unbelastenderen, aber auch „weicheren" (d.h. weniger reliablen/validen) elektrophysiologischen Methoden.

Literatur

Berner P, Küfferle B, Friedmann A, Grünberger J, Saletu B (1989) Traitement des symptômes déficitaires de la schizophrénie par les neuroleptiques. L'Encéphale 15:457–463

Dieterle DM, Albus MI, Eben E, Ackenheil M, Rockstroh W (1986) Preliminary experiences and results with the Munich version of the Andreasen scale for the assessment of negative symptoms. Pharmacopsychiatry 19:96–100

Engel RR, Satzger W, Günther W et al. (1990) Double-blind cross-over study of phosphatidylserine versus placebo in patients with early dementia of Alzheimers type. ECNP Congr, Gothenburg 1989

Gibsons JS, Butler JP (1987) Quality of life for „new" long-stay psychiatric in-patients. The effects of moving to a hostel. Br J Psychiatry 151:347–354

Guenther W, Guenther R, Eich FX, Eben E (1986a) II. Cross validation study on schizophrenic patients: persistance of a „psychotic motor syndrome" as possible evidence of an independent biological marker syndrome for schizophrenia. Eur Arch Psychiatr Neurol Sci 235:301–308

Guenther W, Breitling D, Banquet JP, Marcie P, Rondot P (1986b) EEG mapping of left hemisphere dysfunction during motor performance in schizophrenia. Biol Psychiatry 21:249–262

Guenther W, Moser E, Müller-Spahn F, Oefele K von, Buell U, Hippius H (1986c) Pathological cerebral blood flow during motor function in schizophrenic and endogenous depressed patients. Biol Psychiatry 21:889–899

Günther W, Petsch R, Eich FX et al. (1986d) Störungen der Hemisphärenfunktion und Corpus Callosum Veränderungen bei schizophrenen Patienten. Erste Ergebnisse. Psycho 12:359–360

Guenther W, Davous P, Godet JL, Guillibert E, Breitling D, Rondot P (1988) Bilateral brain dysfunction during motor activation in type II schizophrenia measured by EEG Mapping. Biol Psychiatry 21:295–311

Guenther W, Moser E, Petsch R, Brodie JD, Steinberg R, Streck P (1989a) Pathological cerebral blood flow and corpus callosum abnormalities in schizophrenia: relations to EEG mapping and PET data. Psychiatry Res 29:453–455

Guenther W, Streck P, Steinberg R, Günther R, Raith L, Backmund M (1989b) Psychomotor disturbances in psychiatric patients as a possible basis for new attempts at differential diagnosis and therapy. IV. Brain dysfunction during motor activation measured by EEG mapping. Eur Arch Psychiatry Neurol Sci 239:194–209

Lindenmayer JP, Kay SR, Friedman C (1986) Negative and positive schizophrenic syndromes after the acute phase: a prospective follow-up. Compr Psychiatry 27:276–286

Naber D, Dieterle D (1990) Efficacy and tolerability of SDZ: a dopamine antagonist/agonist in the treatment of schizophrenia. In: Macher JP, Le Croc MA (eds) New aspects of psychopharmacology (in press)

Steinberg R, Raith L (1985a) Music-Psychopathology. 1. Musical tempo and psychiatric disease. Psychopathology 18:254–264
Steinberg R, Raith L (1985b) Music-Psychopathology. 2. Assessment of musical expression. Psychopathology 18:265–273
Steinberg R, Raith L (1985c) Music-Psychopathology. 3. Musical expression and psychic disease. Psychopathology 18:274–285

Schlaf und Schizophrenie: Der Einfluß cholinerger Stimulation mit RS 86 auf die Schlafstruktur schizophrener Patienten im Vergleich zu gesunden Kontrollpersonen, depressiven Patienten und Patienten mit Angsterkrankungen [1]

D. Riemann, F. Hohagen, P. Fleckenstein, R. Olbrich und M. Berger

Einleitung

In den letzten 15 Jahren konzentrierte sich das Interesse der biologisch-psychiatrischen Schlafforschung vornehmlich auf depressive Erkrankungen. Die Ursache dafür liegt in dem inzwischen gut dokumentierten und oft bestätigten Befund der initialen Desinhibition des REM-Schlafs bei dieser psychiatrischen Erkrankungsgruppe. Darunter versteht man die Tatsache, daß bei depressiven Patienten die REM-Latenz (d. h. die Zeit zwischen dem Einschlafen und dem Auftreten der ersten REM-Periode) verkürzt ist, daß die erste REM-Periode oft verlängert ist und auch die Augenbewegungsdichte (= REM-Dichte) wähend des REM-Schlafs bei depressiven Patienten im Vergleich zur Norm erhöht ist (Überblick bei Gillin et al. 1984). Während die anfänglich von der Arbeitsgruppe von Kupfer (Kupfer u. Foster 1972; Kupfer 1976) postulierte Hypothese, daß es sich bei diesen REM-Schlafanomalien um biologische Marker der endogenen Depression handelt, nicht bestätigt werden konnte (Berger et al. 1982, 1983 b), wird doch z. Z. angenommen, daß es sich bei diesen Auffälligkeiten der REM-Schlaf-Verteilung um für depressive Patienten spezifische Anomalien handelt. Von McCarley (1982) wurde zudem angenommen, daß die Enthemmung des REM-Schlafs zu Beginn der Nacht auf zentralnervöser Ebene durch eine Imbalance cholinerg-aminerger Neurotransmittersysteme verursacht wird, die auch eine wesentliche Rolle bei der Pathogenese depressiver Erkrankungen spiele. Diese Annahme von McCarley (1982) stützt sich auf experimentelle Untersuchungen der Arbeitsgruppe von Hobson und McCarley in Harvard, die in Untersuchungen an Katzen belegen konnten, daß die Regulation des Non-REM- und REM-Schlafes durch die reziproke Interaktion sowohl aminerger als auch cholinerger Neuronengruppen im Hirnstamm reguliert wird (Hobson et al. 1975; Hobson u. Steriade 1986). Dabei wiesen die Autoren nach, daß einerseits cholinerge Neuronengruppen vor allem im giganto-zellulären Feld der Brückenhaube REM-Schlaf stimulieren, während andererseits sowohl noradrenerge Neuronengruppen im Locus coeruleus als auch serotonerge Neuronengruppen in den dorsalen Raphekernen REM-Schlaf inhibieren. Auf dem Hintergrund dieser Befunde lag es nahe,

---

[1] Die Untersuchung wurde im Rahmen des Sonderforschungsbereiches 258 (Teilprojekt A1) von der Deutschen Forschungsgemeinschaft gefördert.

die REM-Schlafanomalien depressiver Patienten als weiteren Beleg für die von Janowsky und Mitarbeitern (Janowsky et al. 1972; Janowsky u. Risch 1986) aufgestellte cholinerg-aminerge Imbalancehypothese depressiver Erkrankungen heranzuziehen. Bei Untersuchungen mit dem Cholinergikum Arecholin als auch dem Cholinesterasehemmer Physostigmin (Überblick bei Sitaram et al. 1984) konnte eine erhöhte Stimulierbarkeit von REM-Schlaf mit diesen Substanzen bei depressiven Patienten im Vergleich zu gesunden Probanden festgestellt werden. Eigene Untersuchungen mit dem Cholinergikum RS 86 an gesunden Probanden (Riemann et al. 1988), depressiven Patienten (Berger et al. 1989) als auch remittierten depressiven Patienten (Riemann u. Berger 1989) und Patienten mit Eßstörungen (Lauer et al. 1988) konnten die aus dem reziproken Interaktionsmodell der Non-REM-REM-Schlafregulation abgeleitete Hypothese weiter belegen: Während bei gesunden Probanden die Gabe des oralen Cholinergikums RS 86 eine 20minütige Verkürzung der REM-Latenz bewirkte, war diese bei depressiven Patienten hochsignifikant stärker ausgeprägt (bei den meisten der Patienten traten Einschlaf-REM-Perioden, d. h. REM-Perioden mit einer Latenz von weniger als 25 min, auf), während sich Patienten mit Eßstörungen wie die gesunden Probanden verhielten. Unsere Untersuchung an den remittierten Patienten wies darauf hin, daß die Reagibilität des REM-Schlafsystems nur während der akuten Phase der Depression erhöht ist.

In den letzten Jahren ergaben sich jedoch einige Zweifel an der Spezifität der REM-Schlafanomalien für depressive Erkrankungen, insbesondere im Hinblick auf die Abgrenzung zu schizophrenen Erkrankungen. Bis vor einigen Jahren waren Schlaf-EEG-Untersuchungen bei schizophrenen Patienten nur spärlich durchgeführt worden und litten an methodischen Unzulänglichkeiten. Feinberg u. Hiatt 1978 faßten die Literatur zu diesem Thema bis etwa Anfang der 70er Jahre wie folgt zusammen: Schizophrene zeigten eine erniedrigte Schlafeffizienz sowie einen reduzierten Tiefschlafanteil. Das REM-Schlafmuster schien nicht verändert, auffällig war jedoch in einigen Untersuchungen, daß nach dem Entzug von REM-Schlaf durch Weckungen bei schizophrenen Patienten kein REM-Rebound auftrat. Wie schon erwähnt, ist die Aussagekraft dieser Untersuchungen durch methodische Unzulänglichkeiten, wie etwa das Fehlen operationalisierter Diagnosekriterien als auch ungenügender Medikamenten-„Wash-out"-Phasen eingeschränkt. Im Hinblick darauf, daß Neuroleptika den REM-Schlaf vermehren (Oswald 1968) und die meisten anderen Psychopharmaka REM-Schlaf unterdrücken (Nicholson et al. 1989), können diese Ergebnisse nur mit größter Vorsicht interpretiert werden. In Tabelle 1 findet sich ein Überblick über neuere Studien zum Schlaf schizophrener Patienten, die methodisch höheren Ansprüchen genügen. So waren in diesen Untersuchungen alle Patienten vor Beginn der Untersuchung mindestens 2 Wochen medikamentenfrei, und die Diagnosen waren mit Hilfe operationalisierter Kriterien erstellt worden.

Wie ersichtlich, wurden in den meisten Studien chronisch schizophrene Patienten untersucht. Die beiden Untersuchungen an akuten Patienten (Reich et al. 1975; Ganguli et al. 1987) fanden keine Verkürzung der REM-Latenz.

Tabelle 1. Überblick über neuere Studien zu Schlaf und Schizophrenie

Autor	Jahr	Anzahl Patienten (n)	Mittleres Alter	Krankheitsverlauf	REM-Latenz ($\bar{x}$ in min)
Jus et al.	1973	11	70,8 J.	Chronisch	52,8 min
Reich et al.	1975	23	24,0 J.	Akut	97,9 min
				Schizophreniform	81,0 min
Hiatt et al.	1985	5	28,6 J.	Chronisch	47,9 min
Kumar et al.	1985	1	37,0 J.	Chronisch	SOREMP[a]
Maggini et al.	1986	24	38,0 J.	Chronisch	52,9 min
Zarcone et al.	1987	12	33,8 J.	Chronisch	60,2 min
Ganguli et al.	1987	8	21,5 J.	Akut	83,0 min
				Subchronisch	
Kempenaers et al.	1988	9	25,6 J.	Chronisch	75,0 min
				Subchronisch	
Tandon et al.	1988	10	28,1 J.	Chronisch	REM-Latenz/REM-Dichte korreliert invers mit Negativsymptomatik

[a] SOREMP: Sleep Onset REM Periode (= Einschlaf-REM-Periode).

Die verbleibenden Untersuchungen (Jus et al. 1973; Hiatt et al. 1985; Maggini et al. 1986; Zarcone et al. 1987; Kempenaers et al. 1988) an chronischen Patienten belegten ausnahmslos eine Verkürzung der REM-Latenz gegenüber der Norm, d. h. depressiven Patienten vergleichbare Werte. In der Einzelfallstudie von Kumar et al. (1985) traten sogar häufig SOREMPs („Sleep Onset REM Periods" = Einschlaf-REM-Perioden), d. h. sehr kurze REM-Latenzen in einem Bereich von 0–25 min auf. In der letzten in der Tabelle 1 aufgeführten Untersuchung von Tandon et al. (1988) korrelierten zudem die kombinierten Werte von REM-Latenz und REM-Dichte mit dem Ausmaß der bestehenden Negativsymptomatik. Diese war mit der SANS (Scale for the Assessment of Negative Symptoms, Andreasen 1983) erfaßt worden. Dabei bestand ein signifikant negativer Zusammenhang, d. h. je ausgeprägter die Negativsymptomatik, desto auffälligere REM-Schlafanomalien traten auf. Tandon u. Greden (1989) interpretierten diese Ergebnisse dahingehend, daß es im Verlauf chronisch schizophrener Erkrankungen zu einer gegenregulatorischen Erhöhung cholinerger Transmitteraktivität oder einer muskarinen Rezeptorsupersensitivität komme, die auch die REM-Schlafanomalien bedingen.

Ausgehend von den dargestellten Befunden zur REM-Schlafverteilung von Patienten mit schizophrenen Erkrankungen hat unsere Arbeitsgruppe in einer neuen Untersuchung damit begonnen, sowohl depressive als auch schizophrene Patienten mit Hilfe des cholinergen REM-Induktionstests mit RS 86 im Schlaflabor zu untersuchen. Zusätzlich wurden sowohl eine Vergleichsstichprobe gesunder Probanden als auch eine psychiatrische Kontrollgruppe (Patienten mit Angsterkrankungen) untersucht. Das Hauptanliegen der Untersuchung ist es festzustellen, wie spezifisch REM-Schlafanomalien und die gesteigerte Reagibilität des REM-Schlafsystems auf einen cholinergen Stimulus für die Gruppe depressiver Patienten sind.

Methodik

Stichproben

Gesunde Probanden
Für die durchgeführte Datenanalyse wurden die bei Riemann et al. (1988) beschriebenen Probanden als gesunde Kontrollgruppe verwendet. Dabei handelte es sich um 36 Kontrollpersonen (15 Männer und 21 Frauen) mit einem mittleren Alter von 41,8 Jahren (Standardabweichung: 15,6 Jahre). Die Probanden waren körperlich und psychiatrisch unauffällig und wiesen keine Familienanamnese für psychiatrische Erkrankungen auf. Alle Probanden hatten mindestens 3 Monate vor Beginn der Untersuchung keinerlei Medikamente (mit der Ausnahme von Kontrazeptiva) eingenommen.

Depressive Patienten
Bisher wurden 20 depressive Patienten (9 Männer, 11 Frauen) mit einem Durchschnittsalter von 39,7 Jahren (Standardabweichung: 10,6 Jahre) untersucht. Alle Patienten erfüllten die DSM-III-R-Kriterien (dt. Version: Wittchen et al. 1989) für Major Depressive Disorder (MDD). Zusätzlich erfüllten alle Patienten die Kriterien für eine primäre depressive Erkrankung nach den Research Diagnostic Criteria (RDC) (Spitzer et al. 1977). Alle außer 2 Patienten erfüllten die Kriterien für eine MDD mit Melancholie (nach DSM-III-R). Der Wert auf der 21-Item-Hamiltonskala mußte vor der Untersuchung ≥ 18 Punkte betragen. Patienten mit organisch begründeten Depressionen oder körperlichen Erkrankungen waren von der Untersuchung ausgeschlossen. Vor Beginn der Untersuchung waren alle Patienten mindestens 7 Tage medikamentenfrei.

Patienten mit Angsterkrankungen
In dieser Gruppe wurden bisher 16 Patienten (3 Männer, 13 Frauen) mit einem Durchschnittsalter von 37,6 Jahren (Standardabweichung: 6,7 Jahre) untersucht. Alle Patienten erfüllten die Kriterien für eine Angsterkrankung nach DSM-III-R. Neun der Patienten erfüllten die Kriterien für eine Panikstörung mit/ohne Agoraphobie, zwei der Patienten litten an einer generalisierten Angststörung, zwei der Patienten litten an einer Phobie und drei der Patienten litten an einer Zwangsstörung. Sieben der Patienten wiesen zusätzlich zur Angststörung eine sekundäre MDD auf. Alle Patienten waren vor Beginn der Untersuchung mindestens 7 Tage medikamentenfrei.

Patienten mit schizophrenen und schizophrenie-ähnlichen Erkrankungen
Bisher wurden in dieser Erkrankungsgruppe 16 Patienten (9 Männer/7 Frauen) mit einem Durchschnittsalter von 36,3 Jahren (Standardabweichung 10,9 Jahre) untersucht. Die Diagnosen wurden nach DSM-III-R-Kriterien erstellt,

Tabelle 2. Demographische und diagnostische Daten der untersuchten schizophrenen Patienten

Pat.	Alter	Geschlecht	DSM-III-R-Diagnose	MDD	Erkrankungsdauer
1	45 J.	m.	Residualer Typ, chronisch	+	10 J.
2	26 J.	m.	Residualer Typ, chronisch	−	5 J.
3	24 J.	w.	Residualer Typ, chronisch	−	4 J.
4	28 J.	w.	Residualer Typ, chronisch	+	4 J.
5	30 J.	m.	Residualer Typ, chronisch	+	4 J.
6	49 J.	w.	Residualer Typ, subchronisch	+	1 J.
7	23 J.	m.	Residualer Typ, subchronisch	−	1 J.
8	39 J.	m.	Residualer Typ, subchronisch	+	< 1 J.
9	39 J.	w.	Psychotische Störung, n.n.b.	−	11 J.
10	31 J.	m.	Schizoaffektive Störung, bipolar	+	11 J.
11	62 J.	w.	Wahnhafte Störung	+	2 J.
12	29 J.	m.	Paranoid stabil, chronisch	−	2 J.
13	31 J.	w.	Paranoid subchronisch, akute Exazerbation	−	< 1 J.
14	40 J.	m.	Paranoid stabil, remittiert	−	7 J.
15	24 J.	m.	Paranoid stabil, remittiert	−	3 J.
16	38 J.	m.	Schizophrenieforme Störung, remittiert	−	< 1 J.

wobei alle Patienten in die Untersuchung miteinbezogen wurden, die nach DSM-III-R unter den Oberbegriff „Psychotische Störungen" (d. h. Schizophrenie, 295.1–6; wahnhafte Störung, 297.10; andernorts nicht klassifizierte psychotische Störungen, 298.80–298.90, 295.70, 297.30) subsumiert werden. Der Einfachheit halber wird im folgenden auf diese Gruppe als „Patienten mit schizophrenen Erkrankungen" verwiesen, um semantische Mißverständnisse, die im deutschsprachigen Raum mit dem Begriff „Psychotische Störungen" verbunden sein könnten, wie etwa die Annahme, auch wahnhaft-depressive Patienten gehörten in diese Gruppe, zu vermeiden. Bei der untersuchten Stichprobe handelte es sich dementsprechend um eine heterogene Gruppe (Tabelle 2).

Wie aus der Tabelle 2 ersichtlich, litten 8 der Patienten an einer schizophrenen Erkrankung vom residualen Typ mit chronischem oder subchronischem Verlauf. Eine Patientin wies eine nicht näher bezeichnete psychotische Störung auf, und ein Patient litt an einer schizoaffektiven Störung. Eine Patientin litt an einer wahnhaften Störung und 2 Patienten an einer paranoiden Schizophrenie. Drei der untersuchten Patienten wurden in voll remittiertem Zustand untersucht. Sieben der untersuchten Patienten wiesen zusätzlich zur schizophrenen Symptomatik eine sekundäre MDD auf. Vor Untersuchungsbeginn waren alle Patienten für mindestens 1 Woche medikamentenfrei gewesen.

Diagnostik

Die Diagnostik der untersuchten Patientengruppen wurde mit Hilfe eines standardisierten klinischen Interviews (SKID, Wittchen et al. 1987) nach DSM-III-R-Kriterien durchgeführt.

Untersuchungsplan

Der cholinerge REM-Induktionstest wurde nach dem in Abb. 1 dargestellten Schema durchgeführt: Nach einer einwöchigen Medikamentenauswaschphase und einer Adaptations- sowie Baseline-Nacht wurden vor der 3. oder 4. Nacht entweder Placebo oder 1,5 mg RS 86 in einem doppelblinden Design um 22.00 Uhr, d. h. 60 min vor Beginn der Polysomnographie verabreicht.

RS 86: Bei dem oralen Cholinergikum RS 86 handelt es sich um ein Spiropiperidylderivat (zur Pharmakologie s. Palacios et al. 1986). Wegen seiner präferentiellen Wirkung auf zentrale M_1-Rezeptoren treten kaum periphere Nebenwirkungen auf, die vornehmlich über den M_2-Rezeptor gesteuert werden. RS 86 hat eine Halbwertszeit von ca. 8 h. Ein peripheres Antidot muß nicht verabreicht werden.

Schlaf-EEG

Die Schlaf-EEG-Ableitungen wurden nach den international gängigen Kriterien von Rechtschaffen u. Kales (1968) abgeleitet und ausgewertet. Die Auswertungen wurden „blind" durchgeführt. Aus der Schlafstadienanalyse wurden Variablen der Schlafarchitektur, -kontinuität und Variablen des REM-Schlafs berechnet (eine ausführliche Darstellung hierzu findet sich bei Riemann et al. 1988).

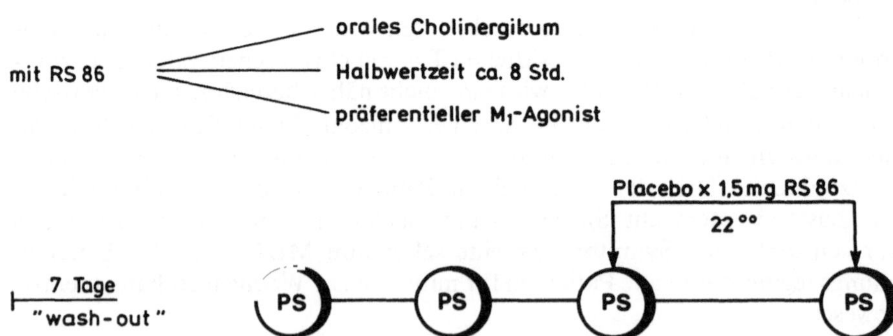

Abb. 1. Design des cholinergen REM-Induktionstest mit RS 86

Statistik

Die statistische Analyse wurde mit einer zweifaktoriellen Varianzanalyse vorgenommen. Die Faktoren waren dabei „Treatment" (Placebo vs. RS 86) und Diagnose (gesunde Kontrollpersonen, MDD, Angsterkrankung, Schizophrenie). Kontraste für den Diagnosenfaktor wurden für die Kontrollpersonen gegen die drei Patientengruppen gerechnet sowie für die depressiven gegen die schizophrenen Patienten.

Ergebnisse

Die vier untersuchten Gruppen unterschieden sich nicht hinsichtlich der Altersverteilung, jedoch bezüglich der Geschlechtsverteilung. Dies erscheint jedoch im Hinblick auf die Dateninterpretation nicht von Bedeutung, da bei einer Metaanalyse der Schlafdaten einer großen Stichprobe gesunder Kontrollpersonen und depressiver Patienten aus unserem Labor kein Einfluß des Geschlechts auf die relevanten Variablen festgestellt werden konnte (Riemann et al. im Druck, a). In Tabelle 3 findet sich eine Darstellung der Ergebnisse bezüglich aller Schlafvariablen für die 4 untersuchten Gruppen und deren Werte nach Placebo und RS 86. In Tabelle 4 sind die Ergebnisse der statistischen Analyse dargestellt.

Der Einfluß von RS 86 auf die Schlafstruktur aller 4 Gruppen zusammengenommen zeigte sich in einer signifikanten Verlängerung der Einschlaflatenz ($p < 0{,}01$), einer Zunahme an Schlafstadium 1 % SP ($p < 0{,}01$) sowie einer Abnahme der Tiefschlafstadien (SWS % SP; $p < 0{,}001$). RS 86 bewirkte für alle Gruppen zusammengenommen eine deutliche Verkürzung der REM-Latenz ($p < 0{,}001$), eine Zunahme der REM-Dichte der 1. REM-Periode ($p < 0{,}01$) und eine Erhöhung des REM-Schlafanteils ($p < 0{,}001$).

Signifikante Diagnoseneffekte bezüglich Variablen der Schlafkontinuität wurden für die Schlafeffizienz, die Einschlaflatenz und das frühmorgendliche Erwachen beobachtet. Für Variablen der Schlafarchitektur trat ein signifikanter Diagnoseneffekt für Stadium 2 (% SP) auf. Abgesehen von der gesamten REM-Dichte traten bei allen REM-Schlaf-Variablen signifikante Diagnoseneffekte auf. Die Berechnung der Kontraste für Diagnoseneffekte ergab, daß sich die Patienten mit Angsterkrankungen – abgesehen von einem leicht erhöhten REM-Schlafanteil – nicht von den gesunden Probanden unterschieden (in der Tabelle 3 nicht dargestellt). Schizophrene und depressive Patienten unterschieden sich in einer Vielzahl von Variablen von den gesunden Probanden. Die depressiven Patienten zeigten alle typischen Abweichungen, die man gemäß der Literatur erwarten kann: die Einschlaflatenz war verlängert ($p < 0{,}05$), die Anzahl der intermittierenden Wachperioden erhöht ($p < 0{,}01$). Der Anteil an Stadium 2 (% SP) war erniedrigt. Sowohl Dauer der 1. REM-Periode ($p < 0{,}01$) als auch Augenbewegungsdichte der 1. REM-Periode ($p < 0{,}05$), als auch REM-Schlafanteil ($p < 0{,}001$) waren erhöht und die REM-

Tabelle 3. Einfluß von RS 86 im Vergleich zu Placebo auf Schlafvariablen (Mittelwert ± Standardabweichung)

Schlafvariable	Kontrollpersonen (n=36)		MDD (n=20)		Patienten mit Angst-erkrankungen (n=16)		Patienten mit Schizophrenie (n=16)	
	Placebo	RS 86	Placebo	RS 86	Placebo	RS 86	Placebo	RS 86
Schlafeffizienz %	88,5±10,7	88,4± 7,4	85,9±12,7	84,3±11,1	87,7± 5,3	85,4± 8,2	78,0±14,0	80,0±13,3
S-2-Latenz min	20,6±17,4	19,6±11,9	25,0±23,1	49,9±39.4	31,4±23,1	31,4±21,8	42,3±33,8	53,2±57,3
Anzahl Wachperioden	8,4± 5,5	9,1± 5,6	13.0±12,1	15,5±11,3	9,1± 7,1	11,9± 6,1	14,0± 9,2	10,1± 8,3
Wach % SP[a]	5,7± 6,1	6,4± 5,3	7,0±11,0	7,2± 8,2	4,1± 4,1	7,1± 8,9	11,4±12,0	5,3± 5,6
FME[b] min	5,5±13,7	3,5± 9,8	12,3±20,8	7,8±10,6	5,4± 9,3	4,3± 8,7	13,5±28,1	20,1±29,7
S 1 % SP	7,8± 4,3	7,4± 4,2	9,1± 5,5	11,2± 7,0	6,1± 3,9	9,6± 5,3	8,7± 4,9	11,2± 9,4
S 2 % SP	53,9± 8,6	54,8± 9,4	50,5±10,4	46,1±12,3	51,3± 5,9	51,7± 8,1	44,1±11,6	47,3± 9,9
SWS % SP	10,6± 9,7	7,2± 8,0	5,6± 6,4	4,8± 6,0	9,4± 6,7	5,1± 4,7	12,5± 9,0	7,9± 6,8
REM-Latenz min	72,4±25,7	55,5±36,5	50,5±31,7	16,3±20,1	66,0±22,7	64,8±59,5	64,2±56,4	43,1±71,7
1. REMP-Dauer min	16,8±12,0	20,7±16.0	30,0±20,2	29,6±20,4	25,4±13,5	22,3±28,2	21,3±11,9	24,7±21,3
1, REM-Dichte %	21,9±10,5	24,2±10,7	25,3±12,6	35,3±14,2	20,1± 9,3	19,9±10,3	20,6±14,5	24,1±14,4
Tot. REM-Dichte %	28,0±11,1	26,9±10,9	27,6± 8,4	30,2± 9,2	22,7±10,1	21,4± 8,1	24,9±10,4	24,4± 8,8
REM % SP	18,4± 4,0	22,0± 5,8	24,7± 7,0	28,2± 9,2	23,9± 3,8	24,6± 6,9	21,2± 4,0	26,3± 8,1

[a] SP=Schlafperiode, d.h. Zeit vom Einschlafen bis zum Erwachen.
[b] FME=Frühmorgendliches Erwachen.

Tabelle 4. Ergebnisse der statistischen Analyse (ANOVA) und Kontraste

Variable	Faktor Diagnose	Faktor „Treatment" Placebo vs. RS 86	Wechselwirkung	Kontrollgruppe vs. Depressive	Kontrollgruppe vs. Schizophrene	Depressive vs. Schizophrene
	$p<$	$p<$	$p<$	$p<$	$p<$	$p<$
Schlafeffizienz %	0,01	n.s.	n.s.	n.s.	0,001	0,05
S-2-Latenz min	0,01	0,01	0,05	0,05	0,001	n.s.
Anzahl Wachperioden	n.s.	n.s.	0,05	0,01	n.s.	n.s.
Wach %SP	n.s.	n.s.	0,05	n.s.	n.s.	n.s.
FME min	0,05	n.s.	n.s.	n.s.	0,01	n.s.
Stadium 1% SP	n.s.	0,01	0,05	n.s.	n.s.	n.s.
Stadium 2% SP	0,01	n.s.	n.s.	0,01	0,001	n.s.
SWS % SPT	n.s.	0,001	n.s.	n.s.	n.s.	0,05
REM-Latenz min	0,01	0,001	n.s.	0,01	n.s.	n.s.
1. REMP-Dauer min	0,05	n.s.	n.s.	0,01	n.s.	n.s.
1. REM-Dichte %	0,05	0,01	n.s.	0,05	n.s.	0,05
Tot. REM-Dichte %	n.s.	n.s.	n.s.	n.s.	n.s.	n.s.
REM % SP	0,001	0,001	n.s.	0,001	0,05	n.s.

Latenz verkürzt ($p<0,01$). Die schizophrenen Patienten unterschieden sich von den Kontrollpersonen sowohl durch eine deutliche Erniedrigung der Schlafeffizienz ($p<0,001$) und eine Verlängerung der S-2-Latenz ($p<0,001$) als auch ein ausgeprägteres frühmorgendliches Erwachen ($p<0,01$). Stadium 2 (% SP) war bei der schizophrenen Gruppe im Vergleich zu den Kontrollpersonen erniedrigt ($p<0,001$). Bezüglich des REM-Schlafs fand sich bei den schizophrenen Patienten eine Erhöhung des REM-Schlafanteils ($p<0,05$). Im direkten Vergleich schizophrener mit depressiven Patienten zeigte sich, daß die schizophrenen Patienten sowohl eine erniedrigte Schlafeffizienz ($p<0,05$) als auch etwas höhere Anteile an Tiefschlafstadien ($p<0,05$) aufwiesen. Bezüglich der Dichte der Augenbewegungen der ersten REM-Periode wiesen die depressiven Patienten erhöhte Werte im Vergleich zu den schizophrenen Patienten auf ($p<0,05$). Ausführlicher sind die Ergebnisse zur REM-Latenz und zum Einfluß von RS 86 auf diesen Parameter dargestellt.

Deutlich wird, daß RS 86 den ausgeprägtesten Einfluß auf die REM-Latenz der depressiven Patienten hatte. Während bei 6 der 36 gesunden Kontrollpersonen Einschlaf-REM-Perioden (REM-Latenz ≤ 25 min) auftraten, war dies bei 14 der 20 depressiven Patienten der Fall. Eine solche extreme REM-Latenzverkürzung trat nur bei einem Patienten in der Gruppe der Angsterkrankungen auf. Erwähnenswert sei an dieser Stelle auch, daß das Auftreten einer sekundären MDD bei dieser Krankheitsgruppe keinen Einfluß auf das Verhalten im cholinergen REM-Induktionstest hatte. Überraschenderweise zeigten 4 der Patienten aus der schizophrenen Gruppe schon unter Placebobedingungen REM-Latenzen kürzer als 25 min, d. h. sie unter-

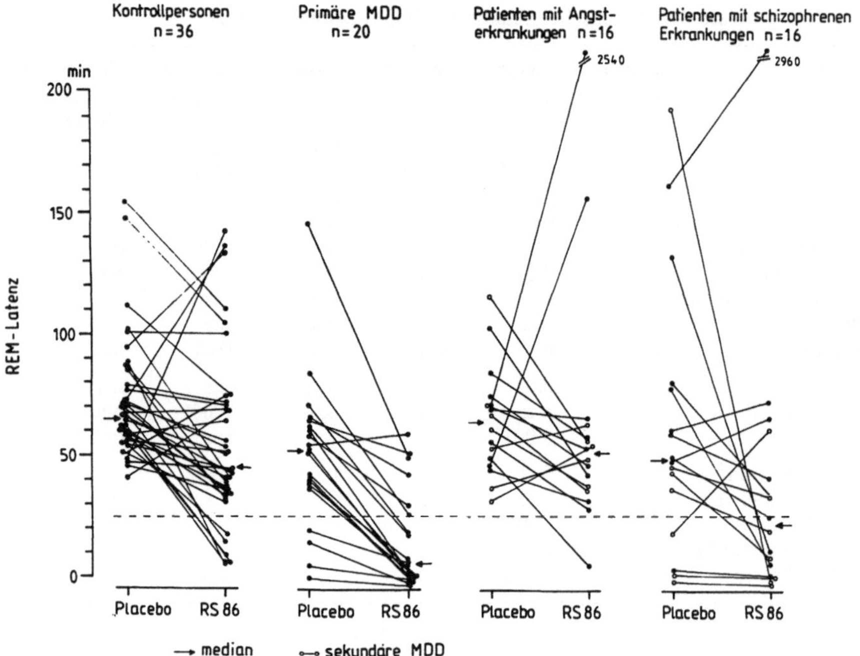

Abb. 2. REM-Latenz (min) nach Placebo und RS 86 bei den vier unterschiedlichen Gruppen

schieden sich bezüglich des Auftretens von Einschlaf-REM-Perioden nicht
von den depressiven Patienten. Das Cholinergikum RS 86 führte bei 8 schizophrenen Patienten zu Einschlaf-REM-Perioden. Zwar unterschieden sich
die schizophrenen Patienten bezüglich der REM-Latenz in der Varianzanalyse
nicht von den gesunden Kontrollpersonen (im Gegensatz zu den depressiven
Patienten), dies scheint jedoch in erster Linie auf die hohe Varianz der REM-
Latenz bei den schizophrenen Patienten zurückzuführen zu sein. Wie aus
Abb. 2 ersichtlich, bestand eine relativ enge Koppelung zwischen dem Auftreten von Einschlaf-REM-Perioden bei schizophrenen Patienten mit dem zusätzlichen Vorkommen einer depressiven Symptomatik. 3 der 4 Patienten, die
unter Placebobedingungen eine Einschlaf-REM-Periode zeigten, hatten eine
sekundäre MDD. 5 der 8 Patienten, die nach cholinerger Stimulation eine
Einschlaf-REM-Periode aufwiesen, wiesen eine sekundäre MDD auf. Bezüglich der Subtypen der Erkrankung ergab sich folgender Zusammenhang: von
den 8 Patienten mit einer Schizophrenie vom residualen Typ zeigten 2 unter
Ausgangsbedingungen Einschlaf-REM-Perioden, nach cholinerger Stimulation waren es 5 Patienten aus dieser Gruppe, die so kurze REM-Latenzen aufwiesen.

Diskussion

In der vorliegenden Studie wurden gesunde Kontrollpersonen, depressive Patienten, Patienten mit Angsterkrankungen sowie schizophrenen Erkrankungen sowohl unter Placebobedingungen als auch nach cholinerger Stimulation mit RS 86 im Schlaflabor untersucht. Über die Gesamtgruppe der untersuchten Probanden und Patienten gerechnet, konnten wir unsere früheren Ergebnisse zum Einfluß von RS 86 auf die Schlafstruktur (Berger et al. 1989) bestätigen: die Gabe des Cholinergikums bewirkte sowohl eine Zunahme der Einschlaflatenz als auch eine Zunahme der Wachperioden und des Anteils an Wachzeit. Während der Tiefschlaf reduziert wurde, nahm das Schlafstadium 1 zu. Darüber hinaus bewirkte RS 86 eine hochsignifikante Zunahme des REM-Schlafs sowie der Augenbewegungsdichte der 1. REM-Periode. Die REM-Latenz wurde deutlich und statistisch hochsignifikant verkürzt. Damit stehen unsere Ergebnisse in Einklang mit früheren Untersuchungen wie z. B. mit Physostigmin oder Arecholin (Überblick bei Sitaram et al. 1984), und stützen das von Hobson und McCarley (Hobson et al. 1975; Hobson u. Steriade 1986) entwickelte reziproke Interaktionsmodell der Regulation von Non-REM- und REM-Schlaf, das cholinergen Neuronengruppen im Hirnstamm eine entscheidende Rolle bei der Auslösung und Aufrechterhaltung von REM-Schlaf zumißt.

Der Befund, daß 14 der 20 untersuchten Patienten mit einer „Major Depressive Disorder" Einschlaf-REM-Perioden nach Gabe von RS 86 aufwiesen, steht in Einklang mit unserer ersten Untersuchung an 16 Depressiven (Berger et al. 1989) in der wir eine hochsignifikant ausgeprägte cholinerge Stimulierbarkeit von REM-Schlaf bei depressiven Patienten im Vergleich zu gesunden Probanden und Patienten mit Eßstörungen belegen konnten. Dieser Befund wurde als Ausdruck einer Imbalance zentralnervöser cholinerg-aminerger Neurotransmission im Sinne einer cholinergen Überaktivität oder cholinergen Rezeptorsupersensitivität interpretiert und als indirekter Beleg für die von Janowsky und Koautoren (Janowsky et al. 1972; Janowsky u. Risch 1986) formulierte Imbalancetheorie depressiver Erkrankungen gewertet.

In der vorliegenden Studie ließen sich Patienten mit Angsterkrankungen in ihrer Reagibilität auf den cholinergen Stimulus deutlich von den depressiven Patienten abgrenzen. Sowohl die Placebowerte als auch die Werte von RS 86 lagen für die REM-Latenz im Bereich der gesunden Probanden. Auch das zusätzliche Vorhandensein einer sekundären MDD hatte bei Patienten mit Angsterkrankungen keine ausgeprägte REM-Schlafvorverlagerung zur Folge. Ähnliche Ergebnisse für diese Patientengruppe erbrachte eine frühere Untersuchung mit dem Cholinergikum Arecholin (Dubé et al. 1985, 1986). Im Gegensatz dazu stehen die Ergebnisse der schizophrenen Patienten. Schon unter Placebobedingungen traten bei 4 der untersuchten Patienten sehr kurze REM-Latenzen auf, nach RS 86 zeigte die Hälfte der Patienten dieser Gruppe Einschlaf-REM-Perioden.

Bevor aus diesen Daten jedoch Schlußfolgerungen gezogen werden, muß auf einige mögliche konfundierende Variablen eingegangen werden. Beim Absetzen von Antidepressiva hat sich eine 7tägige Medikamentenauswaschphase als ausreichend erwiesen, um unverfälschte Schlafdaten zu erhalten, wie wir in einem Vergleich von depressiven Patienten mit unterschiedlich langen Auswaschphasen zeigen konnten (Berger et al. 1983a). Langfristige Neuroleptikagabe führt jedoch in der Regel zu Rezeptorveränderungen, vor allem im dopaminergen System, das wahrscheinlich einen modulierenden Einfluß auf die REM-Schlaf-Regulierung einnimmt. Dafür spricht eine Untersuchung von Stenberg u. Porkka-Heiskanen (1989), die zeigen konnten, daß Bromocriptin, ein D_2-Rezeptoragonist, REM-Schlaf unterdrückt, während z.B. Sulpirid, als D_2-Rezeptorantagonist, den REM-Schlaf nicht beeinflußt. Zudem könnte das Absetzen anticholinerger Begleitmedikation (z.B. Biperiden) auch die erhöhte Reagibilität im cholinergen REM-Induktionstest erklären. Dagegen spricht jedoch, daß nur 2 der untersuchten schizophrenen Patienten vor Untersuchungsbeginn von anticholinerger Begleitmedikation (Biperiden) abgesetzt wurden. Beide zeigten nach Gabe von RS 86 sehr kurze REM-Latenzen (2,5 min und 0 min), die Placebowerte lagen bei 145 min und 4,5 min. Zudem hatten zwei der untersuchten Patienten vor Untersuchungsbeginn nie oder für sehr lange Zeit (>6 Monate) keine Psychopharmaka erhalten, ihre REM-Latenzen nach cholinerger Stimulation lagen bei 2,0 und 12,0 min, so daß es unwahrscheinlich ist, daß die erhöhte Häufigkeit sehr kurzer REM-Latenzen bei den schizophrenen Patienten auf ein Absetzen anticholinerg wirkender Medikamente oder eine ungenügende Medikamentenauswaschphase zurückzuführen ist. Da zudem das Absetzen von Neuroleptika eher eine Reduktion des REM-Schlafs bewirkt (Thaker et al. 1989), also genau den gegenteiligen Effekt, den wir bei der schizophrenen Gruppe beobachteten, scheint es sich bei der REM-Latenzverkürzung dieser Gruppe nicht um ein Epiphänomen einer zu kurzen Medikamentenauswaschphase gehandelt zu haben.

Eine endgültige Interpretation der Daten wird durch die Heterogenität der bisher untersuchten schizophrenen Stichproben eingeschränkt. Zumindest für die Subgruppe der Patienten mit einer residualen Schizophrenie läßt sich jedoch wohl konstatieren, daß die in Tabelle 2 aufgeführten bisherigen Resultate bestätigt werden konnten: chronisch Schizophrene zeigen schon unter Placebobedingungen sehr kurze REM-Latenzen, dies ist durch cholinerge Stimulation noch akzentuierbar, vor allem wenn eine begleitende sekundäre MDD vorliegt. Tandon u. Greden (1989) stellten die Hypothese auf, daß es im Rahmen chronischer Schizophrenie zu einer Zunahme cholinerger Neurotransmission oder einer erhöhten muskarinen Rezeptorsensitivität komme, die als gegenregulatorisch oder kompensatorisch zur dopaminergen Überaktivität, der eine ätiologische Bedeutung für die Schizophrenie zugeschrieben wird (Überblick bei Carlsson 1988), zu verstehen ist. Diese Sichtweise entspricht dem von Hobson und McCarley formulierten Modell der cholinergen Stimulierbarkeit von REM-Schlaf (Hobson et al. 1975; Hobson u. Steriade 1986). Die Nagelprobe für die von Tandon und Greden aufgestellte Hypothese einer muskarinen Rezeptorsensitivität als Ursache defektuöser Residualzustände stellt jedoch die Untersuchung akut schizophrener Patienten dar, die nach diesem Modell keine REM-Schlafanomalien aufweisen dürften.

Zu bedenken ist allerdings, daß eine ausgeprägte Induzierung von REM-Schlaf durch ein Cholinergikum nicht unbedingt in erster Linie auf Veränderungen im Bereich des zentralen cholinergen Systems zurückzuführen sein muß. Mit Hobsons und McCarleys reziprokem Interaktionsmodell wäre alternativ auch vereinbar, daß primär eine Aktivitätsminderung katecholaminerger Systeme und die damit einhergehende abgeschwächte Inhibition des cholinergen Systems als ursächlich für die REM-Schlafvorverlagerung anzusehen ist. Wir erwähnen dies hier, weil Überlegungen, daß das klinische Bild einer chronischen Schizophrenie durch Funktionsminderung im katecholaminergen System insbesondere i. S. einer Subsensitivität dopaminerger Rezeptoren bedingt sein könnte, in der einschlägigen Literatur verschiedentlich artikuliert wurden (Zusammenfassung bei Carpenter et al. 1985). Sie führten auch zu Versuchen einer Beeinflussung schizophrener Minussymptome durch Dopaminagonisten (Olbrich u. Schanz 1988). Unser Befund kurzer REM-Latenzen bei der Subgruppe chronisch schizophrener Patienten könnte damit durchaus im Einklang mit einer Interpretation der Residualschizophrenie i. S. einer Funktionsminderung des dopaminergen Systems gesehen werden. Auch neuere Untersuchungen unserer Arbeitsgruppe (Berger et al. 1990; Riemann et al. im Druck, b), in denen es nicht gelang, mit Hilfe einer durch pharmakologische Manipulationen induzierten muskarinen Rezeptorsupersensitivität depressionstypische REM-Schlafanomalien bei gesunden Probanden zu produzieren, weisen in diese Richtung.

Literatur

Andreasen NC (1983) The scale for the assessment of negative symptoms. The University of Iowa, Iowa City

Berger M, Doerr P, Lund R, Bronisch T, Zerssen D von (1982) Neuroendocrinological and neurophysiological studies in major depressive disorders: Are there biological markers for the endogenous subtype? Biol Psychiatry 17:1217–1242

Berger M, Fleckenstein P, Riemann D, Müller WE (1990) Experimental approaches for testing the cholinergic/noradrenergic imbalance hypothesis of affective disorders. In: Bunney WE, Hippius H, Laakmann G, Schmauß M (eds) Neuropsychopharmacology. Springer, Berlin Heidelberg New York Tokyo

Berger M, Lund R, Bronisch T, Zerssen D von (1983a) REM latency in neurotic and endogenous depression and the cholinergic REM induction test. Psychiatry Res 10:113–123

Berger M, Lund R, Emrich H, Riemann D (1983b) The value of sleep variables as differential diagnostic or prognostic tools in depression. Sleep Res 12:199

Berger M, Riemann D, Höchli D, Spiegel R (1989) The cholinergic REM-sleep-induction test with RS 86: State-or trait-marker of depression? Arch Gen Psychiatry 46:421–428

Carlsson A (1988) The current status of the dopamine hypothesis of schizophrenia. Neuropsychopharmacology 1:179–186

Carpenter WT, Heinrichs DW, Alpus LD (1985) Treatment of negative symptoms. Schizophr Bull 11:440–452

Dubé S, Jones DA, Bell J, Davies A, Ross E, Sitaram N (1986) Interface of panic and depression: Clinical and sleep EEG correlates. Psychiatry Res 19:119–133

Dubé J, Kumar N, Ettedgui R, Pojl R, Jones D, Sitaram N (1985) Cholinergic REM induction response: separation of anxiety and depression. Biol Psychiatry 20:408–418

Feinberg I, Hiatt JF (1978) Sleep patterns in schizophrenia: A selective review. In: Williams RL, Karacan I (eds) Sleep disorders: Diagnosis and treatment. Wiley, New York, pp 205–231

Ganguli R, Reynolds CF, Kupfer DJ (1987) Electroencephalographic sleep in young never-medicated schizophrenics: a comparison with delusional and nondelusional depressives and with healthy controls. Arch Gen Psychiatry 44:36–44

Gillin JC, Sitaram N, Duncan WC (1979) Muscarinic supersensitivity: a possible model for the sleep disturbance of primary depression? Psychiatry Res 1:17–22

Gillin JC, Sitaram N, Wehr T et al. (1984) Sleep and affective illness. In: Post RM, Ballenger JC (eds) Frontiers of clinical neuroscience. Williams & Wilkins, Baltimore, pp 157–189

Hiatt JF, Floyd TC, Katz PH, Feinberg I (1985) Further evidence of abnormal non-rapid-eye-movement sleep in schizophrenia. Arch Gen Psychiatry 42:797–802

Hobson JA, Steriade M (1968) Neuronal basis of behavioral state control. In: Mountcastle VB, Bloom FE, Geiger SR (eds) Handbook of physiology, vol IV: Intrinsic regulatory systems of the brain. Americ. Physiol. Soc., Bethesda, Maryland, pp 701–823

Hobson JA, McCarley RW, Wyzinski PW (1975) Sleep cycle oscillation: reciprocal discharge by two brainstem neuronal groups. Science 189:55–58

Janowsky DS, Risch SC (1986) Adrenergic-cholinergic balance and affective disorders. In: Rush AJ, Altshuler KZ (eds) Depression – basic mechanisms, diagnosis, and treatment. Guilford Press, New York, pp 84–101

Janowsky DS, El-Yousef MK, Davis JM, Sekerke HJ (1972) A cholinergic-adrenergic hypothesis of mania and depression. Lancet II:632–635

Jus K, Bouchard M, Jus AK, Villeneuve A, Lachance R (1973) Sleep EEG studies in untreated long-term schizophrenic patients. Arch Gen Psychiatry 29:386–390

Kempenaers CH, Kerkhofs M, Linkowski P, Mendlewicz J (1988) EEG sleep in young schizophenic patients. In: Smirne S, Franceschi M, Ferini-Strambi L (eds) Sleep in medical and neuropsychiatric disorders. Masson, Milano, pp 185–192

Kumar A, Greden J, Grunhaus L, Eiser A (1985) Sleep-onset REM period in paranoid schizophrenia. Biol Psychiatry 20:815–816

Kupfer DJ (1976) REM latency: A psychobiologic marker for primary depressive disease. Biol Psychiatry 11:159–174

Kupfer DJ, Foster FG (1972) Interval between onset of sleep and rapid eye movement sleep as an indicator of depression. Lancet II:648–649

Lauer C, Zulley J, Krieg JC, Riemann D, Berger M (1988) EEG sleep and the cholinergic REM-induction test in anorexic and bulimic patients. Psychiatry Res 26:171–181

Maggini C, Guazzelli M, Pieri M, Lattanzi L, Ciapparelli A, Massimetti G, Rossi G (1986) REM latency in psychiatric disorders, polygraphic study on major depression, bipolar disorders manic and schizophrenic disorder. New Trends Exp Clin Psychiatry 2/2:93–101

McCarley RW (1982) REM sleep and depression: common neurobiological control mechanisms. Am J Psychiatry 139:565–570

Nicholson AN, Belyavin AJ, Pascoe PA (1989) Modulation of rapid eye movement sleep in humans by drugs that modify monoaminergic and purinergic transmission. Neuropsychopharmacology 2:131–143

Olbrich R, Schanz H (1988) The effect of the partial dopamine agonist terguride on negative symptoms in schizophrenia. Pharmacopsychiatry 21:389–390

Oswald I (1968) Drugs and sleep. Pharmacol Rev 20:273–303

Palacios JM, Bollinger G, Closse A, Enz A, Gmelin G, Malanowski J (1986) The pharmacological assessment of RS 86 (2-ethyl-8-methyl-2,8-diazaspiro-(4,5)-decan-1,3-dion hydrobromide). A potent, specific muscarinic acetylcholine receptor agonist. Eur J Pharmacol 125:45–62

Rechtschaffen A, Kales A (1968) A manual of standardized terminology, techniques and scoring system for sleep stages of human subjects. US Government Printing Office (Public Health Service), Washington DC

Reich L, Weiss BL, Coble P, McPartland R, Kupfer DJ (1975) Sleep disturbance in schizophrenia. Arch Gen Psychiatry 32:51–55

Riemann D, Berger M (1989) EEG sleep in depression and in remission and the cholinergic REM induction response to RS 86. Neuropsychopharmacology 2:145–152

Riemann D, Hohagen F, Lauer Ch, Berger M (im Druck, a) Longterm evolution of sleep in depression. In: Smirne S (ed) Sleep and aging. Masson Press, Milano

Riemann D, Hohagen F, Fleckenstein P, Müller WE, Berger M (im Druck, b) The cholinergic REM-induction test with RS 86 after scopolamine pretreatment in healthy subjects. Psychiatry Res

Riemann D, Joy D, Höchli D, Lauer CH, Zulley J, Berger M (1988) The influence of the cholinergic agonist RS 86 on sleep with regard to gender and age. Psychiatry Res 24:137–147

Sitaram N, Gillin JC, Bunney WE (1984) Cholinergic and catecholaminergic receptor sensitivity in affective illness: strategy and theory. In: Post RM, Ballenger JC (eds) Neurobiology of mood disorders. Williams & Wilkins, Baltimore, p 629–651

Sitaram N, Moore AM, Gillin JC (1979) Scopolamine induced muscarinic supersensitivity in normal man: Changes in sleep. Psychiatry Res 1:9–16

Spitzer RL, Endicott JE, Robins E (1977) Research diagnostic criteria for a selected group of functional disorders, 3rd edn. New York State Psychiatric Institute, Biometric Research

Stenberg D, Porkka-Heiskanen T (1989) Dopaminergic mechanisms in REM sleep. In: Horne J (ed) Sleep 1988. Fischer, Stuttgart, pp 100–101

Tandon R, Greden JF (1989) Cholinergic hyperactivity and negative schizophrenic symptoms. A model of cholinergic/dopaminergic interactions in schizophrenia. Arch Gen Psychiatry 46:745–753

Tandon R, Shipley J, Eiser AS, Greden JF (1988) Association between abnormal REM sleep and negative symptoms in schizophrenia. Psychiatry Res 27:359–361

Thaker GK, Wagman AM, Kirkpatrick B, Tamminga CA (1989) Alterations in sleep polygraphy after neuroleptic withdrawal: a putative supersensitive dopaminergic mechanism. Biol Psychiatry 25:75–86

Wittchen HU, Saß H, Zaudig M, Koehler K (1989) Diagnostisches und statistisches Manual psychischer Störungen DSM-III-R. Beltz, Weinheim

Wittchen HU, Zaudig M, Schramm E, Spengler P, Mombour W, Klug J, Horn R (1987) SKID. Strukturiertes klinisches Interview für DSM-III-R (Testversion). Beltz, Weinheim

Zarcone VP, Benson KL, Berger PA (1987) Abnormal rapid eye movement latencies in schizophrenia. Arch Gen Psychiatry 44:45–48

Teil III
Beiträge zur Pharmakotherapie

Pharmakologie der Neuroleptika und relevante Mechanismen zur Behandlung von Minussymptomatik

C. J. E. NIEMEGEERS, F. AWOUTERS und P. A. J. JANSSEN

Einleitung

Neuroleptika sind zu Standardarzneimitteln in der Behandlung der Schizophrenie geworden. Als pharmakologische Klasse weisen alle bekannten Neuroleptika eine gemeinsame Eigenschaft auf: den zentralen Dopaminantagonismus. Die beobachteten klinischen Unterschiede zwischen den einzelnen Neuroleptika wurden zeitweise spezifischen Wechselwirkungen mit Dopaminrezeptorsubtypen oder mit Dopaminrezeptoren in besonderen Hirnarealen zugeschrieben. Wechselwirkungen mit anderen Neurotransmittern als Dopamin könnten ebenfalls eine Ursache der signifikanten klinischen Unterschiede sein. Neuere Untersuchungen haben bewiesen, daß der Serotoninantagonismus die antipsychotische Wirkung der Dopaminantagonisten unterstützt. Die experimentellen und klinischen Grundlagen der Dopamin- und der Serotoninhypothese werden im weiteren besprochen.

Dopaminhypothese

Hierbei wird angenommen, daß der Krankheitsprozeß Anlaß zu dopaminerger Überaktivität gibt, die sich in bestimmten Kernsymptomen äußert.

Dopamin-D_2-Antagonismus

Diese Hypothese wird durch biochemische, pharmakologische und klinische Daten gestützt. Rezeptorbindungsstudien haben die Affinität aller bekannten Neuroleptika zu den postsynaptischen Dopamin-D_2-Rezeptoren gezeigt (Seeman 1980). Pharmakologische Untersuchungen haben diese In-vitro-Resultate bestätigt. Alle Neuroleptika vermögen das veränderte Verhalten von Tieren, die mit dem Dopamin-D_2-Agonisten Apomorphin behandelt wurden, zu normalisieren (Niemegeers u. Janssen 1979). Das Auftreten parkinsonartiger Nebenwirkungen nach einer Überdosis klassischer Neuroleptika bestätigt ebenfalls die Dopamin-D_2-Hypothese, da die Parkinson-

Krankheit auf einem Dopamindefizit beruht (Ehringer u. Hornykiewicz 1960).

Die klinische Besserung bei Patienten, die mit Dopamin-D_2-Antagonisten behandelt wurden, umfaßt einen Rückgang der Plussymptomatik, während die Minussymptomatik der Schizophrenie auch nach Beherrschung der floriden Symptome ein auffallend störendes Phänomen bleibt. Wesentliche Verbesserungen an klassischen Dopamin-D_2-Blockern sind daher auf dem Gebiet der extrapyramidalen Nebenwirkungen und der Minussymptomatik möglich.

Dopamin-D_1-Antagonismus

Eine Beeinflussung der cAMP-Bildung war der erste vermutete biochemische Mechanismus hinsichtlich der antidopaminergen Aktivität der Neuroleptika. Diese Hypothese (Iversen 1975) rückte nach Entdeckung von SCH 23390, einem Benzazepin mit erstmalig spezifisch dopamin-D_1-antagonistischer Wirkung (Hyttel 1983; Iorio et al. 1983), erneut in den Mittelpunkt des Interesses. Die Mechanismen der dopaminstimulierten Adenylatzyklase verlaufen über Rezeptoren (Dopamin D_1), die biochemisch und pharmakologisch von den zyklaseunabhängigen D_2-Rezeptoren verschieden sind (Kebabian u. Calne 1979). Unter den bekannten Neuroleptika, die durchweg D_2-Antagonisten sind, zeigen einige eine sehr geringe, andere eine sehr deutliche Affinität zu den D_1-Rezeptoren. Der D_1-Antagonismus korreliert nicht mit der antipsychotischen Aktivität (Leysen u. Niemegeers 1985; Seeman 1980). In pharmakologischen Verhaltenstests zeigte SCH 23390 die Aktivität klassischer D_2-Antagonisten. Es ist nicht bekannt, ob die antipsychotische Wirkung und die Nebenwirkungen von spezifischen Dopamin-D_1-Antagonisten sich von denen der klassischen Neuroleptika unterscheiden.

Autorezeptoragonisten

Autorezeptoragonisten sollten im Prinzip die Dopaminfreisetzung reduzieren. Diese Hypothese (Carlsson 1975) erfuhr nach der Entdeckung von 3PPP, einem spezifischen, zentral wirksamen Autorezeptoragonisten, der sich vom Apomorphin ableitet, wieder Beachtung (Hjorth et al. 1981). Autorezeptoren oder präsynaptische Rezeptoren sind eine spezifische Population zentraler Dopaminrezeptoren, die sich am dopaminergen Neuron selbst befindet. Sie sind ein Teil der homöostatischen Mechanismen, die den Fluß der Nervenimpulse, aber auch die Synthese und Freisetzung der Transmitter modulieren (Carlsson 1975). Mit 3PPP und seinen einzelnen Isomeren wurde das Ziel einer ausschließlich agonistischen Wirkung auf die Autorezeptoren nicht erreicht (Hjorth et al. 1983). Ganz allgemein scheint die agonistische Wirkung auf die postsynaptischen Dopaminrezeptoren, die zu einer Verstärkung der Psychose führt, schwierig zu vermeiden zu sein. Ein praktisches Problem ist der Mangel an geeigneten pharmakologischen Verhaltenstests. Ein fundamentales Problem besteht weiterhin darin, daß die klinische Wirkung eines selektiven Autorezeptoragonisten durch einen nicht vorherzusehenden Empfindlichkeitszustand der Rezeptoren bestimmt wird (Clark et al. 1985b). Bis heute ist es aber nicht gelungen, einen Nachweis für einen antipsychotischen Effekt durch eine agonistische Beeinflussung der Autorezeptoren zu erbringen.

Dopaminrezeptoren in verschiedenen Hirnarealen

Die hierzu gehörende Hypothese lautet, daß der therapeutische Effekt der Neuroleptika auf einer Wechselwirkung mit Dopaminrezeptoren des mesolimbischen Systems beruhe, während extrapyramidale Nebenwirkungen durch eine Wechselwirkung mit striatalen Rezeptoren entstehen sollten.

Rezeptorbindungsstudien haben gezeigt, daß alle verfügbaren Neuroleptika die Dopaminrezeptoren des mesolimbischen Systems bei niedrigeren Dosierungen, als denjenigen, die für das Striatum benötigt werden, besetzen (Köhler et al. 1981; Le Fur et al. 1980). Die Dosisdifferenz bei der Besetzung der mesolimbischen und striatalen Dopaminrezeptoren scheint bei potenten Neuroleptika kleiner zu sein, da pharmakokinetische Unterschiede, z.B. das Erreichen einer Gleichgewichtsverteilung, in diesen Experimenten eine große Rolle spielen. Der Anstieg der Homovanillinsäurekonzentration im Präfrontalkortex und im Nucleus caudatus als Maß der Dopamin-D_2-Rezeptorblockade zeigt keinerlei auffallende Unterschiede in der regionalen Wirkung der Neuroleptika, wohl aber die bekannten großen Potenzunterschiede (Chang et al. 1988). Bei schizophrenen Patienten hat die Positronenemissionstomographie (PET) schließlich gezeigt, daß nach klinischen Dosen verschiedener – klassischer und nichtklassischer – Neuroleptika der Dopamin-D_2-Besetzungsgrad im Putamen (Striatum) bei allen Patienten Werte zwischen 65 und 82% erreicht (Farde et al. 1988). Eine kleine Erhöhung des Besetzungsgrades kann zu einer Überschreitung der „neuroleptischen Schwelle" führen (Farde et al. 1989), doch schließt dies nicht aus, daß alle Neuroleptika – einschließlich dem Clozapin – eine dosisabhängige Überbesetzung der striatalen D_2-Rezeptoren verursachen.

Schlußfolgerungen zur Dopaminhypothese

Dopamin-D_2-Antagonisten stehen seit mehr als 30 Jahren zur Verfügung. Ihre therapeutische Wirksamkeit und ihre Nebenwirkungen sind gut dokumentiert. Biochemisch und pharmakologisch wurden sowohl die Dopamin-D_1-Antagonisten als auch die Autorezeptoragonisten gründlich untersucht (Christensen et al. 1984; Clark et al. 1985a, b). Auch ihre klinischen Möglichkeiten wurden ausführlich beschrieben (Hjorth et al. 1983; Waddington 1988). Gut angelegte klinische Vergleichsstudien in der Psychiatrie, die einen überzeugenden therapeutischen Effekt bewiesen hätten, sind jedoch nicht bekannt geworden. Schließlich ist die lokale Verteilung der bekannten Neuroleptika über die verschiedenen dopaminergen Zonen im Gehirn bis auf geringe oder vorübergehende Abweichungen recht gleichmäßig, und sie ist keine stichhaltige Erklärung für die ausgeprägten Wirkungsunterschiede in der Klinik.

Wechselwirkung mit anderen Neurotransmittern als Dopamin

Biochemische und pharmakologische Studien haben gezeigt, daß neben dem Dopaminantagonismus und unabhängig davon Neuroleptika auch mit anderen Neurotransmittern interferieren können. Dies betrifft hauptsächlich Azetylcholin, Histamin, Norepinephrin und Serotonin. Diese Untersuchungen führten zu Beschreibungen recht unterschiedlicher Aktivitätsprofile der einzelnen Neuroleptika (Niemegeers u. Janssen 1979). Die Aktivitätsprofile lassen sich durch spezifische neurobiochemische und pharmakologische Methoden bestimmen, die heute ausreichend validiert sind und sich gegenseitig bestätigen (Leysen u. Niemegeers 1985). In Tabelle 1 werden die Aktivitätsprofile von 6 Neuroleptika beschrieben, wie sie anhand standardisierter Tests an Ratten ermittelt wurden. Die ausgewählten Verbindungen sind durchweg Dopamin-D_2-Antagonisten, da sie das apomorphininduzierte abnorme Verhalten normalisieren. Haloperidol ist recht spezifisch, während die anderen Substanzen eher aspezifische Dopaminantagonisten sind. Chlorpromazin ist an erster Stelle ein Dopaminantagonist. Thioridazin besitzt in erster Linie α-adrenerge Blockadewirkungen, Promazin ist ein Antihistaminikum, Pipamperon kann man bereits als einen Serotoninantagonisten bezeichnen, während

Tabelle 1. Aktivitätsprofile von 6 Neuroleptika bei Ratten. ED_{50}-Werte in mg/kg und Verhältnis gegenüber der Hauptaktivität

Substanz	Test Rezeptor	APO D_2	TRY $5HT_2$	NOR α_1	48/80 H_1	PHY ACh
Haloperidol	mg/kg	0,02	0,80	5,00	>5,00	>5,00
	Ratio	1	40	250	>250	>250
Chlorpromazin		0,30	0,90	1,50	1,20	80,0
		1	3	5	4	>250
Thioridazin		4,00	10,0	1,00	4,00	100
		4	10	1	4	100
Promazin		3,00	9,00	3,00	1,00	75,0
		3	9	3	1	75
Pipamperon		3,00	0,60	6,00	3,00	>160
		5	1	10	5	>250
Clozapin		6,00	3,00	18,0	3,00	6,00
		2	1	6	1	2

APO   Apomorphin (Dopamin-D_2)-,
TRY   Tryptamin (Serotonin-$5HT_2$)-,
NOR   Norepinephrin (α_1-adrenerger),
48/80 Compound 48/80 (Histamin-H_1)-,
PHY   Physostigmin (Azetylcholin-ACh)-Antagonismus

bei Clozapin nach dem Serotonin- und dem Histaminantagonismus die Antimuskarinwirkung ebenso stark wie der Dopaminantagonismus ausgeprägt ist. Histamin- und Norepinephrinantagonismus werden durchweg eher mit den Nebenwirkungen als mit dem therapeutischen Effekt der Neuroleptika in Zusammenhang gebracht. Über die zentralen Wechselwirkungen zwischen Dopamin und Histamin und zwischen Dopamin und Norepinephrin ist bisher kaum etwas bekannt. Die zentrale Antimuskarinwirkung unterdrückt zwar die extrapyramidalen Symptome, vermindert aber auch die antipsychotische Aktivität und maskiert die dopaminerge Überblockade, so daß die permanente Kombination von Dopamin- und Muskarinantagonismus die Entwicklung einer dopaminergen Hypersensibilität begünstigt und daher vermieden werden sollte. Dem Serotoninantagonismus vermochte man bis vor kurzem keinerlei deutliche therapeutische oder unerwünschte Wirkung zuzuschreiben.

Serotoninhypothese

Hierbei wird angenommen, daß Serotonin als Neuromodulator im Falle von Schizophrenie sowohl die Stimmungslage beeinträchtigt als auch dopaminverstärkend wirkt.

Historische Daten zu Serotonin und dem Serotoninantagonismus

Serotonin wurde im Jahre 1949 als 5-Hydroxytryptamin identifiziert (Rapport 1949). Seit 1954 gibt es eine Serotoninhypothese der Schizophrenie (Woolley u. Shaw 1954), und Woolley postulierte 1962, daß Schizophrenie mindestens z. T. Folge eines serotoninergen Übermaßes wäre, da sich bestimmte psychotische Symptome durch 5HT-ähnliche Substanzen, beispielsweise LSD, entweder bei Gesunden hervorrufen, oder bei Patienten intensivieren ließen.

Tedeschi et al. (1961) brachten die experimentelle Antitryptaminaktivität der Phenothiazine mit dem zentralen Serotoninantagonismus in Zusammenhang. Bei der detaillierten Beschreibung der pharmakologischen Profile von 74 Neuroleptika (Niemegeers u. Janssen 1979) zeigte sich, daß 91% der Verbindungen einen Tryptaminantagonismus aufwiesen, wenn auch meist schwächer als der Apomorphinantagonismus. Der experimentelle Tryptaminantagonismus zeigte eine Korrelation mit der Affinität der Verbindungen zu den Serotonin-5HT$_2$-Rezeptoren im Frontalkortex (Leysen u. Laduron 1977; Leysen et al. 1978; Peroutka u. Snyder 1979), doch ein funktionelles, klinisches Korrelat des Tryptaminantagonismus ließ sich nicht definieren.

Klinische Erfahrungen mit frühen Serotoninantagonisten

Im Jahre 1958 wurde eine Reihe methylierter Lysergsäurederivate als potente Serotoninantagonisten beschrieben, wobei Methysergid den Prototyp darstellte (Cerletti u. Doepfner 1958). Verschiedene Serotoninantagonisten wurden an psychotischen Patienten erprobt. Bei chronischer Schizophrenie oder bei Manie wurde nach Methysergid keinerlei signifikante Besserung der Kernsymptome beobachtet (Coppen et al. 1969; Dewhurst 1968; Gallant et al. 1963; Haskovec u. Soucek 1968; Maire et al. 1967; Mendels 1967). Eine Studie an geistig retardierten, möglicherweise schizophrenen Kindern zeigte, daß Methysergid die geistige Wachheit, die Reaktionsfähigkeit und die zielgerichtete Aktivität erhöhte (Fish et al. 1969). Unter Cinanserin ergab sich eine Tendenz zur Besserung einiger affektiver, nichtschizophrener Symptome, z. B. Depression, und es wurde über ein gutes Ansprechen von Schlaflosigkeit berichtet (Gallant u. Bishop 1968; Holden et al. 1971).

Da Methysergid – wie auch Cinanserin – als relativ spezifische Serotoninantagonisten galten, war das Resultat dieser beiden Prüfungen nicht geeignet, dem zentralen Serotoninantagonismus irgendeinen antipsychotischen Effekt zuzuschreiben.

Inzwischen ist einerseits bekannt, daß es 5HT-Rezeptoren sehr unterschiedlicher Natur gibt, und daß andererseits alle Serotoninantagonisten, die bis 1980 beschrieben wurden, gleichzeitig partielle Agonisten waren, da sie LSD-ähnliche Stimulationserscheinungen hervorrufen (Colpaert et al. 1982). Wahrscheinlich aufgrund der Folgen einer LSD-artigen gemischten agonistisch-antagonistischen Wirkung an den Serotoninrezeptoren (Persyko 1972) verloren diese frühen Serotoninantagonisten das Interesse der Psychiater.

Ritanserin, der zentral wirksame Serotonin-5HT$_2$-Antagonist

Ritanserin, ein Benzhydrylenpiperidinderivat (Abb. 1), ist die erste Verbindung mit einer spezifisch serotonin-5HT$_2$-antagonistischen Wirkung auf das Zentralnervensystem (Leysen et al. 1985). Ritanserin ist kein Neuroleptikum, sondern ein potenter Tryptaminantagonist ohne dopamin-, norepinephrin-,

$$C_{27}H_{25}F_2N_3OS \qquad M.W. = 477.57$$

Abb. 1. Chemische und kristallographische Struktur von Ritanserin (J. P. Tollenaere u. H. Moereels)

histamin- oder muskarin-antagonisierende Eigenschaften (Awouters et al. 1988). Bei Tieren zeigte Ritanserin unter experimentellen Angstsituationen disinhibitorische Eigenschaften (Colpaert et al. 1985; Critchley u. Handley 1987; Meert 1986), aber im Gegensatz zu den Benzodiazepinen trat keine Indifferenz gegenüber Bestrafung auf (Meert u. Colpaert 1986). Ritanserin führte außerdem zu einer selektiven Zunahme des tiefen Langsamwellenschlafes (SWS) (Dugovic u. Wauquier 1987), wirkte aber weder hypnotisch, noch erzeugte es – selbst bei hoher Überdosierung – motorische Unkoordiniertheit, Sedierung oder Zeichen abnormen Verhaltens (Awouters et al. 1988). Klinisch wurde Ritanserin als Thymosthenikum mit stimmungsaufhellenden und angstreduzierenden Eigenschaften beschrieben (Ceulemans et al. 1985; Pangalila-Ratu Langi u. Jansen 1988; Reyntjens et al. 1986).

Eine Zunahme des tiefen SWS wurde auch beim Menschen beobachtet, und da diese Schlafphase als restorativ gilt, kann Ritanserin die Schlafqualität verbessern (Declerck et al. 1987; Idzikowski et al. 1986, 1987; Janssen 1987a).

Wenn Ritanserin mit einem klassischen Neuroleptikum kombiniert wurde, ließ sich ein günstiger Einfluß auf die Minussymptome der Schizophrenie feststellen. Gleichzeitig kam es zu einem wesentlichen Rückgang existierender parkinsonartiger Nebenwirkungen (Bersani et al. 1986; Gelders et al. 1986). Die thymosthenische Aktivität von Ritanserin äußert sich am deutlichsten, wenn Energiemangel mit affektiven Symptomen assoziiert ist. Bei Schizophrenen korrigiert Ritanserin durch seinen $5HT_2$-Antagonismus zwei wesentliche Nachteile der klassischen Neuroleptika: die relative Inaktivität gegenüber der Minussymptomatik und das Auftreten extrapyramidaler Nebenwirkungen (EPS), die man seit Jahren mit den sog. atypischen Neuroleptika zu umgehen versuchte.

Wechselwirkungen zwischen Dopamin- und Serotoninantagonismus

Pharmakologische und klinische Daten

Pharmakologische Wechselwirkungsstudien mit Dopamin- und Serotoninantagonisten haben gezeigt, daß zentrale Serotoninantagonisten sowohl die neuroleptika-bedingte Katalepsie der Ratte vermindern (Balsara et al. 1979; Carter u. Pycock 1977; Costall et al. 1975; Maj et al. 1975), als auch den durch Haloperidol bedingten Anstieg der Homovanillinsäure- und DOPAC-Spiegel senken (Waldmeier u. Delini-Stula 1979). Diese Ergebnisse lassen in einem gewissen Maße vermuten, daß das serotoninerge System das dopaminerge System moduliert, und daß der Serotoninantagonismus die neuroleptika-induzierten EPS zu reduzieren vermag.

Tatsächlich wurde dies früher bereits in der Klinik bei zwei Neuroleptika (Pipamperon und Clozapin), deren Serotoninantagonismus stärker als ihr Dopaminantagonismus ist, beobachtet (Tabelle 1). Außer dem gemeinsamen Serotoninantagonismus haben die beiden Substanzen ein sehr unterschiedliches pharmakologisches Profil, und auch hinsichtlich der therapeutischen Wirkung und Nebenwirkungen sind sie recht unterschiedlich. Dennoch zeigen sie einige interessante gemeinsame Merkmale, insbesondere den günstigen Einfluß auf die Minussymptomatik, den Schlaf und die im Vergleich zu anderen Neuroleptika sehr geringe EPS-Häufigkeit (Ansoms et al. 1977; Deberdt 1976; Fischer-Cornelssen u. Ferner 1976; Squelart u. Saravia 1977). Das komplexe pharmakologische Profil von Pipamperon und Clozapin erlaubte jedoch nicht, die beschriebenen positiven klinischen Wirkungen definitiv dem zentralen Serotoninantagonismus zuzuschreiben.

Risperidon, ein Serotonin-5HT$_2$- und Dopamin-D-$_2$-Antagonist

Der nächste logische Schritt war die pharmakologische Assoziation des zentralen Serotonin-5HT$_2$- mit dem Dopamin-D$_2$-Antagonismus in einem Molekül mit haloperidol-artiger Potenz und ohne zentrale anticholinerge Aktivität. Im Jahre 1984 wurde aus der chemischen Reihe der Benzisoxazole die Substanz Risperidon (Abb. 2) selektiert. Anhand des Rezeptorbindungsprofils in vitro läßt sich Risperidon als ein potenter Serotonin-5HT$_2$-Antagonist mit einer schwächeren Affinität zu Dopamin-D$_2$-, Histamin-H$_1$- und α_1-adrenergen Rezeptoren, jedoch ohne anticholinerge Wirkungen, charakterisieren (Leysen et al. 1988). Pharmakologische Studien an Risperidon sind im Einklang mit dem biochemischen Profil (Janssen et al. 1988). Risperidon hemmt in Dosen zwischen 0,014 und 0,049 mg/kg KG Erscheinungen, die durch serotoninerge Überstimulation (Tryptamin, Mescalin, 5-Hydroxytryptophan, DOM) hervorgerufen werden.

Bei etwas höheren Dosen (0,056–0,15 mg/kg KG) wird zentrale dopaminerge Überstimulation, hervorgerufen durch Amphetamin, Kokain oder Apomorphin, gehemmt. Risperidon ist weiterhin ein potenter LSD-Antagonist (0,028 mg/kg KG), besitzt aber keinerlei LSD-artige Aktivität, also keine serotonin-agonistische Wirkung. Ergebnisse in anderen In-vivo-

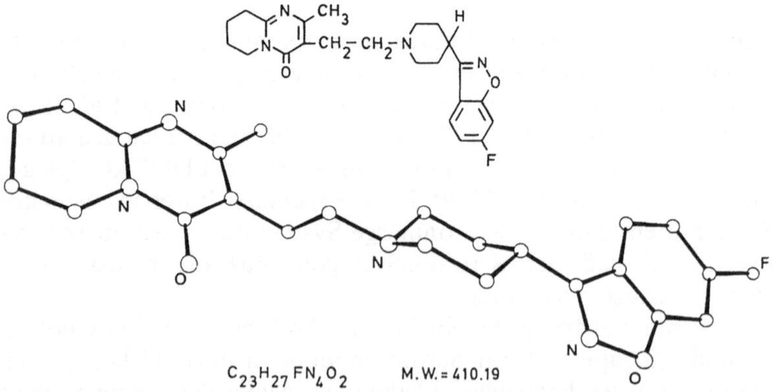

Abb. 2. Chemische und kristallographische Struktur von Risperidon (C. T. De Ranter)

Tests bestätigen das In-vitro-Profil: Histamin-H_1- und α_1-adrenerge Blockadewirkung bei völliger Abwesenheit eines anticholinergen Effektes. Die Bioverfügbarkeit von Risperidon nach oraler Gabe ist ausgezeichnet, denn es besteht praktisch kein Unterschied zwischen der intravenös und der oral wirksamen Dosis. Die Wirkung tritt nach oraler Gabe sehr schnell ein, die Wirkungsdauer beträgt 24 h.

Aus diesen Experimentalstudien, in denen für Risperidon ein sehr starker Serotonin-$5HT_2$-Antagonismus und ein starker Dopamin-D_2-Antagonismus nachgewiesen wurden, und unter Bezugnahme auf die klinischen Ergebnisse mit Pipamperon, Clozapin, oder Ritanserin in Kombination mit einem klassischen Neuroleptikum, war zu erwarten, daß Risperidon bei Schizophrenie und ähnlichen Erkrankungen zu therapeutischen Resultaten führt, die mit den klassischen Neuroleptika nicht erreicht werden können. Dies betrifft hauptsächlich die Verbesserung der Kontaktfähigkeit und Stimmung, aber auch die EPS-freie Erhaltungstherapie (Janssen 1987 b).

Die klinische Erfahrung mit Risperidon wurde bisher vorzugsweise bei Patienten mit bekanntem Ansprechen auf die klassische Behandlung gewonnen. Im Vergleich zu dieser ist die tägliche Erhaltungsdosis von etwa 5 mg antipsychotisch wirksamer, insbesondere im Hinblick auf die Minussymptomatik. Bereits bestehende EPS gehen meist auffällig zurück, und neue treten selten auf (Castelao et al. 1989; De Cuyper 1989; Gelders et al. 1989; Janssen 1988; Meco et al. 1989; Mesotten et al. 1989).

In all diesen Studien wurde Risperidon sehr gut vertragen. Therapieresistente Patienten, für die kürzlich eine Clozapin-Behandlung beschrieben wurde (Kane et al. 1988), reagieren in der Mehrzahl günstig und ohne störende Nebenwirkungen auf Risperidon (Bersani et al. 1990; Roose et al. 1988).

Schlußfolgerungen zum Gesamtgebiet

Die Forschung der letzten 30 Jahre hat im Hinblick auf bessere Beherrschung eines überaktiven dopaminergen Systems trotz zahlreicher Versuche und verschiedenartiger Denkansätze nicht zu dem erhofften therapeutischen Durchbruch geführt. Es ist eine Tatsache, daß es seit Ingebrauchnahme von Chlorpromazin und Haloperidol keine neuen Antipsychotika mit einer größeren klinischen Wirkungsbreite gegeben hat. Dopamin-D_2-Antagonismus bleibt noch immer eine wesentliche Komponente beim Wirkungsmechanismus der Neuroleptika, insbesondere bei der Beeinflussung der Plussymptomatik. Serotonin-$5HT_2$-Antagonismus ist eine weitere wesentliche Komponente, die schon allein günstige Wirkungen auf die Minussymptomatik der Schizophrenie besitzt, und die durch ihren modulierenden Effekt auf das dopaminerge System die Compliance wegen des Fehlens von EPS deutlich verbessert. Die Kombination des zentralen Dopamin-D_2- und des serotoninergen $5HT_2$-Antagonismus scheint sich in Risperidon auf äußerst vorteilhafte Weise zu einer neuen Antipsychotikaklasse zu ergänzen.

194   C. J. E. Niemegeers et al.

Danksagung. An dieser Stelle möchte ich Herrn Dr. Christian Hörig, Janssen Research Foundation, Beerse, für die Übersetzung und Bearbeitung des Manuskriptes herzlich danken.

Literatur

Ansoms C, De Backer-Dierick C, Vereecken JLTM (1977) Sleep disorders in patients with severe mental depression. Double-blind placebo controlled evaluation of the value of pipamperone (Dipiperon). Acta Psychiatr Scand 55:116–122

Awouters F, Niemegeers CJE, Megens AAHP, Meert TF, Janssen PAJ (1988) The pharmacological profile of ritanserin, a very specific central serotonin S_2 antagonist. Drug Dev Res 15:61–73

Balsara JJ, Jadhav JH, Chandorkar AG (1979) Effects of drugs influencing central serotonergic mechanisms on haloperidol-induced catalepsy. Psychopharmacology 62:67–69

Bersani G, Bressa GM, Meco G, Marini S, Pozzi F (1990) Combined serotonin $5HT_2$ and dopamine D_2 antagonism in schizophrenia: clinical, extrapyramidal and neuroendocrine response in a preliminary study with risperidone (R 64766). Human Psychopharmacology 5:225–231

Bersani G, Grispini A, Marini S, Pasini A, Valducci M, Ciani N (1986) Neuroleptic-induced extrapyramidal side effects: clinical perspectives with ritanserin (R 55667), a new selective $5\text{-}HT_2$ receptor blocking agent. Curr Ther Res 40:492–499

Carlsson A (1975) Dopaminergic autoreceptors. In: Almgren O, Carlsson A, Engel J (eds) Chemical tools in catecholamine research, Vol II. North Holland, Amsterdam, pp 219–224

Carter CJ, Pycock CJ (1977) Possible importance of 5-hydroxytryptamine in neuroleptic-induced catalepsy in rats. Br J Pharmacol 60:267–268

Castelao JF, Ferreira L, Gelders YG, Heylen SLE (1989) The efficacy of the D_2 and $5HT_2$ antagonist risperidone (R 55667) in the treatment of chronic psychosis. An open dose-finding study. Schizophr Res 2:411–415

Cerletti A, Doepfner W (1958) Spezifische Steigerung der serotoninantagonistischen Wirkung von Lysergsäurederivaten durch Methylierung des Indolstickstoffes der Lysergsäure. Helv Physiol Pharmacol Acta 16:C55–C57

Ceulemans DLS, Hoppenbrouwers M-LJA, Gelders YG, Reyntjens AJM (1985) The influence of ritanserin, a serotonin antagonist, in anxiety disorders; a double-blind placebo-controlled study versus lorazepam. Pharmacopsychiatry 18:303–305

Chang WH, Chen TY, Wu HS, Hu WH, Yeh EK (1988) Dose response curves of homovanillic acid in pre-frontal cortex and caudate following antipsychotic drugs: relation to clinical potencies. Psychopharmacology 95:459–462

Christensen AV, Arnt J, Hyttel J, Larsen JJ, Svendsen O (1984) Pharmacological effects of a specific dopamine D_1 antagonist SCH 23390 in comparison with neuroleptics. Life Sci 39:1529–1540

Clark D, Hjorth S, Carlsson A (1985a) Dopamine receptor agonists: mechanisms underlying autoreceptor selectivity. I. Review of the evidence. J Neural Transm 62:1–52

Clark D, Hjorth S, Carlsson A (1985b) Dopamine receptor agonists: mechanisms underlying autoreceptor selectivity. II. Theoretical considerations. J NeuralTransm 62:171–207

Colpaert FC, Niemegeers CJE, Janssen PAJ (1982) A drug discrimination analysis of lysergic acid diethylamide (LSD): in vivo agonist and antagonist effects of purported 5-hydroxytryptamine antagonists and of pirenperone, an LSD antagonist. J Pharmacol Exp Ther 221:206–214

Colpaert FC, Meert TF, Niemegeers CJE, Janssen PAJ (1985) Behavioral and 5-HT antagonist effects of ritanserin: a pure and selective antagonist of LSD discrimination in rats. Psychopharmacology 86:45–54

Coppen A, Prange AJ, Whybrow PC, Noguera R, Paez JM (1969) Methysergide in mania. A controlled trial. Lancet II:338–340

Costall B, Fortune DH, Naylor RJ, Marsden CD, Pycock C (1975) Serotonergic involvement with neuroleptic catalepsy. Neuropharmacology 14:859–868

Critchley MAE, Handley SE (1987) Effects in the X-maze anxiety model of agents acting at 5-HT$_1$, and 5-HT$_2$ receptors. Psychopharmacology 93:502–506

Deberdt R (1976) Pipamperone (Dipiperon) in the treatment of behaviour disorders. A large-scale multicentre evaluation. Acta Psychiat Belg 76:157–166

Declerck AC, Wauquier A, Van der Haes-Veltman PHM, Gelders Y (1987) Increase in slow-wave sleep in humans with the serotonin S$_2$ antagonist ritanserin. Curr Ther Res 41:427–432

De Cuyper HJA (1989) Risperidone in the treatment of chronic psychotic patients: an overview of the double-blind comparative studies. In: Ayd FJ (ed) 30 years Janssen Research in Psychiatry. Ayd Medical Communications, Baltimore, pp 115–122

Dewhurst WG (1968) Methysergide in mania. Nature 219:506–507

Dugovic C, Wauquier A (1987) 5-HT$_2$ receptors could be primarily involved in the regulation of slow wave sleep in the rat. Eur J Pharmacol 137:145–146

Ehringer RH, Hornykiewicz O (1960) Verteilung von Noradrenalin und Dopamin (3-Hydroxytyramin) im Gehirn des Menschen und ihr Verhalten bei Erkrankungen des extrapyramidalen Systems. Klin Wochenschr 15:1236–1239

Farde L, Wiesel FA, Halldin C, Sedvall G (1988) Central D$_2$ dopamine receptor occupancy in schizophrenic patients treated with antipsychotic drugs. Arch Gen Psychiatry 45:71–76

Farde L, Wiesel FA, Nordström AL, Sedvall G (1989) D$_1$- and D$_2$-dopamine receptor occupancy during treatment with conventional and atypical neuroleptics. Psychopharmacology 99:S28–S31

Fischer-Cornelssen KA, Ferner U (1976) An example of European multicenter trials (multispectral analysis of clozapine). Psychopharmacol Bull 12:34–39

Fish B, Campbell M, Shapiro T, Floyd A (1969) Schizophrenic children treated with methysergide (Sansert). Dis Nerv Syst 30:534–540

Gallant DM, Bishop MP (1968) Cinanserin (Sch 10.643): a preliminary evaluation in chronic schizophrenic patients. Curr Ther Res 10:461–463

Gallant DM, Bishop MP, Steele CA, Noblin CD (1963) The relationship between serotonin antagonism and tranquillizing activity. Am J Psychiatry 119:882

Gelders YE, Heylen SLE, Vanden Bussche G, Reyntjens AJM, Janssen PAJ (1989) Risperidone, a breakthrough in antipsychotic therapy. In: Ayd FJ (ed) 30 years Janssen Research in Psychiatry. Ayd Medical Communications, Baltimore, pp 123–128

Gelders Y, Vanden Bussche G, Reyntjens A, Janssen P (1986) Serotonin-S$_2$ receptor blokkers in the treatment of chronic schizophrenia. Clin Neuropharmacol 9 (Suppl 4):325–327

Haskovec L, Soucek K (1968) Trial of methysergide in mania. Nature 219:507–508

Hjorth SA, Carlsson A, Clark D et al. (1983) Central dopamine receptor agonist and antagonist action of the enantiomers of 3PPP. Psychopharmacology 81:89–99

Hjorth SA, Carlsson A, Wikström H et al. (1981) 3PPP, a new centrally acting DA-receptor agonist with selectivity for autoreceptors. Life Sci 28:1225–1238

Holden JMC, Itil T, Keskiner A, Gannon P (1971) A critical trial of an antiserotonin compound, cinanserin, in chronic schizophrenia. J Clin Pharmacol 11:220–226

Hyttel J (1983) SCH 23390, the first selective dopamine D$_1$ antagonist. Eur J Pharmacol 91:153–154

Idzikowski C, Cowen PJ, Nutt D, Mills FJ (1987) The effect of chronic ritanserin treatment on sleep and the neuroendocrine response to L-tryptophan. Psychopharmacology 93:416–420

Idzikowski C, Mills FJ, Glennard R (1986) 5-Hydroxytryptamine-2-antagonist increases human slow wave sleep. Brain Res 378:164–168

Iorio LC, Barnett A, Leitz FH, Houser VT, Korduba CA (1983) SCH 23390, a potential benzazepine antipsychotic with unique interaction on dopaminergic systems. J Pharmacol Exp Ther 226:462–468

Iversen LL (1975) Dopamine receptors in the brain. A dopamine-sensitive adenylate cyclase models synaptic receptors, illuminating antipsychotic drug action. Science 188:1084–1089

Janssen PAJ (1987a) Does ritanserin, a potent serotonin S_2 antagonist, restore energetic functions during the night. JR Soc Med 80:409–413

Janssen PAJ (1987b) The development of new antipsychotic drugs: towards a new strategy in the management of chronic psychoses. J Drug Ther Res 12:324–328

Janssen PAJ (1988) Die Entwicklung neuartiger Antipsychotika – ein Schritt vorwärts in der Behandlung chronischer Psychosen. In: Bergener M (ed) Fortschritt in der Behandlung chronischer Psychosen. Perimed, Erlangen, S 34–42

Janssen PAJ, Niemegeers CJE, Awouters F, Schellekens KHL, Megens AAHP, Meert TF (1988) Pharmacology of risperidone (R 64766), a new antipsychotic with serotonin-S_2 and dopamine-D_2 antagonistic properties. J Pharmacol Exp Ther 244:685–693

Kane J, Honigfeld G, Singer J, Meltzer H, The Clozaril Collaborative Study Group (1988) Clozapine for the treatment-resistant schizophrenic. A double-blind comparison with chlorpromazine. Arch GenPsychiatry 45:789–796

Kebabian JW, Calne DB (1979) Multiple receptors for dopamine. Nature 277:93–96

Köhler C, Haglund L, Ögren SDO, Ängeby T (1981) Regional blockade by neuroleptic drugs of „in vivo" ^{3}H-spiperone binding in the rat brain. Relation to blockade of apomorphine induced hyperactivity. J Neural Transm 52:163–173

Le Fur G, Guilloux F, Uzan A (1980) In vivo blockade of dopaminergic receptors from different rat brain regions by classical and atypical neuroleptics. Biochem Pharmacol 29:267–270

Leysen JE, Laduron PM (1977) A serotonergic component of neuroleptic receptors. Arch Int Pharmacol Ther 230:337–339

Leysen JE, Niemegeers CJE (1985) Neuroleptics. In: Lajtha A (ed) Handbook of neurochemistry, vol 9, chapt 13. Plenum, New York, pp 331–361

Leysen JE, Gommeren W, Van Gompel P, Wynants J, Janssen PFM, Laduron PM (1985) Receptor binding properties in vitro and in vivo of ritanserin. A very potent and long acting serotonin-S_2 antagonist. Mol Pharmacol 27:600–611

Leysen JE, Gommeren W, Eens A, de Chaffoy de Courcelles D, Stoof JC, Janssen PAJ (1988) Biochemical profile of risperidone, a new antipsychotic. J Pharmacol Exp Ther 247:661–670

Leysen JE, Niemegeers CJE, Tollenaere JP, Laduron PM (1978) Serotonergic component of neuroleptic receptors. Nature 272:168–171

Maire FW, Collins LG, Marks JB (1967) Evaluation of the drug 1-methyl-d-lysergic acid butanolamide or methysergide maleate in the treatment of chronic schizophrenia. Int J Neurophysiol 3:397–399

Maj J, Mogilnicka E, Przewlocka B (1975) Antagonistic effect of cyproheptadine in neuroleptic induced catalepsy. Pharmacol Biochem Behav 3:25–37

Meco G, Bedini L, Bonifati V, Sonsini U (1989) Risperidone in the treatment of chronic schizophrenia with tardive dyskinesia. Curr Ther Res 46:876–883

Meert TF (1986) A comparative study of the effects of ritanserin (R 55667) and chlordiazepoxide on rat open field behavior. Drug Dev Res 8:197–204

Meert TF, Colpaert FC (1986) The shock probe conflict procedure. A new assay responsive to benzodiazepines, barbiturates and related compounds. Psychopharmacology 88:445–450

Mendels J (1967) The effect of methysergide (an antiserotonin agent) on schizophrenia: a preliminary report. Am J Psychiatry 124:849–852

Mesotten F, Suy E, Pietquin M, Burton P, Heylen S, Gelders Y (1989) Therapeutic effect and safety of increasing doses of risperidone (R 64766) in psychiatric patients. Psychopharmacology 99:445–449

Niemegeers CJE, Janssen PAJ (1979) A systematic study of the pharmacological activities of dopamine antagonists. Life Sci 24:2201–2216

Pangalila-Ratu Langi EA, Jansen AAI (1988) Ritanserin in the treatment of generalized anxiety disorders: a placebo-controlled trial. Hum Psychopharmacol 3:207–212

Peroutka SJ, Snyder SH (1979) Multiple serotonin receptors: differential binding of [^{3}H]5-hydroxytryptamine, [^{3}H]lysergic acid diethylamide and [^{3}H]spiroperidol. Mol Pharmacol 16:687–699

Persyko I (1972) Psychiatric adverse reaction to methysergide. J Nerv Ment Dis 154:299–301

Rapport MM (1949) Serum vasoconstrictor (serotonin) V. The presence of creatinine in the complex. A proposed structure of the vasoconstriction principle. J Biol Chem 180:961–969

Reyntjens A, Gelders YG, Hoppenbrouwers M-LJA, Vanden Bussche G (1986) Thymosthenic effects of ritanserin (R 55667), a centrally acting serotonin S_2 receptor blocker. Drug Dev Res 8:205–211

Roose K, Gelders Y, Heylen S (1988) Risperidone (R 64766) in psychotic patients: a first clinical therapeutic exploration. Acta Psychiat Belg 88:233–241

Seeman P (1980) Brain dopamine receptors. Pharmacol Rev 32:229–313

Squelart P, Saravia J (1977) Pipamperone (Dipiperon), a useful sedative neuroleptic drug in troublesome and chronic psychotic patients. Acta Psychiat Belg 77:284–293

Tedeschi DH, Tedeschi RE, Fellows EJ (1961) Central serotonin antagonist activity of a number of phenothiazines. Arch Int Pharmacodyn 132:172–179

Waddington JL (1988) Therapeutic potential of selective D_1 dopamine receptor agonists and antagonists in psychiatry and neurology. Gen Pharmacol 19:55–60

Waldmeier PC, Delini-Stula AA (1979) Serotonin-dopamine interactions in the nigrostriatal system. Eur J Pharmacol 55:363–373

Woolley DW (1962) The biochemical bases of psychoses. On the serotonin hypothesis about mental diseases. Wiley, New York, pp 131–192

Woolley DW, Shaw E (1954) A biochemical and pharmacological suggestion about certain mental disorders. Proc Nat Acad Sci 40:228–231

Wirkprofile klassischer Neuroleptika und die Beeinflussung von Minussymptomatik

B. Woggon

Einleitung

Aus klinischer Sicht werden positive Symptome im Sinne einer produktiven Neubildung definiert, negative Symptome im Sinne des Verlustes sog. normaler oder gesunder Funktionen.

In den letzten Jahren hat die Anzahl von Publikationen zur Minussymptomatik schizophrener Erkrankungen mehr und mehr zugenommen. Daraus könnte man den Schluß ziehen, daß es sich um eine neu entdeckte oder „erfundene" Problematik handelt. Mindestens für Europa trifft dies jedoch nicht zu. Schon 1801 hat Pinel affektive und sprachliche Verarmung, sozialen Rückzug und auffällige Vernachlässigung der Körperpflege bei schizophrenen Patienten beschrieben. Gleiche und ähnliche Symptome hat Bleuler (1911) im Rahmen der sog. Grundsymptome der Schizophrenien erwähnt.

Für den Kliniker mag die Diskussion von psychopathologischen Experten bezüglich der besten oder historisch am sorgfältigsten belegten Definition von Minussymptomen interessant sein, wirklich wichtig ist für uns die Frage nach der klinischen, und d.h. in erster Linie prognostischen und therapeutischen Relevanz. Diese läßt sich in drei Fragen zusammenfassen:
1. Verändert das Auftreten von Minussymptomen die Prognose?
2. Können Minussymptome erfolgreich mit Neuroleptika behandelt werden?
3. Welche Neuroleptika sind zur Behandlung von Minussymptomen am besten geeignet?

Verändert das Auftreten von Minussymptomen die Prognose?

Minussymptome sind diagnostisch unspezifisch, sie werden bei verschiedensten psychiatrischen Erkrankungen beobachtet, z.B. bei Depressionen, schizoaffektiven Psychosen, Neurosen (Ernst 1962) oder auch als Folgen der Institutionalisierung (Goffmann 1961). Klinisch am bedeutsamsten ist die Schwierigkeit der Unterscheidung zwischen schizophrenen Minussymptomen und depressiven Symptomen. Dies insbesondere deshalb, weil depressive Syndrome im Verlauf der Schizophrenie häufig sind, und zwar in verschiedenen Verlaufsabschnitten, z.B. in der präpsychotischen Periode (Conrad 1958) oder auch in der postpsychotischen Periode (Mayer-Gross 1920; Heinrich 1967; Möller u. von Zerssen 1981). Diese Abgrenzungsschwierigkeit wird noch dadurch verstärkt, daß viele Autoren davon überzeugt sind, daß Neuroleptika depressive Zustände bei schizophrenen Patienten induzieren können. Allerdings gibt es auch Untersuchungen, die eine Rückbildung depressiver Symptome bei neuroleptisch behandelten schizophrenen Patienten zeigen (Hirsch u. Knights 1982; Möller u. von Zerssen 1986; Woggon u. Angst 1976).

Anfänglich glaubte man, daß negative und positive Symptome in unterschiedlichen Stadien der schizophrenen Erkrankung vorkommen. Es zeigte sich aber bereits Ende der 60er und in den 70er Jahren, daß negative und positive Symptome entweder zusammen oder aber zu unterschiedlichen Zeitpunkten im Verlauf schizophrener Erkrankungen vorhanden sein können (Wing 1989). Das gleichzeitige Vorhandensein positiver und negativer Symptome läßt daran zweifeln, daß das von Crow ausgearbeitete Konzept der Typ-I- und Typ-II-Schizophrenie eine sinnvolle Klassifikation darstellt (Crow 1980). Huber (1987) äußert sich dazu folgendermaßen (S. 141): „Es sind Stadien des gleichen Krankheitsgeschehens, negative Schizophrenien gehen in positive über und umgekehrt, wie die Verlaufsstudien zeigen."

Der schizophrene Defekt oder Residualzustand wurde als chronischer und zumindest teilweise therapieresistenter Zustand beschrieben. Drei große europäische katamnestische Untersuchungen schizophrener Patienten konnten zeigen, daß in einigen Fällen chronische Defektzustände spontan remittierten (Bleuler 1972; Ciompi u. Müller 1976; Huber et al. 1979). Zahlenmäßig handelt es sich dabei aber wohl kaum um eine relevante Verlaufsvariante.

Wir definieren eine schizophrene Symptomatik dann als chronisch, wenn sie seit mindestens 2 Jahren vorhanden ist. 50 Patienten mit einer so definierten chronischen schizophrenen Erkrankung, die in unserer Klinik hospitalisiert waren, wurden von zwei Ratern untersucht und die Symptomatik mit der SANS (Scale for the Assessment of Negative Symptoms; Andreasen 1983), der NSRS (Negative Symptom Rating Scale; Iager et al. 1985) und dem AMDP-System (Arbeitsgemeinschaft für Methodik und Dokumentation in der Psychiatrie 1981) dokumentiert. 14 AMDP-Symptome korrelierten hoch mit SANS- und NSRS-Items und wurden daher zu einer negativen Symptomliste (NAMDP) zusammengefaßt: Konzentrationsstörungen, gehemmt, verlangsamt, eingeengt, gesperrt/Gedankenabreißen, inkohärent, Gefühl der Gefühllosigkeit, affektarm, parathym, affektstarr, Antriebsarmut, mutistisch, sozialer Rückzug und verminderte Libido (Good 1989).

Es fand sich kein Zusammenhang zwischen Ausprägung der negativen Symptomatik auf der einen Seite und Lebensalter, Krankheits- oder Hospitalisationsdauer auf der anderen Seite. Die produktiven AMP/AMDP-Syndrome zeigten keine signifikant negativen Korrelationen zur Minussymptomatik (Straumann 1989).

Wir können demnach auch auf Grund eigener Ergebnisse bestätigen, daß negative und positive Symptome beim gleichen Patienten gleichzeitig vorhanden sein können. Das Auftreten von Minussymptomen per se stellt kein prognostisch ungünstiges Zeichen dar. Es geht offenbar mehr um die Frage, welcher Anteil der Symptomatik im Vordergrund steht und das Zustandsbild prägt oder beherrscht. Dabei ist allerdings zu bedenken, daß die sorgfältige psychopathologische Exploration auch bei chronisch schizophrenen Patienten produktive psychotische Symptome zutage fördert, die man auf Grund der Verhaltensbeobachtung der Patienten nicht erwartet hätte.

Können Minussymptome erfolgreich mit Neuroleptika behandelt werden?

Die angelsächsischen Ratingskalen zur Erfassung der Minussymptomatik konzentrieren sich genau wie seinerzeit die auf die positive Symptomatik ausgerichteten Skalen auf einen bestimmten Ausschnitt der Psychopathologie. Im Unterschied dazu umfaßt das AMDP-System eine breite Auswahl psychopathologischer Symptome (Angst u. Woggon 1983), u. a. auch Minussymptome (Ban et al. 1985).

Dadurch ist eine differenzierte und umfassende Erhebung psychopathologischer Symptome im Quer- und Längsschnitt möglich.

1976 haben wir darüber berichtet, daß produktive Symptome und Minussymptome auf eine neuroleptische Behandlung ansprechen, daß diese Besserung aber einen unterschiedlichen Zeitverlauf aufweist (Woggon u. Angst 1976). Als produktive Symptome haben wir in der damaligen Arbeit definiert: Halluzinationen, Wahn, Denkstörungen, gespannt und antriebsgesteigert; als Minussymptome: affektarm, Kontakt vermindert, Antriebsarmut, Insuffizienzgefühle und deprimiert. Im Verlauf einer 120tägigen depotneuroleptischen Behandlung zeigte sich, daß die produktiven Symptome einen rascheren Rückbildungsverlauf aufwiesen. Interessant war, daß sich auch die Minussymptome gebessert haben. Produktive und negative Symptome haben sich in den ersten 24 Behandlungstagen am deutlichsten zurückgebildet, allerdings fand sich aber auch noch eine Besserung zwischen 72 und 120 Tagen, und es konnte auf Grund der Kurvenverläufe nicht ausgeschlossen werden, daß diese sich über den Zeitraum der Untersuchung hinaus noch fortsetzen würde. Dieses Ergebnis steht im Einklang mit der Erfahrung anderer Arbeitsgruppen, daß negative Symptome erfolgreich neuroleptisch behandelt werden können (Goldberg et al. 1965; Goldberg 1985; Meltzer 1986; Meltzer et al. 1986; Meltzer u. Zureick 1989).

Welche Neuroleptika sind zur Behandlung von Minussymptomen am besten geeignet?

Seit der Einführung der Neuroleptika haben sich verschiedene Arbeitsgruppen darum bemüht, eine Differentialindikation für spezifische Symptome oder Syndrome herauszuarbeiten. Leider konnte dieses wichtige therapeutische Ziel trotz größter Bemühungen nicht erreicht werden (Csernansky et al. 1985). Diese deprimierende Bilanz gilt sowohl für die Beeinflussung von positiven als auch von negativen Symptomen (Kane u. Mayerhoff 1989). Beobachtete Unterschiede zwischen den Wirkprofilen biochemisch und bezüglich Rezeptorenaffinitäten verschiedener Antipsychotika haben sich bisher immer als stichprobenabhängig erwiesen und lassen sich nicht reproduzieren.

Negative Symptome zeigen positive Korrelationen zu neuroleptisch bedingten Parkinson-Syndromen (Hoffmann et al. 1987; Prosser et al. 1987) und hyperkinetischen neurologischen Nebenwirkungen wie Akathisie und Dyskinesien (Csernansky et al. 1983; Barnes u. Braude 1985; Waddington et al. 1985, 1987; Waddington u. Youssef 1986).

Bei der Ähnlichkeit zwischen Minussymptomatik und extrapyramidalen Nebenwirkungen müßte man erwarten, daß Substanzen besonders gut auf Minussymptome wirken, die keine oder nur wenige extrapyramidalen Nebenwirkungen hervorrufen.

Clozapin und Fluperlapin bewirken keine oder fast keine extrapyramidalen Nebenwirkungen, während Haloperidol besonders häufig solche Nebenwirkungen hervorruft. Wir haben die schon erwähnte, 14 Items umfassende NAMDP-Liste dazu verwendet, um im Rahmen einer Meta-Analyse die Wirkung von Haloperidol, Fluperlapin und Clozapin auf schizophrene Minussymptome zu untersuchen. Es handelt sich um 90 mit Fluperlapin und 90 mit Haloperidol behandelte Patienten sowie 89 mit Clozapin behandelte Patienten. Die beiden ersten Gruppen stammen aus einer multizentrischen Doppelblind-Studie (Woggon et al. 1986), die andere Gruppe wurde aus fünf verschiedenen Clozapin-Prüfungen, die in Zürich durchgeführt worden sind, zusammengesetzt, zwei davon mit Doppelblind-Design.

In einem ersten Schritt wurden die drei Patientengruppen separat analysiert und festgestellt, daß eine klare und in allen drei Patiengruppen vergleichbar wirkende Besserung der Minussymptome erfolgte. Allerdings zeigte sich kein signifikanter Unterschied bezüglich der Veränderung der Minussymptomatik (Angst et al. 1989).

In einem zweiten Schritt wurden die drei Patientengruppen zusammengefaßt und dann bezüglich eines Chronizitätskriteriums in eine akute und chronische Teilgruppe aufgespalten. Im Gegensatz zu unserer Vermutung konnte der NAMDP-Score nicht zwischen der Medikamentenwirkung bei akuten und chronischen Patienten unterscheiden. Dies bestätigt, daß negative Symptome keine verlaufsspezifische Symptomatik darstellen. Leider zeigte sich aber auch, daß zwischen drei neuroleptischen Substanzen mit so verschiedenen biochemischen Wirkungsprofilen und insbesondere mit ganz verschiedener Ausprägung extrapyramidaler Nebenwirkungen kein Unterschied hinsichtlich der Beeinflussung von Minussymptomen zu finden ist. Einschränkend muß darauf hingewiesen werden, daß die verwendete NAMDP-Liste noch methodologische Mängel aufweist.

Das Ergebnis er erwähnten Metaanalyse scheint im Widerspruch zu den aufsehenerregenden Resultaten der großen amerikanischen Multicenterstudie zu stehen, in der Clozapin bei therapieresistenten Schizophrenen deutlich besser wirksam war als Chlorpromazin und Benztropin (Kane et al. 1989). Der ausgeprägte Wirkungsunterschied zugunsten von Clozapin umfaßte sowohl das erfolgreiche Ansprechen ganz allgemein als auch eine deutlich stärkere Rückbildung positiver und negativer Symptome. Da alle mit Chlorpromazin behandelten Patienten von Anfang an zusätzlich Benztropin bekommen haben, können die beobachteten Wirkungsunterschiede nicht nur auf eine verschiedene Häufigkeit extrapyramidaler Nebenwirkungen zurückzuführen sein. Es muß betont werden, daß die in diese Studie einbezogenen Patienten vorher auf mindestens drei typische Neuroleptika nicht angesprochen hatten, jedoch alle Clozapin-naiv waren, ein vielleicht nicht so ganz unwichtiger Selektionsfaktor. Trotzdem wecken die Resultate dieser Untersuchung berechtigte Hoffnungen für die Behandlung therapieresistenter Schizophrener einerseits und für die Möglichkeit, daß Clozapin doch besser als konventionelle Neuroleptika gegen sog. Minussymptome wirksam sein könnte. Weitere Untersuchungen werden diesbezüglich hoffentlich Klarheit bringen.

Schlußfolgerung

Positive und negative Symptome können nicht nur in unterschiedlichen Verlaufsabschnitten einer schizophrenen Erkrankung, sondern auch gleichzeitig beim gleichen Patienten vorkommen. Das Vorhandensein von Minussymptomen stellt demnach kein prognostisch ungünstiges Zeichen dar. Minussymptome können erfolgreich mit Neuroleptika behandelt werden, sprechen aber langsamer an als produktive Symptome.

Selbst bei umfassender und differenzierter Erfassung psychopathologischer Symptome lassen sich zwischen den Wirkprofilen verschiedener klassischer Neuroleptika keine reproduzierbaren Unterschiede bezüglich der Beeinflussung positiver und negativer Symptome nachweisen. Es ist bisher nicht gelungen, Differentialindikationen für unterschiedliche Neuroleptika herauszuarbeiten. Hinweise auf eine mögliche Überlegenheit von Clozapin bei der Behandlung von Minussymptomen müssen aus methodologischen Gründen kritisch betrachtet werden.

Literatur

AMDP/Arbeitsgemeinschaft für Methodik und Dokumentation in der Psychiatrie (Hrsg) (1981) Das AMDP-System. Manual zur Dokumentation psychiatrischer Befunde, 4. Aufl. Springer, Berlin Heidelberg New York
Andreasen NC (1983) The Scale for the Assessment of Negative Symptoms (SANS). University of Iowa, Iowa City
Angst J, Woggon B (1983) Validity of the AMDP-System for its use in clinical psychopharmacology. In: Bobon D, Baumann U, Angst J, Helmchen H, Hippius H (eds) The AMDP-System in Pharmacopsychiatry. Karger, Basel

Angst J, Stassen HH, Woggon B (1989) Effect of neuroleptics on positive and negative symptoms and the deficit state. Psychopharmacology 99:41–46

Ban TA, Guy W, Wilson WH (1985) The AMDP-system in chronic hospitalized schizophrenics. Compr Psychiatry 26:370–374

Barnes TR, Braude WM (1985) Akathisia variants and tardive dyskinesia. Arch Gen Psychiatry 42:874–878

Bleuler M (1972) Die schizophrenen Geistesstörungen im Lichte langjähriger Kranken- und Familiengeschichten. Thieme, Stuttgart

Ciompi L, Müller C (1976) Lebensweg und Alter der Schizophrenen. Eine katamnestische Langzeitstudie bis ins Senium. Springer, Berlin Heidelberg New York

Conrad K (1958) Die beginnende Schizophrenie. Versuch einer Gestaltanalyse des Wahns. Thieme, Stuttgart

Crow TJ (1980) Molecular pathology of schizophrenia: more than one dimension of pathology? Br Med J 280:66–68

Csernansky JG, Kaplan J, Hollister LE (1985) Problems in classification of schizophrenics as neuroleptic responders and nonresponders. J Nerv Ment Dis 173:325–331

Csernansky JG, Kaplan J, Holman CA, Hollister LE (1983) Serum neuroleptic activity, prolactin, and tardive dyskinesia in schizophrenic outpatients. Psychopharmacology 81:115–118

Ernst K (1962) Neurotische und endogene Residualzustände. Arch Psychiatr Neurol 203:61–84

Goffmann E (1961) Asylums. Anchor Books, New York

Goldberg SC (1985) Negative and deficit symptoms in schizophrenia do respond to neuroleptics. Schizophr Bull 11:453–456

Goldberg SC, Klerman GL, Cole JO (1965) Changes in schizophrenic psychopathology and ward behavior as function of phenothiazine treatment. Br J Psychiatry 11:120–133

Good I (1989) Minussymptomatik bei chronischer Schizophrenie (Interraterreliabilität zweier Minussymptomatik-Skalen (SANS und NSRS). Med. Dissertation, Psych. Universitätsklinik Zürich

Heinrich K (1967) Zur Bedeutung des postremissiven Erschöpfungs-Syndroms für die Rehabilitation Schizophrener. Nervenarzt 38:487–491

Herrera JM, Sramek JJ, Costa JF (1987) Efficacy of adjunctive carbamazepine in the treatment of chronic schizophrenia. Drug Intell Clin Pharm 21:355–358

Hirsch SR, Knights A (1982) Gibt es die pharmakogene Drepression wirklich? Beweismaterial aus zwei prospektiven Untersuchungen. In: Kryspin-Exner K, Hinterhuber H, Schubert H (Hrsg) Ergebnisse der psychiatrischen Therapieforschung. Schattauer, Stuttgart, S 249–268

Hoffmann WF, Labs SM, Casey DE (1987) Neuroleptic-induced Parkinsonism in older schizophrenics. Biol Psychiatry 22:427–439

Huber G (1987) 13 Langzeituntersuchungen bei Schizophrenien. In: Kaschka WP, Joraschky P, Lungershausen E (Hrsg) Die Schizophrenien. Tropon-Symposium III. Springer, Berlin Heidelberg New York Tokyo

Huber G, Gross G, Schüttler R (1979) Schizophrenie. Verlaufs- und sozialpsychiatrische Langzeituntersuchungen an den 1945–1959 in Bonn hospitalisierten schizophrenen Kranken. Springer, Berlin Heidelberg New York

Iager AC, Kirch DG, Wyatt RJ (1985) A negative symptom rating scale. Psychiatry Res 16:27–36

Kane JM, Mayerhoff D (1989) Do negative symptoms respond to pharmacological treatment. Br J Psychiatry 155 (Suppl 7):115–118

Kane JM, Honigfeld G, Singer J, Meltzer H, and the Clozaril Collaborative Study Group (1989) Clozapine for the treatment-resistant schizophrenic: results of a US multicenter trial. Psychopharmacology 99:60–63

Mayer-Gross W (1920) Über die Stellungnahme zur abgelaufenen akuten Psychose. Eine Studie über verständliche Zusammenhänge in der Schizophrenie. Z Ges Neurol Psychiatr 60:160–212

Meltzer HY (1986) Effect of neuroleptics on the schizophrenia syndrome. In: Dahl SG, Gram LF, Paul SM, Potter WZ (eds) Clinical pharmacology in psychiatry. Selectivity in psychotropic drug action – promises or problems. Springer, Berlin Heidelberg New York Tokyo, pp 255–265

Meltzer HY, Zureick J (1989) Negative symptoms in schizophrenia: A target for new drug development. In: Dahl SG, Gram LF (eds) Clinical pharmacology in psychiatry. Psychopharmacology Series, vol 7. Springer, Berlin Heidelberg New York Tokyo

Meltzer HY, Sommers AA, Luchins DJ (1986) The effect of neuroleptics and other psychotropic drugs on negative symptoms in schizophrenia. J Clin Psychopharmacol 6:329–338

Möller HJ, Zerssen D von (1981) Depressive Symptomatik bei Aufnahme und Entlassung stationär behandelter schizophrener Patienten. Nervenarzt 52:525–530

Möller HJ, Zerssen D von (1986) Der Verlauf schizophrener Psychosen unter den gegenwärtigen Behandlungsbedingungen. Springer, Berlin Heidelberg New York Tokyo

Prosser ES, Csernansky JG, Kaplan J, Thiemann S, Becker TJ, Hollister LE (1987) Depression, Parkinsonian symptoms, and negative symptoms in schizophrenics treated with neuroleptics. J Nerv Ment Dis 175:100–105

Straumann D (1989) Sogenannte Minussymptome bei chronischer Schizophrenie. Med. Dissertation, Psych. Universitätsklinik Zürich

Waddington JL, Youssef HA (1986) Late onset involuntary movements in chronic schizophrenia: relationship of „tardive" dyskinesia to intellectual impairment and negative symptoms. Br J Psychiatry 149:616–620

Waddington JL, Yousseff HA, Dolphin C, Kinsella A (1987) Cognitive dysfunction, negative symptoms, and tardive dyskinesia in schizophrenia. Their association in relation to topography of involuntary movements and criterion of their abnormality. Arch Gen Psychiatry 44:907–912

Waddington JL, Youssef HA, Molloy AG, O'Boyle KM, Pugh MT (1985) Association of intellectual impairment, negative symptoms, and aging with tardive dyskinesia: clinical and animal studies. J Clin Psychiatry 46:29–33

Wing JK (1989) The concept of negative symptoms. Br J Psychiatry 155 (Suppl 7):10–14

Woggon B, Angst J (1976) Einzelne Aspekte der Behandlung mit Depotneuroleptika. In: Huber G (Hrsg) Therapie, Rehabilitation und Prävention schizophrener Erkrankungen. 3. Weissenauer Schizophreniesymposion, Lübeck-Travemünde. Schattauer, Stuttgart, S 191–200

Woggon B, Beckmann H, Heinrich K et al. (1986) Clinically relevant differences in the therapeutic profile of fluperlapine compared to haloperidol in the treatment of schizophrenic psychosis. Results of a multicentre double-blind study. Pharmacopsychiatria 19:204–205

Die Bedeutung von Neuroleptika der neueren Generation in der Therapie schizophrener Patienten mit Minussymptomatik

F. MÜLLER-SPAHN

Einleitung

1952 wurde von den französischen Psychiatern Delay and Deniker erstmals der günstige klinische Effekt von Chlorpromazin in der Behandlung manischer und schizophrener Psychosen beschrieben. In den folgenden Jahrzehnten wurde eine kaum übersehbare Anzahl neuer antipsychotisch wirksamer Substanzen mit z. T. sehr unterschiedlicher chemischer Struktur entwickelt. Pharmakologisch gemeinsam ist allen diesen Verbindungen die Blockade dopaminerger Rezeptoren im ZNS. Dieses Wirkprinzip führte zur Formulierung der Dopamin-Hypothese, die eine funktionelle Überaktivität dopaminerger Rezeptoren im Zusammenhang mit dem Auftreten produktiv psychotischer Symptome postulierte.

Verschiedene Faktoren trugen wesentlich dazu bei, daß in den vergangenen Jahrzehnten nahezu ausschließlich nach neuen Substanzen zur Behandlung akut psychotischer Syndrome geforscht wurde.

Zum einen war deren herausragende Bedeutung in diesem Kontext weitgehend gesichert, zum anderen warf die klinische Evaluierung im Hinblick auf die Beeinflussung positiver psychotischer Syndrome relativ wenig methodische Probleme auf. Darüber hinaus wurde die präklinische Forschung wesentlich durch das gemeinsame pharmakologische Wirkprinzip der ubiquitären Blockade dopaminerger Rezeptoren im ZNS erleichtert. Als Folge des dopamin-antagonistischen Effektes im nigrostriären System entwickeln sich jedoch bei ca. 30-40 % der Patienten extrapyramidal-motorische Störungen. Deshalb galt das besondere wissenschaftliche Interesse der Synthese neuer Verbindungen ohne diese unerwünschten Begleiteffekte. Dabei wurden verschiedene Forschungsstrategien verfolgt, z. B. die Suche nach Substanzen, die präferentiell auf das dopaminerge System im mesolimbisch-mesokortikalen Bereich einwirken oder von sog. Dopamin-Autorezeptor-Agonisten, die über päsynaptische Rezeptoren die Aktivität dopaminerger Neurone bzw. die Synthese und Freisetzung von Dopamin inhibieren.

Im Gegensatz dazu wurde der Behandlung von sog. Minussymptomen im Rahmen schizophrener Erkrankungen über viele Jahre sehr wenig Beachtung geschenkt. Dieses Phänomen ist auf verschiedene Ursachen zurückzuführen:
1. Die klinische Empirie lehrt, daß die Behandlung von Minussymptomen durch Neuroleptika vielfach nicht zu dem gewünschten Erfolg führt. Den-

noch bedarf die apodiktische Erklärung von Mackay (1980), daß Neuroleptika die Negativsymptomatik bestenfalls unverändert lassen, wenn nicht sogar verschlimmern, einer gründlichen Revision. So wies u. a. Goldberg (1985) in einer kritischen Analyse kontrollierter Studien nach, daß verschiedene Minussymptome durchaus vorteilhaft durch Neuroleptika beeinflußt werden könnten, sofern man sie einer phänomenologisch differenzierten Betrachtungsweise unterzieht.

2. Die Identifizierung, psychopathologische Abbildung und nosologische Zuordnung von Minussymptomen durch valide Diagnose- und Meßinstrumente wirft nach wie vor erhebliche methodische Probleme auf. Die Bewältigung dieser Schwierigkeiten ist jedoch die Voraussetzung zur Entwicklung eines geeigneten Prüfmodelles zur Evaluierung neuer Substanzen in der Behandlung von Minussymptomen, die wesenhaft zur schizophrenen Erkrankung gehören und nicht durch sekundäre äußere Faktoren induziert oder überlagert werden. Die differenzierte Betrachtungsweise der Minussymptomatik unter dem Aspekt der multifaktoriellen Syndromgenese durch Carpenter et al. (1985) gibt dem klinischen Prüfer ein Instrument an die Hand, verschiedene sekundäre Einflußgrößen, die zu Minussymptomen führen, von stilreinen Negativsymptomen im Rahmen schizophrener Erkrankungen abzugrenzen. Als sekundäre Faktoren wurden u. a. eine Antriebsverarmung als Folge einer neuroleptischen Behandlung im Sinne einer Akinese oder ein autistischer Rückzug bei akuter Exazerbation der Psychose als Ausdruck eines Abwehrversuches zur Reduktion belastender externer Stimuli diskutiert.

3. Die vermeintlich geringe therapeutische Beeinflußbarkeit von Minussymptomatik wurde zusätzlich durch Einzelbefunde untermauert, die über degenerative Abbauprozesse bei schizophrenen Patienten mit diesen Syndromen berichteten. Negative Symptome wurden bereits 1884 von Jackson als Folgen von zu Substanzdefekten führenden Hirnerkrankungen verstanden. Untersuchungen von Crow (1980), Andreasen et al. (1982) und Kolakowska et al. (1985) wiesen in die gleiche Richtung.
Das häufig gleichzeitige Auftreten von produktiv psychotischer und Minussymptomatik einerseits, die differenzierte Betrachtungsweise der Minussymptomatik unter dem Aspekt der multifaktoriellen Syndromgenese andererseits sowie der vielfache, im Spontanverlauf zu beobachtende Syndromwandel relativieren eindeutig die Generalisierbarkeit dieser Einzelbefunde im Sinne eines irreversiblen und therapeutisch kaum beeinflußbaren Prozesses.

Seit einigen Jahren werden zwei unterschiedliche Forschungskonzepte in der neuroleptischen Behandlung schizophrener Patienten mit Minussymptomatik verfolgt. Zum einen werden bereits seit vielen Jahren im Handel befindliche Neuroleptika gezielt auf ihre klinische Effizienz in diesem Indikationsbereich überprüft, zum anderen wurden verschiedene neuartige Substanzen mit unterschiedlicher chemischer Struktur entwickelt, die aufgrund ihres pharmakologischen Wirkprofils eine positive Beeinflussung der Minussymptomatik erwarten ließen. Modellsubstanz für die letztere Forschungsstrategie war vielfach das Clozapin, von dem in verschiedenen neueren Untersuchungen günstige Effekte in der Behandlung der Minussymptomatik beschrieben wurden (Kane et al. 1988). Sie werden im Zusammenhang mit dem von anderen Neuroleptika abweichenden pharmakologischen Wirkprofil mit einem im Vordergrund stehenden Serotoninantagonismus diskutiert. Die Bedeutung dieses Neurotransmitters in der Pathogenese der Minussymptomatik wird u. a. dadurch belegt, daß unter Gabe von Ritanserin, einem selektiven und spezifischen Serotonin-Rezeptor-Antagonisten, eine Besserung der Minussymptomatik (Reyntjens et al. 1986) beobachtet wurde.

Welche Erwartungen werden mit diesen neuen Substanzen verknüpft?

1. Eine günstige Beeinflussung sowohl von produktiv psychotischen als auch von Minussyndromen,
2. keine klinisch relevante Blockade dopaminerger Rezeptoren in den nigrostriären Systemen, um eine Überlagerung morbusbedingter Antriebsdefizite durch eine pharmakogen induzierte Akinese zu vermeiden,
3. keine Störung des hämatopoetischen Systems wie es bei trizyklischen Neuroleptika, z. B. dem Clozapin, möglich ist,
4. keine wesentliche Beeinträchtigung der vegetativen Funktionen.

Im folgenden wird über das pharmakologische Wirkprofil und über erste klinische Befunde in der Therapie schizophrener Minussymptome mit neuen Substanzen referariert.

Zotepin

Zotepin ist ein trizyklisches Dibenzothiepin-Derivat, das sich strukturchemisch und im klinischen Wirkprofil von bisherigen Neuroleptika unterscheidet. Tierexperimentell zeigt Zotepin eine zentrale antiserotoninerge Aktivität, die der des Chlorpromazins deutlich überlegen ist. Diese Substanz weist damit Ähnlichkeiten zu dem pharmakologischen Wirkprofil von Clozapin auf. Bezüglich der antidopaminergen Potenz besitzt Zotepin das gleiche Wirkprofil wie Chlorpromazin. In verschiedenen doppelblind-kontrollierten Prüfungen gegenüber Perazin wurde bei akut psychotischen schizophrenen Patienten eine vergleichbare antipsychotische Wirkpotenz sowie eine ebenfalls vergleichbare Verträglichkeit (Dieterle et al. 1988; Wetzel u. Benkert 1989) beschrieben. Von Dieterle et al. (1987) wurde besonders von dem günstigen Effekt von Zotepin in einer offenen Studie mit einer Dosierung von 150–190 mg/Tag in der Behandlung schizophrener Minussymptomatik berichtet, die sich insbesondere durch eine Besserung der Affektverflachung und der Anhedonie nachweisen ließ.

B-HT 920

Von B-HT 920, einem Dopamin-Autorezeptor-Agonisten, wird eine antipsychotische Wirkung ohne Risiko der Entwicklung von extrapyramidalen Störungen erwartet. Dopamin-Autorezeptor-Agonisten sollen über eine Verminderung der Aktivität der Tyrosin-Hydroxylase die Freisetzung von Dopamin aus den präsynaptischen Nervenendigungen einschränken und damit die produktiv psychotische Symptomatik analog zur Dopaminhypothese der Schizophrenie, die in diesem Kontext eine funktionelle Überaktivität postuliert, bessern. Tierexperimentell bewirkt diese Substanz u. a. eine Reduktion der Dopamin-Synthese, eine Hemmung der elektrischen Aktivität in dopaminergen Neuronen, eine Reduktion der Spontanaktivität sowie eine Senkung des Prolaktinspiegels. In einer offenen Untersuchung (Wiedemann et al. 1989) wurde bei 12 paranoid-halluzinatorischen schizophrenen Patienten lediglich über einen mäßigen und unvollständigen Rückgang der produktiv psychotischen Symptomatik unter Behandlung mit B-HT 920 berichtet. Bemerkenswert ist jedoch die Beobachtung einer deutlichen Antriebssteigerung bei 5 Patienten. In wieweit dieser Befund von Nutzen für die Behandlung schizophrener Minussymptome sein kann, wäre durch weitere klinische Untersuchungen zu prüfen. Extrapyramidalmotorische Nebenwirkungen wurden nicht beobachtet.

Amperozid

Amperozid, ein Diphenylbutyl-piperazin-Derivat, wirkt inhibierend auf das dopaminerge System über eine Beeinflussung präsynaptischer Dopamin-Rezeptoren. In tierexperimentellen Untersuchungen konnte nachgewiesen werden, daß Amperozid eine dopaminerge Überaktivität spezifisch im limbischen System über eine partielle Ausschaltung des dopaminergen Pools in den präsynaptischen dopaminergen Neuronen vermindert (Christensson et al. 1985). Im Gegensatz zu klassischen Neuroleptika beeinflußt Amperozid nicht postsynaptische Dopaminrezeptoren im Striatum und bewirkt damit keine Katalepsie, keine extrapyramidalen Syndrome und antagonisiert nicht die durch Apomorphin induzierten Stereotypien (Christensson et al. 1985).
Darüber hinaus wirkt diese Substanz ähnlich wie Clozapin, ausgeprägt serotonin-antagonistisch. Aufgrund der spezifischen Effekte auf das dopaminerge System und des clozapin-ähnlichen pharmakologischen Profils wird von dieser Substanz eine antipsychotische Wirkung ohne unerwünschte Begleiteffekte auf das extrapyramidalmotorische System vermutet. Das alpha-adrenerge und cholinerge System wird im Gegensatz zu Clozapin nur sehr gering beeinflußt.
Der serotonin- und dopaminantagonistische Wirkmechanismus weckt Hoffnungen, daß diese Substanz, ähnlich wie Clozapin, sowohl produktiv psychotische als auch Negativsymptome ohne das Risiko für extrapyramidale Störungen günstig beeinflussen könnte. Kontrollierte Studien zur Beantwortung dieser Fragestellung liegen derzeit noch nicht vor.

SDZ HDC 912

SDZ HDC 912, ein Ergolinderivat, zeigt neben einer ausgeprägten Dopamin$_2$-Rezeptor-Blockade alpha-adrenolytische und serotonin-antagonistische Effekte. Sowohl tierexperimentell als auch in der klinischen Untersuchung wurde eine Hemmung der Prolaktinsekretion beobachtet, so daß auch von einer dopamin-agonistischen Wirkkomponente auszugehen ist. SDZ HDC 912 zeigt keine kataleptogenen Effekte. Diese Substanz ist aufgrund ihrer partiellen Dopamin$_2$-Rezeptor-agonistischen Wirkung von besonderem wissenschaftlichem und klinischem Interesse. Partielle Dopamin-Rezeptor-Agonisten beeinflussen jeweils in Abhängigkeit vom vorliegenden dopaminergen Aktivierungsniveau unterschiedlich diese Rezeptorsysteme. Bei erhöhter dopaminerger Aktivität wirken sie dopamin-antagonistisch, bei reduzierter dopaminerger Aktivität entwickeln diese Substanzen begrenzte agonistische Effekte (Wachtel u. Dorow 1983). Die antagonisierende Wirkung auf funktionell überaktive Dopamin-Rezeptoren entspricht damit dem Wirkprofil typischer Neuroleptika, während man von den dopamin-agonistischen Effekten eine Besserung der Minussymptomatik erwartet, wie dies bereits vereinzelt durch die Gabe von Amphetaminen und L-Dopa nachgewiesen werden konnte (Gerlach u. Luchdorf 1975; Angrist et al. 1982).

Eine Münchner Arbeitsgruppe überprüfte die klinische Wirkung von SDZ HDC 912 bei 19 schizophrenen Patienten mit subchronischem und chronischem Krankheitsverlauf in einer offenen Phase-2-Prüfung über 28 Tage (Naber u. Dieterle 1989). Die Autoren berichteten sowohl über einen sehr günstigen klinischen Effekt auf die produktiv-psychotischen Symptome als auch auf die Minussymptomatik. Betont wurde vor allem der aktivierende Effekt der Substanz und der relativ rasche Wirkungseintritt innerhalb von 7 Tagen. Zehn Patienten zeigten keine unerwünschten Begleitwirkungen, vereinzelt wurde über Einschlafstörungen, Angstzustände, Tremor und Übelkeit geklagt.

Risperidon

Risperidon, ein Benzisoxazol-Derivat, ist ein potenter Serotonin-S$_2$- und Dopamin-D$_2$-Rezeptor-Antagonist mit zusätzlich Alpha$_1$- und Histamin-H$_1$-blockierenden Eigenschaften (Janssen et al. 1988).

Damit zeigt diese Substanz eine Ähnlichkeit zu dem pharmakologischen Wirkprofil von Clozapin, übt jedoch im Gegensatz zu diesem keine Effekte auf das cholinerge System aus. Sie ist in ihren D$_2$- und S$_2$-antagonistischen Potenzen jeweils dem Haloperidol bzw. dem Ritanserin gut vergleichbar. Risperidon erwies sich in den bisher durchgeführten offenen klinischen Prüfungen an chronisch schizophrenen Patienten als eine gut verträgliche und antipsychotisch wirksame Substanz, die positive Effekte sowohl auf die Plus- als auch auf die Minussymptomatik entfaltete. Es wurden hierbei nur wenige extrapyramidalmotorische Störungen registriert (Castelao et al. 1990; Bersani et al. 1990). Diese geringe Anzahl wurde u. a. dem serotoninantagonistischen Ef-

fekt zu geschrieben. Die in den Studien applizierten Dosen lagen zwischen 1
bis max. 25 mg/Tag.

In einer eigenen Studie wurden 11 chronisch schizophrene Patienten mit
vorwiegender Minussymptomatik mit einer durchschnittlichen Dosis von
5,5 mg/Tag über einen Zeitraum von durchschnittlich 27 Tagen behandelt.
Dabei ließ sich eine signifikante Besserung der Minussymptomatik bei einer
insgesamt guten Verträglichkeit beobachten. Vereinzelt entwickelten sich extrapyramidalmotorische Störungen und gastrointestinale Nebenwirkungen
(Müller-Spahn et al. 1990).

Zusammenfassend sind bei Risperidon aufgrund der dopamin- und serotoninantagonistischen Wirkungen, ähnlich wie bei Clozapin, sowohl günstige
Effekte auf produktiv psychotische als auch auf Negativsymptomatik zu erwarten.

Die Wirkungen von Neuropeptiden auf Minussymptome werden im
Schrifttum sehr kontrovers diskutiert. Konsistente Befunde, die auf klinisch
relevante günstige Effekte schließen lassen, liegen bisher nicht vor. Deshalb
wird auf eine umfangreiche Darstellung verzichtet.

Zusammenfassung

Die Mehrzahl schizophrener Patienten entwickelt während des Krankheits-
verlaufes Symptome wie Antriebsverarmung, Sprachverarmung, autistisches
Verhalten, Affektverflachung und eine Anhedonie, die unter den Terminus
Minussymptomatik subsumiert werden. Die medikamentöse Therapie dieser
Syndrome galt bis in die jüngste Vergangenheit als wenig aussichtsreich, z. T.
auch als wenig sinnvoll, da als pathophysiologisches Korrelat degenerative
strukturelle Veränderungen im Gehirn vermutet wurden, die letztlich auf eine
Irreversibilität dieser Symptomatik schließen ließen. Erst die gezielte Untersuchung einzelner seit vielen Jahren im Handel befindlicher Neuroleptika auf ihre klinische Effizienz in der Behandlung von Minussymptomatik, insbesondere im Zusammenhang mit differenzierten Dosierungskonzepten, und vor allem die Entwicklung neuer Substanzen, die sich häufig an dem pharmakologischen Wirkprofil von Clozapin orientierten, ließen diese pessimistische
Grundhaltung in den Hintergrund treten und rückten die Entwicklung neuer
Forschungsstrategien sowohl zur Behandlung dieser Syndrome als auch zur
Abklärung der Ätiopathogenese zunehmend mehr in den Vordergrund des
wissenschaftlichen Interesses. Wesentlich zu dieser überaus begrüßenswerten
Entwicklung trug auch eine differenziertere Betrachtungsweise der Minussymptomatik bei. So wird zwischen unterschiedlichen Typen von Negativ-
Symptomen unterschieden, die sich z. T. zu verschiedenen Zeitpunkten der Erkrankung manifestieren und unterschiedlich auf pharmakologische oder psychosoziale Behandlungsmaßnahmen ansprechen. Von neuartigen Verbindungen ist zunächst zu fordern, daß sie keine unerwünschten Begleitwirkungen
auf das extrapyramidal-motorische System induzieren, um eine pharmakogen

ausgelöste Antriebsstörung zu verhindern. Allerdings ist das Fehlen dieser unerwünschten extrapyramidalen Begleiteffekte nicht gleichbedeutend mit einer primär günstigen Beeinflussung der Minussymptomatik. Vielmehr müssen in Zukunft bei der Evaluierung der klinischen Wirksamkeit von neuen Substanzen in der Behandlung der Minussymptomatik verschiedene Aspekte berücksichtigt werden (Meltzer u. Zureick, 1989):

1. Verschiedene Formen der Minussymptomatik sprechen vermutlich unterschiedlich auf eine medikamentöse Therapie an.
2. Die Entwicklung standardisierter, reliabler und sensitiver Ratingskalen, die auch die Abgrenzung stilreiner Minussymptome ermöglichen, sind unabdingbare Voraussetzungen für die Durchführung von Studien.
3. Zur Identifizierung des Behandlungseffektes auf die Minussymptomatik sind multivariate Analysen erforderlich, die auch den jeweiligen Krankheitsverlauf, Charakteristika des Geschlechts und des Alters, Veränderungen der produktiv psychotischen Symptomatik sowie die Effekte psychosozialer Interventionen mitberücksichtigen.

Wenn auch eine effiziente Therapie der sogenannten primären Minussymptomatik, d.h. jener Affekt- und Antriebsstörungen, die wesenhaft bei schizophrenen Erkrankungen auftreten können und bereits von Kraepelin und Bleuler beschrieben wurden, noch erhebliche Schwierigkeiten bereitet, wirken dennoch die in den letzten Jahren vorgelegten Befunde über Behandlungserfolge bei als chronisch therapieresistent charakterisierten Patienten sehr ermutigend.

Nach wie vor liegt eines der wesentlichen Probleme in der Evaluierung neuer Behandlungskonzepte jedoch darin begründet, daß keine geeigneten tierexperimentellen Modelle für die Minussymptomatik zur Verfügung stehen.

Literatur

Andreasen NC, Smith MR, Jacoby CG et al. (1982) Ventricular enlargement in schizophrenia: definition and prevalence. Am J Psychiatry 139:292–296

Angrist B, Peselow E, Rubinstein M et al. (1982) Partial improvement in negative schizophrenic symptoms after amphetamine. Psychopharmacology 78:128–130

Bersani G, Bressa G, Meco G, Marini S, Pozzi F (1990) Combined serotonin 5-HT-2 und dopamine-D-2 antagonism in schizophrenia: Clinical, extrapyramidal and neuroendocrine response in a preliminary study with Risperidone (R 64 766). Hum Psychopharmacol (im Druck)

Boyer P (1983) Evaluation of the desinhibitory effect of some neuroleptics at low doses in controlled trials. Comm. VII World Congress of Psychiatry, Wien 1983

Carpenter WT, Heinrichs DW, Alphs LD (1985) Treatment of negative symptoms. Schizophr Bull 11:440–452

Castelao F, Ferreira F, Glders Y, Heylen S (1990) Risperidone (R 64 766) in the treatment of therapy – resistant chronic psychotic patients: an open dose – finding study. Schizophr Res (im Druck)

Christensson E, Björk A, Gustavsson B (1985) Amperozide, a novel psychotropic compound with specific effect on limbic brain areas. Acta Physiol Scand 124 (Suppl 542):281

Claghorn J, Honigfeld G, Abuzzahab P, Wang R, Steinbook R, Tuason V, Klerman G (1987) The risks and benefits of clozapine versus chlorpromazine. J Clin Psychopharmacol 7:377–384

Crow TJ (1980) Molecular pathology of schizophrenia: More than one disease process? Br Med J 280:66–68

Delay J, Deniker P (1952) 38 cas de psychoses traités par la cure prolongée et continué de 4568 R.P. Ann Med Psychol 110:364

Dieterle D, Ackenheil M, Müller-Spahn F, Kapfhammer H-P. (1987) Zotepine, a neuroleptic drug with a bipolar therapeutic profile. Pharmacopsychiatry 20:52–57

Dieterle D, Müller-Spahn F, Ackenheil M (1988) Comparison of zotepine and perazine in schizophrenia. Psychopharmacology 96 (Suppl:340

Falloon F, Watt DC, Shepherd M (1978) The social outcome of patients in a trial of long-term continuation therapy in schizophrenia: Pimozide vs fluphenazine. Psychol Med 8:265–274

Feinberg S, Kay S, Elijovich L, Fiszbein A, Opler L (1988) Pimozide treatment of the negative schizophrenic syndrome: an open trial. J Clin Psychiatry 49(6):235–241

Gerlach J, Luchdorf K (1975) The effect of L-dopa on young patients with simple schizophrenia, treated with neuroleptic drugs. Psychopharmacologia 44:105–110

Goldberg SC (1985) Negative and deficit symptoms in schizophrenia do respond to neuroleptics. Schizophr Bull 11:453–456

Jackson JH (1884) Remarks on evolution and dissolution of the nervous system. Journal of Mental Science 33:25–48

Janssen P, Niemegeers C, Awouters F, Schellekens K, Megens A, Meert T (1988) Risperidone (R 64766), a new antipsychotic with serotonin-S2 and dopamine-D2 antagonistic properties. J Pharmacol Exp Ther 244:685–693

Kane J, Honigfeld G, Singer J, Meltzer H (1988) Clozapine for the treatment-resistant schizophrenic. Arch Gen Psychiatry 45:789–796

Kolakowska T, Williams AD, Ardern M, Reveley MA, Jambor K, Gelder MG, Mandelbrote BM (1985) Schizophrenia with good and poor outcome. In: early clinical features, response to neuroleptics and signs of organic dysfunction. Br J Psychiatry 146:229–246

Mackay A (1980) Positive and negative schizophrenic symptoms and the role of dopamine. Br J Psychiatry 137:379–386

Meltzer HY Zureick J (1989) Negative symptoms in schizophrenia: a target for new drug development. In: Dahl SG, Gram LF (eds) Clinical pharmacology in psychiatry. Springer, Berlin Heidelberg New York Tokyo, pp 68–77

Müller-Spahn F, Botschev C, Dieterle D (1990) Efficacy and tolerability of Risperidone, a serotonine-S-2- and dopamine-D-2-receptor antagonist, in the treatment of chronic schizophrenic patients. 17 th Congress of CINP, Kyoto 1990

Naber D, Dieterle D (1989) Efficacy and tolerability of SDZ HDC 912, a dopamine D-2 agonist, in the treatment of schizophrenia. Meeting in Rouffach 1989

Niemegeers CJE (1988) Pharmakologie und Biochemie niedrig dosierter Neuroleptika. In: Hippins H, Laakmann G (Hrsg) Therapie mit Neuroleptika-Niedrigdosierung. Perimed, Erlangen, pp 10–18

Pinder RM, Brogden RN, Sawyer PR et al. (1976) Pimozide, a review of its pharmacological properties and therapeutic uses in psychiatry. Drugs 12:1–40

Puech AJ, Simon P (1983) Do neuroleptics which improve „minus symptomatology" of schizophrenia have a specific pharmacological profile? Comm. VII World Congress of Psychiatry 1983

Reyntjens A, Gelders YG, Hoppenbrouwers M, M-LJA Vanden Bussche G (1986) Thymosthenic effects of Ritanserin (R 55 667), a centrally acting serotonin-S-2-receptor blocker. Drug Dev Res 8:205–211

Wachtel H, Dorow R (1983) Dual action, a central dopamine function of transdihydrolisuride, a 9,10-dihydrogenated analogue of the ergot dopamine agonist lisuride. Life Sci 32:421–432

Wetzel H, Benkert O (1989) Neuroleptika: Neue Substanzen – Neue Indikationen. In: Herz A, Hippins H, Spann W (Hrsg) Psychopharmaka heute. Springer, Berlin Heidelberg New York Tokyo, S 108–128

Wiedemann K, Benkert O, Holsboer F (1989) B-HT 920 – a novel dopamine autoreceptor agonist in the treatment of patients with schizophrenia. Pharmacopsychiatry (im Druck)

Wiesel F, Alfredsson G, Bjerkenstedt L, Härnryd C, Oxenstierna G, Sedvall G (1985) Le dogmatil dans le traitement des symptômes negatifs chez des patients schizophrènes. Sem Hóp Paris 61(19):1317–1321

Wilson LG, Roberts RW, Gerber CJ et al. (1982) Pimozide versus chlorpromazine in chronic schizophrenia: a 52 week double-blind study of maintenance therapy. J Clin Psychiatry 43:62–65

Klinisch-pharmakologische Studien zur Behandlung schizophrener Minussymptomatik

E. Klieser und H. Schönell

Einleitung

Die Beeinflussung schizophrener Minussymptomatik gehört zu den derzeit noch ungelösten Problemen der Psychopharmakologie. Neben den unbefriedigenden Behandlungsergebnissen stehen dem Nachweis der Wirksamkeit eines Pharmakons auf schizophrene Minussymptomatik auch theoretische bzw. methodische Schwierigkeiten entgegen, die Minussymptomatik von phänomenologisch ähnlichen Ausdruckssymptomen abzugrenzen. Dies betrifft im klinischen Alltag insbesondere die Unterscheidung zwischen primären und sekundären Minussymptomen (Andreasen 1985), denn in der Regel zeigen die Patienten, die in stationäre Behandlung kommen, nur selten reine Minus- oder Plussymptome, sondern lediglich eine überwiegende Akzentuierung des einen oder anderen Pols. Ferner sind die in typischen Ratingskalen für Minussymptomatik wie der SANS (Andreasen 1981, 1982) erfaßten Selbst- und Fremdbeurteilungen von krankheits- oder medikationsbedingten subjektiven Einschränkungen der kognitiven und affektiven Ausdrucksfähigkeit abzugrenzen. Dazu gehören neben dem neuroleptikabedingten dyskognitiven Syndrom (Heinrich u. Tegeler 1983; Strauß et al. 1988) das postremissive Erschöpfungssyndrom (Heinrich 1967) oder depressive Verstimmungen.

Bezüglich der unbefriedigenden Behandlungsergebnisse zeigen sich beispielsweise seit Jahren empfohlene Therapieversuche mit dem Benzamid Sulpirid als unzureichend, da gleichzeitig bestehende produktive Symptome hierunter nicht zu kompensieren waren. Ebenso hat sich mit vereinzelten Ausnahmen eine zusätzliche antidepressive Psychopharmakotherapie im Alltag als nicht effektiv erwiesen (Übersicht bei Siris et al. 1978). Bemerkenswerterweise versuchen die von Antriebsarmut und mangelnder Erlebnisfähigkeit Betroffenen häufig durch Selbstmedikation mit Anticholinergika eine Linderung zu erzielen. Ein regelrechter Mißbrauch dagegen ist m.E. nur bei chronisch-schizophrenen Patienten zu beobachten. Zu prüfen wäre, ob hier eine Parallele zu den vereinzelt günstigen Behandlungseffekten mit Atropin (Hoch u. Mauss 1932) zu finden ist.

Obwohl beeindruckende psychopharmakologische Behandlungsergebnisse der Minussymptomatik bisher leider nicht zu beobachten sind, scheint im Klinikalltag die Behandlung mit atypischen, stark anticholinerg wirkenden

Neuroleptika einen günstigen Effekt auch auf die Minussymptomatik zu haben. Dieser Eindruck bestand vor allen Dingen unter der Behandlung mit Fluperlapin (Klieser u. Felgenträger 1986), ist aber auch bei der Behandlung mit Zotepin (Dieterle et al. 1988) und Clozapin (Kane et al. 1988; Honigfeld et al. 1984) festzustellen. So haben Kane et al. bei therapieresistenten chronisch schizophrenen Patienten im Vergleich zu Chlorpromazin neben einer Verbesserung der produktiv psychotischen Symptomatik auch eine Minderung von Minussymptomen feststellen können.

Wir möchten nun versuchen, eine Antwort auf die Frage zu geben, ob und unter welchen Bedingungen durch eine Clozapinbehandlung im Vergleich zu einer Standardneurolepsie ein günstiger Effekt auf Minussymptome zu erzielen ist.

Patienten und Methodik

Im Rahmen einer Doppelblindstudie untersuchten wir bei 32 chronisch schizophrenen Patienten (11 männlich, 19 weiblich; Durchschnittsalter 47,6 ± 10,8 Jahre; mittlere Krankheitsdauer 17,2 ± 7,8 Jahre) einer geschlossenen Langzeitstation den Einfluß einer standardisierten Clozapin- im Vergleich zu einer standardisierten Haloperidoltherapie auf die Minussymptomatik. Bezüglich Geschlecht, Alter, Krankheitsdauer, Größe und Gewicht bestanden zwischen beiden Behandlungsgruppen keine statistisch relevanten Unterschiede.

Alle Patienten hatten eine mindestens 14tägige Wash-out-Phase durchlaufen. Depotneuroleptisch vorbehandelte Patienten wurden nicht in die Untersuchung aufgenommen. Nach einer Einschleichphase von einer Woche wurden für die Dauer von weiteren 5 Wochen 400 mg Clozapin oder 20 mg Haloperidol täglich als Monotherapie verabreicht. Als Zusatzmedikation wurde im Bedarfsfall Biperiden verabreicht, bei Schlafstörungen konnte Chloralhydrat verordnet werden. In jeder Gruppe schieden 2 Patienten vorzeitig aus der Untersuchung aus, da diese um Beendigung der Studienbehandlung baten.

Zur Effektivitätskontrolle wurde die SANS vor Behandlungsbeginn und nach 6wöchiger Therapie geratet. Berücksichtigung fanden dabei die global bewerteten SANS-Syndrome sowie die Summe der Syndromwerte. Zur explorativen Datenanalyse fanden das AMDP-System und die BPRS Anwendung. Aus dem AMDP-System wurde das Apathiesyndrom (APA) ausgewertet. Ferner bildeten wir aus den AMDP-Items ein a priori Negativsyndrom (NEG), das einige zusätzliche mit der Minussymptomatik assoziierte Items enthält und bis auf das Fehlen der Items Gedankenabreißen und Zerfahrenheit weitgehend den Kriterien nach Angst entspricht (Tabelle 1).

In einer zweiten doppelblinden Studie wurden der BPRS-Gesamtscore sowie die AMDP-Syndrome APA und NEG von 51 akut psychotischen Patienten (21 männlich, 30 weiblich; Alter 32, 8 ± 10,3 Jahre; mittlere Krankheits-

Tabelle 1. Itemdifferenzen zwischen dem apathischen
Syndrom (APA) und dem Negativ-Syndrom (NEG)
des AMDP-Systems

Item Nr.	APA	NEG
10 Konzentration	−	+
15 gehemmt	+	+
16 verlangsamt	+	+
17 umständlich	+	+
18 eingeengt	+	+
24 gesperrt	−	+
61 affektarm	+	+
76 Parathymie	−	+
79 affektstarr	+	+
80 antriebsarm	+	+
81 antriebsgehemmt	−	+
87 mutistisch	−	+
92 sozialer Rückzug	+	+
100 pflegebedürftig	−	+
109 Sexualität vermindert	−	+

dauer $5,2 \pm 5,1$ Jahre) verglichen, die 28 Tage lang mit variablen Dosierungen von Haloperidol (HAL, 16 ± 8 mg), Clozapin (CLO, 350 ± 75 mg) sowie Remoxiprid (REM, 375 ± 100 mg) behandelt wurden. Die drei Behandlungsgruppen wiesen bezüglich Geschlecht, Alter und Krankheitsdauer ebenfalls keine statistisch bedeutsamen Unterschiede auf.

Ergebnisse

Vergleicht man die Abnahme der Syndromscores der SANS bei chronisch schizophrenen Patienten in der Clozapingruppe mit der Abnahme in der Haloperidolgruppe, so fand sich eine Abnahme der Scores in beiden Gruppen mit einem statistisch signifikant ($p < 0,05$) deutlicher ausgeprägten Effekt in der Clozapingruppe. Die Anfangsausprägung und die Abnahme des Scores in allen 5 Syndromen zeigten dabei unter beiden Präparatebedingungen eine homogene Ausprägung der in der SANS erfaßten Aspekte der Negativsymptomatik (Abb. 1).

Die Überlegenheit der Clozapintherapie zeigt sich bei der Bewertung der Abnahme des globalen Summenscores der SANS noch deutlicher. Der Score in der Clozapingruppe nahm von $16,6 \pm 3,1$ auf $9,7 \pm 3,3$, in der Haloperidolgruppe aber nur von $15,7 \pm 2,5$ auf $13,2 \pm 3,1$ Punkte ab ($p < 0,01$). Auch die Scores des Apathiesyndroms des AMDP-Systems sowie des Negativsyndroms bildeten sich unter Clozapintherapie statistisch signifikant deutlicher zurück als unter Haloperidolgabe (Tabelle 2a). Auch bei Einbeziehung der Negativ-Symptomliste, die Rösler u. Hengesch (1989) für das AMDP-System vor-

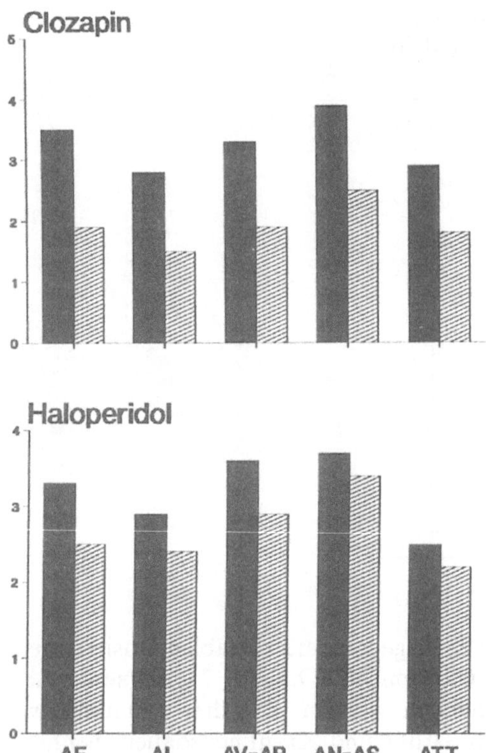

Abb. 1. Mittelwerte der globalen Scores der SANS-Syndrome AF (Affektive Verflachung), AL (Alogie), AV-AP (Abulie – Apathie), AN-AS (Anhedonie – Sozialer Rückzug) und ATT (Aufmerksamkeit) am Tag 0 (*volle Säulen*) und am Tag 42 (*schraffierte Säulen*) unter standardisierter Behandlung mit 400 mg Clozapin und 20 mg Haloperidol

schlugen, wurde die Überlegenheit der Clozapinbehandlung sichtbar. Zwischen der SANS und den anderen o. g. Meßverfahren bestand dabei eine Korrelation von r = 0,7.

Ohne Berücksichtigung sonstiger Symptome ließen diese Ergebnisse den sicheren Schluß zu, daß Clozapin in der Behandlung der Minussymptomatik einen absolut guten und relativ zu Haloperidol deutlich besseren Effekt zeigt. Eine genauere Analyse der psychopathologischen Variablen zeigt jedoch, daß auch produktiv schizophrene Symptome in unserer Untersuchung unter Clozapin signifikant günstiger zu beeinflussen waren als unter Haloperidol. So fiel der BPRS-Gesamtscore der Clozapingruppe von 71 auf 36 Punkte, dagegen in der Haloperidolgruppe nur von 63 auf 44 Punkte (Tabelle 2a). Unter Vernachlässigung des Anergiescores, den man am ehesten mit der Minussymptomatik verbinden konnte, fand sich in der Clozapingruppe eine Reduktion des BPRS-Scores von 61 auf 30 und in der Haloperidolgruppe von 51 auf 37. Auch produktiv psychotische Symptome zeigten also eine deutliche Besserung in beiden Behandlungsgruppen und eine signifikante Überlegenheit der Clo-

Tabelle 2. Unterschiede der Reduktion des SANS-Gesamtscores, des apathischen Syndroms (APA), des Negativ-Syndroms (NEG) sowie der BPRS bei *a* chronisch schizophrenen und *b* akut psychotischen Patienten unter der Behandlung mit Haloperidol, Clozapin und Remoxiprid

Med		*a*			*b*				
		n = 15 Clozapin		n = 15 Haloperidol		n = 17 Clozapin		n = 17 Haloperidol	n = 17 Remoxiprid
Dos mg $\bar{x}$		400		20		350		16	375
	$\pm$ SD					75		8	100
Tag		0	42	0	42	0	28	0	28	0	28
SANS	$\bar{x}$	16,6	9,7	15,7	13,2	–	–	–	–	–	–
	$\pm$ SD	3,1	3,3	2,5	3,1						
APA	$\bar{x}$	8,1	3,7	7,5	6,9	6,4	3,9	6,5	3,8	9,5	6,1
	$\pm$ SD	3,2	1,9	3,5	3,0	4,4	4,2	4,1	1,7	4,6	3,6
NEG	$\bar{x}$	12,5	6,1	11,0	9,5	9,5	6,0	9,3	5,7	13,2	7,7
	$\pm$ SD	3,3	2,8	5,1	4,2	5,8	4,7	4,7	2,0	5,9	4,8
BPRS	$\bar{x}$	71	36	63	44	55	36	58	37	69	50
	$\pm$ SD	8	6	11	11	12	13	10	17	14	21

zapintherapie. Es bleibt daher vorerst offen, ob die mit den verwendeten Skalen gemessene Minussymptomatik als eigenständiges psychopathologisches Syndrom zu werten ist.

Dieser Zusammenhang zwischen Plus- und Minussymptomatik konnte auch bei der Behandlung akuter Psychosen reproduziert werden. Bei einem Wirkungsvergleich von Clozapin, Haloperidol und Remoxiprid bei akut schizophrenen Patienten nahm der BPRS-Gesamtscore in allen Behandlungsgruppen deutlich ab, zwischen den Präparatebedingungen bestand aber kein statistisch signifikanter Unterschied. Auch der Apathiescore und der Negativscore, die ja eine hohe Korrelation zur SANS aufweisen, nahmen unter allen diesen Bedingungen signifikant ab, ohne daß sich ein Gruppenunterschied feststellen ließ (Tabelle 2b).

Der Vergleich beider Studien läßt zwei methodische Fragen in den Vordergrund treten:

1. Gibt es überhaupt eine spezifische pharmakologische Beeinflussung der Minussymptomatik oder ist diese lediglich als Ausdruck einer globalen antipsychotischen Wirkung anzusehen?
2. Inwieweit stellt das Erreichen hoher Scorewerte in Ratingskalen für Minussymptomatik ein valides Maß für die tatsächlich vorhandenen kognitiven und affektiven Einschränkungen dar?

Unsere Ergebnisse lassen schließen, daß die Beeinflussung der Minussymptomatik von einer globalen therapeutischen Besserung zumindest nicht unabhängig zu sehen ist. Selbst bei chronisch schizophrenen Patienten, bei denen ein signifikanter Effekt der Clozapinbehandlung auf die ausgeprägte Minussymptomatik nachweisbar war, ging diese mit einer gleichzeitigen Besserung produktiv psychotischer Symptome einher. Bei der Beurteilung von Therapieeffekten auf die Minussymptomatik ist also gleichzeitig das gesamte psychopathologische Spektrum der untersuchten Patienten zu berücksichtigen bzw. eine sorgfältige Auslese der experimentellen Gruppen zu treffen.

Die in den Ratingskalen phänomenologisch erfaßten kognitiven und affektiven Einschränkungen müssen im Längsschnitt betrachtet und durch objektive Meßverfahren (Strauß et al. 1988) gestützt werden, da auch die bei akuten Psychosen gerateten Scores für Minussymptome nahezu die Höhe der Ratings bei chronisch defektuösen Verläufen erreichen. Ungeachtet dieser methodischen Einschränkungen zeigt sich bei Behandlung chronisch schizophrener Patienten mit ausgeprägter Minussymptomatik ein signifikant überlegener therapeutischer Effekt einer Clozapin- gegenüber einer Haloperidolbehandlung.

Literatur

Andreasen NC (1981) Scale for the assessment of negative symptoms (SANS). The University of Iowa, Iowa

Andreasen NC (1982) Negative symptoms in schizophrenia. Arch Gen Psychiatry 39:784–788

Andreasen NC (1985) Positive vs. negative schizophrenia: a critical evaluation. Schizophr Bull 11:380–389

Dieterle DM, Ackenheil M, Kapfhammer HP, Müller-Spahn F (1988) The effect of Zotepine on productive and negative symptoms in schizophrenic patients. Psychiatr Psychobiol 3:125–130

Heinrich K (1967) Zur Bedeutung des postremissiven Erschöpfungssyndroms in der Rehabilitation Schizophrener. Nervenarzt 38:487–491

Heinrich K, Tegeler J (1983) Dyskognitive, apathische und extrapyramidale Syndrome bei Langzeitneurolepsie. In: Hippius H, Klein HE (Hrsg) Therapie mit Neuroleptika. Perimed, Erlangen

Honigfeld G, Patin J, Singer J (1984) Clozapine: antipsychotic activity in treatment-resistant schizophrenics. Adv Ther 1:77–97

Hoch P, Mauss W (1932) Atropinbehandlung bei Geisteskranken. Arch Psychiat 97:546–552

Kane J, Honigfeld G, Singer J, Meltzer H (1988) Clozapine for the treatment-resistant schizophrenic. Arch Gen Psychiatry 45:789–796

Klieser E, Felgenträger J (1986) Fluperlapine: a therapeutic alternative in schizophrenic psychoses. Pharmacopsychiatry 19:210–212

Rösler M, Hengesch G (1989) Negative Syndrome im AMDP-System. Abstract in: Methodische Aspekte der Veränderungsmessung. AMDP-Tagung, Berlin 1989

Siris SG, Kammen DP van, Docherty JP (1978) Use of antidepressant drugs in schizophrenia. Arch Gen Psychiatry 35:1368–1377

Strauß WH, Klieser E, Luethke H, Burtscheidt W (1988) Dyscognitive syndrome in neuroleptic therapy. Pharmacopsychiatry 21:298–299

Die Bedeutung des 5-HT$_2$-Rezeptor-Antagonismus für die Behandlung der Schizophrenie, unter spezieller Berücksichtigung der Minussymptomatik

Y. G. GELDERS

Einleitung

Die Pharmakotherapie der Psychosen, die durch empirische Ergebnisse mit Chlorpromazin (Delay et al. 1952) eingeleitet wurde, bedeutete eine Revolution auf dem Gebiet der Behandlung nichtorganisch verursachter Geistesstörungen. Haloperidol (Janssen et al. 1959) war ein weiterer Fortschritt auf diesem Gebiet, da sich dieser Stoff als sehr potent und frei von den störenden Nebenwirkungen des Chlorpromazins erwies.

Dennoch dauerte es noch mehrere Jahre, bis für den Wirkungsmechanismus der Neuroleptika der Dopaminantagonismus vermutet wurde (Carlsson u. Lindqvist 1963). In den 70er Jahren lieferte die Radioligandenbindung ein neues Hilfsmittel zur Untersuchung der Neurotransmitterrezeptoren im Gehirn und der Wechselwirkung der Arzneimittel mit den Rezeptoren. Diese Technik erlaubte die Identifizierung der Rezeptorbindungsstellen als pharmakologisch definierte Rezeptoren und Rezeptorsubtypen, z.B. alpha- und beta-adrenerge Rezeptoren. Später folgte eine weitere Subklassifikation und verfeinerte Definition der Rezeptoren, z.B. als Dopamin-D$_1$- und -D$_2$-Rezeptoren. Außerdem wurden die durch diese Rezeptoren vermittelten pharmakologischen Wirkungen erkannt.

Rezeptorbindungsstudien gaben einen neuen Anstoß zur Untersuchung der Rolle von Serotonin im Gehirn. Die mögliche Bedeutung von Serotonin bei der Schizophrenie wird in dem Übersichtsreferat von Bleich et al. (1988) besprochen.

Im Hinblick auf die pharmakotherapeutische Behandlung sind die folgenden Aussagen hierbei bemerkenswert:

1. Weder Serotoninpräkursoren wie Tryptophan (Gillin et al. 1976) und 5-HTP noch Serotonindepletoren wie pCPA (DeLisi et al. 1982) und Fenfluramin (Shore et al. 1985) haben überzeugende therapeutische Effekte bei schizophrenen Patienten hervorgerufen.
2. Substanzen mit serotoninantagonistischen Eigenschaften wie Methysergid und Cinanserin waren klinisch nicht eindrucksvoll bei der Behandlung schizophrener Patienten, was vielleicht auf die relative Nichtselektivität der Substanzen zurückzuführen ist.

3. Schizophrenie ist eine eher heterogene Krankheit. Beispielsweise hat Crow
   (1985, 1987) auf die Möglichkeit unterschiedlicher Schizophrenietypen
   hingewiesen. Das Typ-1-Syndrom sollte dabei überwiegend durch florid-
   „positive" Symptome bei vielleicht einer prädominant dopaminergen Störung, das Typ-2-Syndrom durch Minussymptomatik wie emotionelle Zurückgezogenheit, motorische Verlangsamung und Affektverflachung charakterisiert sein. Bei Patienten mit sog. Typ-2-Schizophrenie wurde eine
   serotonerge Störung postuliert.

Eine mögliche Strategie, um diese komplexe Materie etwas aufzuklären, besteht in der Applikation von Substanzen mit spezifischer Serotoninrezeptor-
subtypselektivität. Von den unterschiedlichen Subtypen vermuteter Serotoninrezeptoren (von $5\text{-}HT_1$ und Subtypen bis $5\text{-}HT_3$), die beschrieben sind,
wird hier die pharmakologische und klinische Bedeutung des $5\text{-}HT_2$-Rezep-
torsystems besprochen, unter besonderer Berücksichtigung der Substanzgrup-
pe, die als potente Serotonin-$5\text{-}HT_2$-Rezeptorantagonisten charakterisiert
wurde.

Chemische und pharmakologische Forschung haben zur Synthese einer
Vielzahl von Serotonin-$5\text{-}HT_2$-Blockern mit einem breiten Spektrum periphe-
rer und/oder zentraler Aktivitäten geführt. Sie wurden aufgrund ihrer ausgesprochen zentralnervösen pharmakologischen Wirkungen klinisch an schizophrenen Patienten erprobt. Mindestens 4 dieser Substanzen (Pipamperon,
Clozapin, Ritanserin und Risperidon) scheint bisher aufgrund ihrer klinischen
Aktivität eine wichtige Rolle zuzukommen.

Pipamperon

In den 60er Jahren, als nur wenige pharmakologische Tests zum Nachweis der
serotoninantagonistischen Hintergrundaktivität zur Verfügung standen, war
es anhand klinischer Beobachtungen möglich, ein klares Bild von Pipamperon
zu zeichnen. Man beobachtete, daß Pipamperon auf bemerkenswerte Weise
den emotionellen Tonus und das Verhalten normalisierte, so daß dieser Wirkstoff insbesondere zur Behandlung von Störungen der interpersonellen Beziehungen Einsatz fand (Bobon et al. 1961; Lambert et al. 1969; Deberdt 1976).

Der antipsychotische Effekt höherer Dosen wird durch eine antiautisti-
sche, disinhibitorische und beziehungsfördernde Wirkung charakterisiert, die
bei der Behandlung chronischer Psychosen sehr nützlich ist. Die Patienten
entwicklen nur in sehr seltenen Fällen extrapyramidale Störungen. Darüber
hinaus erwies sich Pipamperon überraschenderweise als ein guter Schlafin-
duktor, der den gestörten Schlaf-Wach-Rhythmus bei einer Vielzahl psychischer und hirnorganischer Störungen normalisierte (Ansoms et al. 1977;
Malsch 1987).

Clozapin

Eine andere Substanz, die durch serotoninantagonistische Eigenschaften charakterisiert ist, und die einen speziellen Platz in der Behandlung psychotischer Störungen einnimmt, ist das Clozapin (Fink et al. 1984). Als atypisches Neuroleptikum gehört Clozapin zur Klasse der Dibenzodiazepine. Der mögliche Vorteil von Clozapin für eine antipsychotische Breitbandwirkung wurde bereits in der ersten Publikation von Gross u. Langner (1966) nachgewiesen. Das Konzept der Aspezifität wurde später als Begründung für die Anwendung potentiell antipsychotischer Substanzen mit geringgradigem und kurzzeitigem extrapyramidalen Effekt bei Tier oder Mensch gebraucht.

Clozapin hat serotonin-5-HT$_2$-, alpha$_1$-adrenerge und histamin-H$_1$-blockierende Wirkungen. Es ist auch ein potenter Azetylcholinrezeptor-Antagonist (Peroutka u. Snyder 1980; Richelson 1980; Richelson 1984). Die Bindung zu den Dopamin-D$_1$- und -D$_2$-Rezeptoren ist relativ schwach und in der Größenordnung ähnlich der zu anderen Rezeptoren. Dies unterscheidet Clozapin von den meisten „typischen" Neuroleptika (Hyttel et al. 1985).

Klinisch ist die Wirkung von Clozapin anderen antipsychotischen Wirkstoffen gleich oder überlegen: es ist jedoch zu beachten, daß wegen des inhärenten Risikos der Agranulozytose die Behandlung mit Clozapin der Therapie resistenter Patienten vorbehalten sein sollte, bei denen die potentiellen Vorteile die Risiken übertreffen (Kane et al. 1988). Bei chronisch schizophrenen, therapieresistenten Patienten ist Clozapin deutlich dem Chlorpromazin bei der Beeinflussung positiver und negativer Symptome überlegen (Kane et al. 1988). Das Ansprechen der Minussymptomatik, das im Gegensatz zum Chlorpromazin steht, erzeugt Fragen über den pharmakologischen Hintergrund und die Spezifität der Wirkung an den beeinflußten Hirnregionen.

Extrapyramidale Symptome sind während der Clozapintherapie kaum zu beobachten. Die Modulierung des dopaminergen Systems durch das serotonerge, azetylcholinerge und noradrenerge System unter Clozapin könnte das günstige extrapyramidale Nebenwirkungsprofil dieser Substanz erklären. Neben der wohlbekannten Wirkung der Muskarinrezeptorblockade auf die extrapyramidale Symptomatologie gibt es Anzeichen für serotonerg-dopaminerge Interaktionen in dem Sinne, daß serotonerge Stimulation das Firing der dopaminergen Neuronen inhibieren kann (Meltzer et al. 1979). Die bessere Normalisierung der dopaminergen Aktivität nach Verabreichung von atypischen Neuroleptika wie Clozapin könnte durch ihre serotonin-antagonistische Wirkung zu erklären sein.

Ritanserin

Der potente Serotoninantagonist Ritanserin (Leysen et al. 1985; Awouters et al. 1988) wird klinisch als thymosthenischer Wirkstoff, mit stimmungsverbessernden Eigenschaften, angstlösender Wirkung und allgemeiner Verbesserung

der Schlafqualität beschrieben (Reyntjens et al. 1986). Ritanserin verlängert
den Langsamwellenschlaf (Declerck et al. 1987; Idzikowski et al. 1986). Da
diese wesentliche, manchmal restorativ genannte Phase des menschlichen
Schlafes bei Schizophrenen oft gestört ist, regte diese auffallende Eigenschaft
von Ritanserin unser Interesse zur weiteren klinischen Prüfung von selektiven
Serotoninantagonisten bei schizophrenen Patienten an (Janssen 1987).

In einer klinischen Doppelblindprüfung wurde Ritanserin mit einem Placebo an zwei parallelen Gruppen schizophrener Patienten, vorwiegend des
Typs II, verglichen. Die Doppelblindmedikation wurde zusätzlich zu den bereits verabreichten Neuroleptika gegeben, und die Beurteilung der Wirksamkeit erfolgte anhand der Clinical Global Impression-(CGI-)Skala und der
BPR-Skala, während die Nebenwirkungen anhand der Simpson-Angus-Skala
für extrapyramidale Symptome bewertet wurden. Im Vergleich zum Placebo
wurde mit Ritanserin eine signifikante Besserung auf der CGI- und BPR-
Skala nachgewiesen. Die stärksten Verbesserungen waren dabei auf die Beeinflussung der Negativsymptomatik und der affektiven Symptome, z. B.
Angst/Depression, Anergie und Aktivierung, zurückzuführen.

Die extrapyramidalen Nebenwirkungen der Neuroleptikabehandlung, beurteilt nach der Simpson-Angus-Skala, zeigten unter Ritanserin einen signifikanten Rückgang, während sie unter Placebo unverändert blieben. Besonders
bemerkenswert war die signifikante Abnahme des Tremors, die entsprechend
derjenigen bei Parkinson-Patienten unter Ritanserinbehandlung war (Auff et
al. 1987). Eine ähnliche EPS-Reduktion unter Ritanserintherapie wurde
durch Bersani et al. (1986) gefunden.

Die Studie von Vinar et al. (1989) folgte einem offenen Prüfplan, wobei
Ritanserin in Dosierungen von 10–30 mg täglich an 46 chronisch psychotische
Patienten, oft mit prädominanter Minussymptomatik, verabreicht wurde. Ne-
ben der in der „Psychiatrischen Rating-Skala" beobachteten Wirkung ist die
Feststellung wichtig, daß die Prüfer in dieser Studie eine bedeutende klinische
Besserung der Patienten, meistens im Rahmen ihrer Kontaktfähigkeit und Re-
sozialisierung, beobachteten.

Weitere klinische Doppelblindprüfungen mit Ritanserin an chronisch schizophrenen Patienten mit prädominanter Minussymptomatik sind im Gange.

Obwohl von der Kombination eines serotonin- und eines dopaminantago-
nistischen Stoffes ein erheblicher klinischer Nutzen zu erwarten ist, bleibt die
praktische Notwendigkeit der Monotherapie psychotischer Patienten unbe-
zweifelt.

Risperidon

Deshalb wurde Risperidon auf der Basis seines potenten serotonin- und cate-
cholaminantagonistischen Profils zur weiteren Untersuchung ausgewählt
(Janssen et al. 1988; Leysen et al. 1988).

Aus den Ergebnissen, die in offenen Studien erhalten wurden, läßt sich schließen, daß dieser neue potente Serotonin-S$_2$-Antagonist (Dosis: 2–20 mg pro Tag) die Möglichkeit einer neuartigen Monotherapie in der Schizophreniebehandlung und bei anderen psychotischen Störungen bietet, da der Wirkstoff sowohl Wahnzustände beeinflußt, als auch Kontaktfähigkeit und Stimmung verbessert und gleichzeitig eine Erhaltungstherapie ohne extrapyramidale Nebenwirkungen zuläßt (Roose et al. 1988; Castelao et al. 1989; Mesotten et al. 1989; Gelders et al. 1990; Bersani et al. 1990; Desseilles et al. 1990; Möller et al. 1990).

In den ersten klinischen Doppelblindprüfungen wurde Risperidon mit Haloperidol an zwei parallelen Gruppen schizophrener Patienten verglichen. Claus et al. (1990) haben in ihrer Studie die PANS-Skala als Hauptbeurteilungsinstrument angewandt. Diese Skala bietet die Möglichkeit, die positiven, negativen und allgemein-psychopathologischen Symptome zu bewerten (Kay et al. 1987), und wird aufgrund ihrer guten Konstruktvalidität und praktischen Applikationsfähigkeit (Kay et al. 1988) im Rahmen der internationalen multizentrischen klinischen Prüfung von Risperidon gebraucht.

An der 12 Wochen dauernden Studie nahmen 42 chronisch Schizophrene, diagnostiziert nach DSM-III-R, teil. Sie wiesen trotz wiederholter Optimierung der antipsychotischen Therapie noch positive, negative oder extrapyramidale Symptome auf. Die zwei Gruppen waren hinsichtlich Diagnose, Alter, Geschlecht und Krankheitsdauer vergleichbar. Die Verabreichung von Risperidon und Haloperidol lag zwischen 2 und 20 mg täglich, 6 Wochen lang, danach fixiert in der zweiten Studienhälfte.

Im Vergleich zu Haloperidol wurde mit Risperidon eine deutlichere und raschere Besserung anhand der Gesamt-PANS-Skala nachgewiesen. Ferner war interessant, festzustellen, daß die Verhaltensbeobachtungen durch das Pflegepersonal anhand der totalen NOSIE-30-Skala ähnlich waren, und die deutlichste und schnellste Wirkung in der Risperidongruppe beobachtet wurde.

Bemerkenswert ist die bedeutende Besserung für drei der vier beurteilten Schlafparameter in der Risperidongruppe. Obwohl sich kaum ein Unterschied in der totalen EPS-Beobachtung nach der Chouinard-Skala feststellen ließ, war der Verbrauch des Antiparkinsonmittels Dexetimid in der Haloperidolgruppe etwa 10mal höher als in der Risperidongruppe.

Zum Schluß ist noch die offene Studie von Montfort et al. (1990) zu erwähnen. Hier haben sich in einer chronisch schizophrenen Population mit überwiegender Minussymptomatik sehr deutliche Ergebnisse gezeigt. Bei 10 der 12 Patienten ergab sich eine 50%ige Besserung auf der SANS-Skala. Dieses Resultat wurde in der chronischen Behandlungsphase (über 6 Monate) im Dosierungsbereich 2–4 mg täglich erzielt.

Aufgrund der ersten verfügbaren klinischen Informationen kann man zusammenfassend sagen, daß durch die Einführung der Serotonin-5-HT$_2$-Antagonisten oder, klinisch, der „thymosthenischen" Wirkstoffe, therapeutische Verbesserungen bei der Behandlung der Minus- und affektiven Problematik chronisch schizophrener Patienten ermöglicht wurden. Die klinischen

Wirkungen dieser Substanzen sind durch resozialisierende, EPS-abschwächende und die Schlafqualität verbessernde Eigenschaften charakterisiert.

Literatur

Ansoms C, De Backer-Dierick G, Vereecken JLTM (1977) Sleep disorders in patients with severe mental depression: double-blind placebo-controlled evaluation of the value of pipamperone (Dipiperon). Acta Psychiatr Scand 55:116–122

Auff E, Birkmayer W, Brücke T, Deecke L, Ernich C, Goldenberg G, Hirsch E, Maly J, Müller C, Pötzl G, Riederer P, Sofic E, Schnaberth G (1987) Ritanserin in the treatment of tremor-dominant Parkinson's disease: A preliminary study. New Trends in Clinical Neuropharmacology 1(3):149–158

Awouters F, Niemegeers CJE, Megens AAHP, Meert TF, Janssen PAJ (1988) The pharmacological profile of ritanserin, a very specific central serotonin-S_2 antagonist. Drug Dev Res 15:61–73

Bersani G, Bressa GM, Meco G, Pozzi F (1990) Mixed D_2- and S_2 antagonism in schizophrenia: clinical, extrapyramidal and neuroendocrine response in a preliminary study with risperidone (R 64 766). Hum Psychopharmacol 5:225–331

Bersani G, Grispini A, Marini S, Pasini A, Valducci M, Ciani N (1986) Neuroleptic-induced extrapyramidal side effects: clinical perspectives with ritanserin (R 55 667), a new selective 5-HT_2 receptor blocking agent. Curr Ther Res 40:492–499

Bleich A, Brown SL, Kahn R, van Praag H (1988) The role of serotonin in schizophrenia. Schizophr Bull 14:297–315

Bobon J Collard J Demaret A (1961) Un nouveau neuroleptique a effet hypnogène differé: le Dipiperon (R 3345), butyrophénone carbamidée. Acta Neurol Psychiatr Belg 61:611–630

Carlsson A, Lindqvist M (1963) Effect of chlorpromazine or haloperidol on formation of 3-methoxytyramine and normetanephrine in mouse brain. Acta Toxicol Pharmacol 20:140–144

Castelao F, Ferreira L, Gelders YG, Heylen SLE (1989) The efficacy of the D2 and 5–HT_2 antagonist risperidone (R64766) in the treatment of chronic psychosis: an open dose-finding study. Schizophr Res 2:411–415

Claus A (1990) Risperidone versus haloperidol in the treatment of chronic schizophrenic patients: a multicenter double-blind comparative study. Janssen Research Foundation, May 1990; Clinical Research Report RIS-BEL-6

Crow TJ (1985) The two syndrome concept: origins and current status. Schizophr Bull 11:471–486

Crow TJ (1987) The dopamine hypothesis survives, but there must be a way ahead. Br J Psychiatry 151:460–465

Deberdt R (1976) Pipamperone (Dipiperon) in the treatment of behaviour disorders. A large scale multicentre evaluation. Acta Psychiatr Belg 76:157–166

Declerck AC, Wauquier A, Van Der Ham-Veltman PHM, Gelders Y (1987) Increase in slow-wave sleep in humans with the serotonin-S_2 antagonist ritanserin. Curr Ther Res 41:427–432

Delay J, Deniker P, Harl J, Grasset A (1952) Traitement d'états confusionnels par le chlorhydrate de diméthylaminopropyl-N-chlorphénothiazine (4560 RP). Ann Med Psychol 110:398–403

DeLisi LE, Freed WI, Gillin JC, Kleinman JE, Bigelow LB, Wyatt RJ (1982) p-Chlorophenylalanine trial in schizophrenic patients. Biol Psychiatry 17:471–477

DeLisi LE, Neckers LM, Weinberger DR, Wyatt RJ (1981) Increased whole blood serotonin concentrations in chronic schizophrenic patients. Arch Gen Psychiatry 38:647–650

Desseilles M, Antoine J, Pietquin M, Burton P, Gelders Y, Heylen S (1990) Risperidone (R 64 766) in the treatment of therapy-resistant chronic psychotic patients: an open dose-finding study. Psychiatr Psychobiol (im Druck)

Fink H, Morgenstern R, Oelssmer W (1984) Clozapine, a serotonin antagonist. Pharmacol Biochem Behav 20:513–517

Gelders YG, Heylen SLE, Vanden Bussche G, Reyntjens AJM, Janssen PAJ (1990) Pilot clinical investigation of risperidone in the treatment of psychotic patients. Pharmacopsychiatry 23:206–211

Gillin JC, Kaplan J, Wyatt RJ (1976) Clinical effects of tryptophan in chronic schizophrenia. Biol Psychiatry 11:635–639

Gross H, Langner E (1966) Das Wirkungsprofil eines chemisch neuartigen Breitbandneuroleptikums der Dibenzodiazepingruppe. Wien Med Wochenschr 116:614

Heylen SLE, Gelders YG (1989) Risperidone versus haloperidol in the treatment of psychotic patients: an 8 week multicentre double-blind comparative trial. In: International Symposium on Serotonin, From Cell Biology to Pharmacology and Therapeutics, Florence 1989, Abstract Book, p 93

Hyttel J, Larssen JJ, Christensen AV, Arnt J (1985) Receptor binding profiles of neuroleptics. In: Casey DE (ed): Dyskinesia: Research and treatment. Springer, Berlin Heidelberg New York Tokyo, pp 9–18

Idzikowski C, Mills EJ, Glennard R (1986) 5-Hydroxytryptamine-2 antagonist increases human slow wave sleep. Brain Res 378:164–168

Janssen PAJ (1987) Does ritanserin, a potent serotonin-S2 antagonist, restore energetic functions during the night. R Soc Med 80:409–413

Janssen PAJ, Niemegeers CJE, Awouters F, Schellekens KHL, Megens AAHP, Meert TF (1988) Pharmacology of risperidone (R 64 766), a new antipsychotic with serotonin-S$_2$ and dopamine-D$_2$ antagonistic properties. J Pharmacol Exp Ther 244:685–693

Janssen PAJ, van de Westeringh C, Jagenau AHM et al. (1959) Chemistry and pharmacology of CNS depressants related to 4-(4-hydroxy-4-phenylpiperidino)-butyrophenone. Part I: Synthesis and screening data in mice. J Med Pharmaceut Chem 1:281–287

Kane J, Honigfeld G, Singer J et al. (1988) Clozapine for the treatment-resistant schizophrenic. A double-blind comparison with chlorpromazine. Arch Gen Psychiatry 45:789–796

Kay SR, Fiszbein A, Opler LA (1987) The positive and negative syndromes scale (PANSS) for schizophrenics: development and standardization. Schizophr Bull 13:261–276

Kay SR, Opler LA, Lindenmayer JP (1988) Reliability and validity of the Positive and Negative Syndrome Scale for schizophrenics. Psychiatry Res 23:99–110

Lambert PA, Bouchardy M, Marcou G, Gradel F (1969) Principales indications du pipampérone. Compte Rendu Congrès Psychiatrique et Neurologique de Langue Française, LXVIIe session, Bruxelles, Septembre 1969

Leysen JE, Gommeren W, van Gompel P, Wynants J, Janssen PFM, Laduron PM (1985) Receptor-binding properties in vitro and in vivo of ritanserin. A potent and long acting serotonin-S$_2$ antagonist. Mol Pharmacol 27:600–611

Leysen JE, Gommeren W, Eens A, De Chaffoy De Courcelles D, Stoof JC, Janssen PAJ (1988) The biochemical profile of risperidone, a new antipsychotic. J Pharmacol Exp Ther 247:661–670

Malsch U (1987) Behandlung von Schlafstörungen bei älteren Patienten. Ergebnisse einer Doppelblindstudie Pipamperon vs. ein Standardbenzodiazepinpräparat. Therapiewoche 37:2484–2487

Meert TF, De Haes P, Janssen PAJ (1989a). Risperidone (R 64 766) a potent and complete LSD antagonist in drug discrimination by rats. Psychopharmacology 97:206–212

Megens AAHP, Awouters FHL, Niemegeers CJE (1988) Differential effects of the new antipsychotic risperidone on large and small motor movements in rats: a comparison with haloperidol. Psychopharmacology 95:493–496

Megens AAHP, Awouters FHL, Niemegeers CJE (1989) Interaction of haloperidol and risperidone (R 64 766) with amphetamine-induced motility changes in rats. Drug Dev Res 17:23–33

Meltzer HY, Stahl SM (1976) The dopamine hypothesis of schizophrenia: A review. Schizophr Bull 2:19–76

Meltzer HY, Young M, Metz J, Fang VS, Schyve PM, Arora RC (1979) Extrapyramidal side effects and increased serum prolactin following fluoxetine, a new antidepressant. J Neural Transm 45:165–175

Mendels J (1967) The effect of methysergide (an antiserotonin agent) on schizophrenia: A preliminary report. Br J Psychiatry 124:157–160

Mesotten F, Suy E, Pietquin M, Burton P, Heylen S, Gelders Y (1989) Therapeutic effect and safety of increasing doses of risperidone (R 64 766) in psychotic patients. Psychopharmacology 99:445–449

Möller H-J, Pelzer E, Kissling W, Riehl T, Wernicke T (1990, eingereicht) Efficacy and tolerability of a new antipsychotic compound (Risperidone): Results of an open pilot-study Pharmacopsychiatry

Montfort J-C, Bourguignon A, Manus A, Bouhours P, Heylen S (1990) Open study of risperidone in the treatment of schizophrenic patients with predominant negative symptoms. Janssen Research Foundation, January 1990; Clinical Research Report R 64766/24

Molander L, Borgström L (1983) Sedative effects and prolactin response to single oral doses of melperone. Psychopharmacology 79:142–147

Niemegeers CJE (1990) Serotonin involvement in the action of antipsychotic drugs. In: Paoletti R et al. (eds) Serotonin: from cell biology to pharmacology and therapeutics. Kluwer, Dordrecht, The Netherlands, pp 531–541

Peroutka SJ, Snyder SH (1980) Relationship of neuroleptic drug effects at brain dopamine, serotonin, adrenergic, and histamine receptors to clinical potency. Am J Psychiatry 137:1518–1522

Reyntjens A, Gelders YG, Hoppenbrouwers M-LJA, Vanden Bussche G (1986) Thymosthenic effects of ritanserin (R 55 667), a centrally acting serotonin-S$_2$ receptor blocker. Drug Dev Res 8:205–211

Richelson E (1980) Neuroleptics and neurotransmitter receptors. Psychiatr Ann 10:21–26

Richelson E (1984) Neuroleptic affinities for human brain receptors and their use in predicting adverse effects. J Clin Psychiatry 45:331–336

Roose K, Gelders Y, Heylen S (1988) Risperidone (R 64 766) in psychotic patients. A first clinical therapeutic exploration. Acta Psychiat Belg 88:233–241

Shore D, Korpi ER, Bigelmow LB, Zec RF, Wyatt RJ (1985), Fenfluramine and chronic schizophrenia. Biol Psychiatry 20:349–352

Vinar O, Molcan J, Nahunek K, Svestka J, Zapletalek M (1989) Ritanserin in schizophrenic patients. Activ Nerv Super 31(2):107–109

Behandlung der schizophrenen Negativsymptomatik mit Dopamin-Autorezeptor-Agonisten: Erste Erfahrungen mit Roxindol

H. Wetzel, A. Hillert und G. Gründer

Einleitung

Positiv- und Negativsymptomatik

Nach psychopathologischen und neuroradiologisch-neuropathologischen Gesichtspunkten und im Hinblick auf Unterschiede in Therapie und Verlauf wurde von Crow (1980; 1985) und – mit etwas anderer Akzentuierung – von Andreasen u. Olsen (1982) eine Unterteilung schizophrener Syndrome in einen positiven und negativen Subtyp vorgeschlagen. Positivsymptome wie Wahn oder Halluzinationen wurden mit einer funktionellen Überaktivität mesolimbischer dopaminerger Neuronensysteme, Negativsymptome wie Affektverflachung, gedankliche und sprachliche Verarmung, Antriebsstörungen und soziale Rückzugstendenzen hingegen mit strukturmorphologischen Hirnveränderungen in Zusammenhang gebracht. Während Positivsymptome in der Regel recht gut auf Neuroleptika – die alle mehr oder weniger stark Dopaminrezeptoren blockieren – ansprechen, ist deren Wirkung bei Negativsymptomatik häufig wenig zufriedenstellend (Johnstone et al. 1976; Weinberger et al. 1980), wenngleich diese Einschätzung nicht unwidersprochen geblieben ist (Goldberg 1985; Meltzer et al. 1986).

Dopamin-Autorezeptor-Agonisten

Die meisten dopaminergen Neuronen haben, wie andere Nervenzellen auch, Autorezeptoren vom D_2-Subtyp, die über einen negativen Feedback-Mechanismus die Zellaktivität beeinflussen können. Durch Stimulation präsynaptischer Autorezeptoren kann die Dopaminsynthese und -ausschüttung vermindert werden, und über somadendritische Autorezeptoren wird zusätzlich die Entladungsfrequenz dopaminerger Neuronen gehemmt (Roth et al. 1987).

Falls nun schizophrene Symptome durch eine Überaktivität dopaminerger Neuronen bedingt sein sollten, wäre theoretisch zu erwarten, daß durch Dopamin-Autorezeptor-Agonisten die psychotische Symptomatik gebessert würde. Allerdings bestünde bei mangelnder Selektivität der Substanzen die

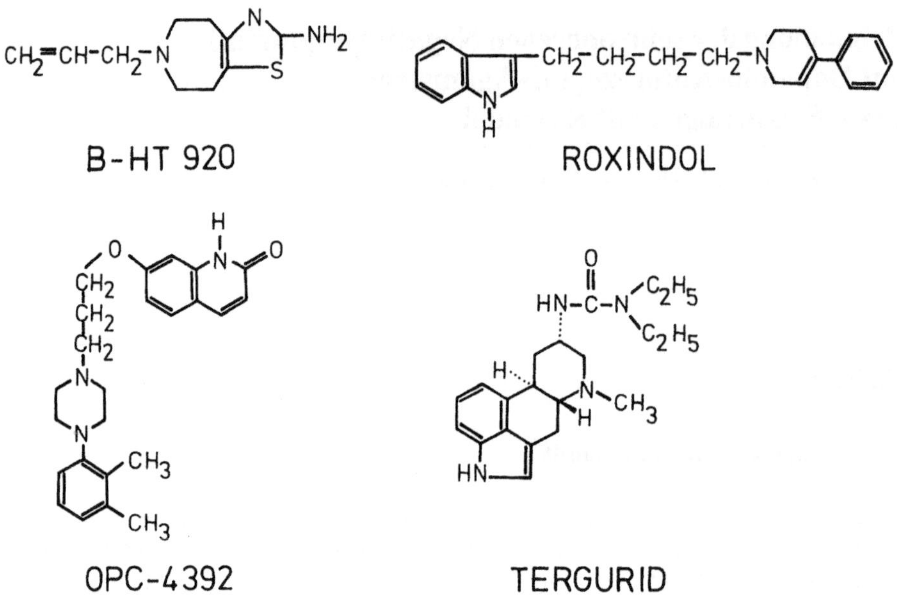

B-HT 920

ROXINDOL

OPC-4392

TERGURID

Abb. 1. Dopamin-Autorezeptor-Agonisten

Gefahr einer Symptomverschlechterung bzw. -provokation, da dann gleichzeitig postsynaptische Dopaminrezeptoren stimuliert werden könnten.

Diese Überlegungen führten zur Entwicklung von präferentiell bzw. selektiv am Autorezeptor wirksamen Dopaminagonisten (Clark et al. 1985). Hierzu zählen neben der Modellsubstanz (−)-3-(3-Hydroxyphenyl)-N-n-Propylpiperidin ((−)-3-PPP) auch B-HT 920, ein dem Clonidin verwandter Thiazoloazepin-Abkömmling, und Roxindol, ein Indolalkylpiperidin-Derivat, sowie das Piperazinylchinolinon OPC-4392 und das Ergotalkaloid Tergurid (Abb. 1). (−)-3-PPP, Roxindol, OPC-4392 und Tergurid wirken an normosensitiven postsynaptischen Dopaminrezeptoren sogar als Antagonisten, zeigen jedoch andererseits an durch Denervierung oder Reserpin-Vorbehandlung supersensitiv gewordenen postsynaptischen Dopaminrezeptoren eine nicht unbeträchtliche pharmakologische Eigenaktivität (Arnt u. Hyttel 1984).

Bisherige Studien mit Dopaminagonisten bei schizophrenen Patienten

Schon bevor Dopamin-Autorezeptor-Agonisten für klinische Prüfungen zur Verfügung standen, wurde von einigen Arbeitsgruppen die Wirkung von niedrigen, für Autorezeptoren „selektiven" Dosen des Dopaminagonisten Apomorphin bei Patienten mit Schizophrenien und schizoaffektiven Psychosen untersucht. In der Regel wurde Apomorphin nur einmalig verabreicht und die Wirkung auf psychopathologische Parameter nur über eine kurze Zeitdauer

Tabelle 1. Apomorphin: Klinische Studien bei schizophrenen Patienten

Studie	Apo-morphin-Dosis	Klinische Wirkung	Placebo-kontrol-liert	Neuroleptische Begleit-medikation
Corsini et al. (1977)	1 mg i.m.	Vorübergehende Besserung bei 15 von 40 Patienten	–	–
Smith et al. (1977)	1,5–6 mg s.c. oder p.o	Vorübergehende Besserung bei 3 von 4 Patienten	+	+
Tamminga et al. (1978)	3 mg s.c.	Vorübergehende Besserung bei 9 von 18 Patienten	+	+
Hollister et al. (1980)	10–30 mg p.o.	Keine Besserung bei 15 Patienten	+	+
Meltzer (1980)	0,75 mg s.c.	Keine Besserung bei 22 Patienten	–	–
Cutler et al. (1982)	0,005 mg/ kg KG s.c.	Vorübergehende Besserung bei 2 von 5 Patienten	–	+
Levy et al. (1984)	0,75 mg s.c.	Keine Besserung bei 25 Patienten	+	–
Ferrier et al. (1984)	0,75 mg s.c.	Keine Besserung bei 30 Patienten	+	–
Davidson et al. (1985)	0,375 mg s.c.	Keine Besserung bei 9 Patienten	+	+

von zumeist 20–60 min beobachtet. Wie Tabelle 1 zeigt, waren die beobachteten Ergebnisse widersprüchlich. Während einige Autoren jeweils bei der Hälfte ihrer Patienten über eine – jedoch nur vorübergehende – psychopathologische Besserung berichteten, konnten andere keinerlei antipsychotische Wirkungen feststellen. Diese Diskrepanz läßt sich z. T. durch die unterschiedliche Beobachtungsdauer, die diagnostische Heterogenität der untersuchten Patientenpopulationen, fehlende Kontrollgruppen und eine Fortsetzung der neuroleptischen Vormedikation (bis zu 40 mg Haloperidol pro Tag) auch unter Apomorphingabe erklären. Schließlich ist auf die Problematik der präsynaptischen Spezifität von Apomorphinwirkungen bzw. der hierfür notwendigen Dosen hinzuweisen.

Mittlerweile liegen auch Ergebnisse offener Studien mit selektiven Dopamin-Autorezeptor-Agonisten vor. *B-HT 920* wurde in einer Dosierung von 0,3–1,2 mg insgesamt 12 Patienten mit einer paranoiden Schizophrenie nach DSM-III, die – von einer Ausnahme abgesehen – mindestens 6 Monate keine Neuroleptika erhalten hatten, bis zu einer Dauer von 28 Tagen verabreicht (Wiedemann et al. 1990). Vier der 12 Patienten zeigten unter der Behandlung eine deutliche Besserung ihrer Positivsymptomatik, d. h. eine Verminderung des initialen BPRS-Gesamtscores um mindestens 50%. Bezogen auf 10 Patienten nahm der BPRS-Gesamtscore von $49,3 \pm 10,7$ an Tag 0 auf

$38,6 \pm 18,4$ an Tag 21 ab. Dieser Unterschied war nicht signifikant. Bei 7 Patienten wurde eine z. T. recht deutliche psychomotorische Aktivierung beobachtet, die bei 2 Patienten so stark ausgeprägt war, daß die klinische Prüfung abgebrochen werden mußte.

OPC-4392 wurde in einer Pilotstudie bei 11 Neuroleptika-vorbehandelten schizophrenen Patienten unterschiedlichen diagnostischen Subtyps in Dosen zwischen 2 und 48 mg/Tag geprüft (Gerbaldo et al. 1988). Mit einer Ausnahme war bei allen Patienten eine zumindest mäßiggradige Negativsymptomatik vorhanden; 4 Patienten litten vorwiegend an Negativsymptomen. Bei 5 der 11 Patienten konnte klinisch eine merkliche Besserung beobachtet werden.

In einer weiteren offenen Pilotstudie wurde *Tergurid* in Dosen von 0,5–2 mg nach einer einwöchigen Placebo-Wash-out-Phase über eine Behandlungsdauer von 4 Wochen 11 Patienten mit der DSM-III-Diagnose einer Schizophrenie verabreicht, die nach Abklingen einer akuten psychotischen Symptomatik an Negativsymptomen litten (Olbrich u. Schanz 1988). Bei 8 der 11 Patienten fand sich eine deutliche Besserung, die sich auch anhand einer signifikanten Reduktion aller SANS-Subscores bei der Gesamtpopulation der Patienten aufzeigen ließ.

In keiner der offenen klinischen Prüfungen mit Dopamin-Autorezeptor-Agonisten wurde über extrapyramidale Nebenwirkungen berichtet.

Klinische Prüfung mit Roxindol bei Negativsymptomatik

Rationale für den Therapieansatz

Die Behandlung von Negativsymptomen mit Dopamin-Autorezeptor-Agonisten mag auf den ersten Blick widersprüchlich erscheinen, da ja diese Substanzen ursprünglich zur Minderung einer bei Schizophrenien mit Positivsymptomatik hypostasierten funktionellen dopaminergen Überaktivität konzipiert worden waren. Der unter B-HT 920-Gabe erhobene Befund einer psychomotorischen Aktivierung bei der Mehrzahl der behandelten Patienten deutet jedoch auf einen möglichen Nutzen von Dopamin-Autorezeptor-Agonisten in der Therapie schizophrener Negativsymptome hin. Möglicherweise spielt hierbei die Stimulation postsynaptischer Dopaminrezeptoren eine Rolle. Bei Negativsymptomen wird nämlich von einigen Autoren (Mackay 1980; van Kammen et al. 1986; Weinberger 1987) ätiologisch ein Dopaminmangel in relevanten Hirnstrukturen angenommen. Theoretisch sollten in diesem Fall postsynaptische Dopaminrezeptoren kompensatorisch eine Supersensitivität entwickeln, und an diesen in ihrer Sensitivität veränderten Rezeptoren wären Dopamin-Autorezeptor-Agonisten unabhängig von ihrer Lokalisation aktivierend wirksam, ohne daß wiederum normosensitive Dopaminrezeptoren in anderen Hirnarealen stimuliert würden.

Charakterisierung der Substanz Roxindol

Roxindol (EMD 49980) hat sich in verschiedenen Tierverhaltenstests als ein selektiver präsynaptischer D_2-Rezeptor-Agonist mit einer hohen Affinität im niedrigen nanomolaren Bereich erwiesen (Seyfried et al. 1989). Außerdem ist Roxindol ein effektiver 5-HT_{1A}-Agonist und Serotonin-Rückaufnahmehemmer; es blockiert z. B. den 5–HT-Reuptake 100mal stärker als Fluoxetin. Darüber hinaus besitzt die Substanz leichte α_1-, α_2- und 5-HT_2-antagonistische Wirkungen. – Pharmakokinetisch unterliegt Roxindol einem ausgeprägten First-pass-Effekt, was eine niedrige Bioverfügbarkeit zur Folge hat.

Patienten und Methodik

In einer offenen klinischen Prüfung wurden bislang 10 schizophrene Patienten, die an einer reinen Negativsymptomatik litten, mit ihrem schriftlichen Einverständnis mit Roxindol behandelt. Als Einschlußkriterien dienten die DSM-III-R-Diagnose einer Schizophrenie vom desorganisierten (4 Patienten) oder residualen Typ (6 Patienten) sowie ein BPRS-Gesamtscore von über 36 Punkten und ein SANS-Gesamtscore von über 55 Punkten. Positivsymptome wie Wahn, Halluzinationen oder Ich-Störungen durften nicht nachweisbar sein. In die Untersuchung wurden nur Patienten aufgenommen, die in den letzten 6 Wochen vor stationärer Aufnahme keine oralen Neuroleptika bzw. in den vorhergehenden 3 Monaten keine Depot-Neuroleptika erhalten hatten. Dieser Ausschluß neuroleptika-vorbehandelter Patienten sollte sicherstellen, daß nicht in einer Neuroleptika-Absetzphase produktive Symptome durch Stimulation solcher Dopaminrezeptoren provoziert würden, die durch längerfristige Neuroleptikabehandlung supersensitiv geworden sein könnten. Außerdem sollten so potentielle Roxindol-Wirkungen nicht mit Neuroleptika-Absetzeffekten verwechselt werden können.

Nach einer anfänglichen Beobachtungsdauer von einer Woche erhielten die Patienten über 4 Wochen Roxindol oral in einer Dosierung von initial 0,3 mg/Tag, die im weiteren Verlauf der Behandlung innerhalb von 14 Tagen auf Dosen zwischen 3 und 30 mg/Tag gesteigert wurde. Als Begleitmedikation war lediglich Chloralhydrat erlaubt. Psychopathologische Verlaufsbefunde wurden anhand der Fremdbeurteilungsskalen BPRS, SANS, SAPS, BRMS und – zur Feststellung von Nebenwirkungen – der UKU an den Tagen 0, 3, 7, 14, 21 und 28 erhoben.

Ergebnisse

Zu Beginn der Roxindol-Behandlung lag der BPRS-Gesamtscore der Patienten zwischen 40 und 68 Punkten, mit einem Mittelwert von $53,6 \pm 8,8$ Punkten. Der SANS-Gesamtscore belief sich auf Werte von 64–106 Punkte; der

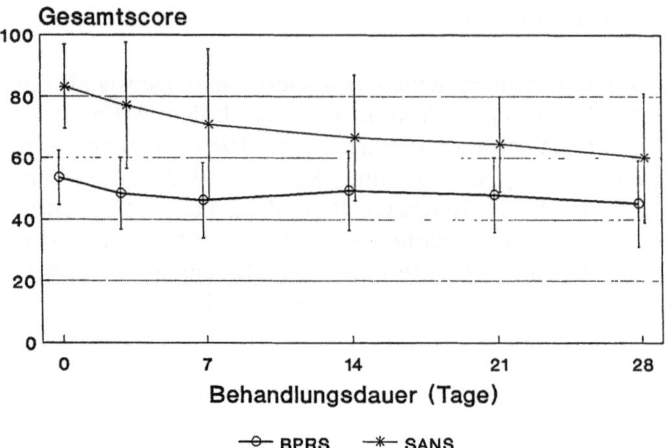

Abb. 2. Zeitverlauf der Mittelwerte der BPRS- und SANS-Gesamtscores bei 10 Patienten mit Negativ-Symptomatik unter Roxindol-Behandlung („Endpoint"-Analyse)

Mittelwert betrug $83,2 \pm 13,7$ Punkte. Der Zeitverlauf der BPRS- und SANS-Gesamtscores unter Roxindol ist in Abb. 2 dargestellt, wobei die entsprechenden Mittelwerte anhand einer „Endpoint"-Analyse berechnet wurden, d. h. bei Patienten, welche die klinische Prüfung vorzeitig abbrachen, wurde der letzte gemessene Wert über die verbleibenden Beurteilungszeitpunkte mitgezogen. Nach 4wöchiger Roxindol-Behandlung war der BPRS-Gesamtscore nur geringfügig auf einen Mittelwert von $45,2 \pm 14,0$ (Extremwerte 25–57 Punkte) abgefallen, während sich der SANS-Gesamtscore um knapp 30% auf $60,1 \pm 21,0$ Punkte mit Werten zwischen 17 und 87 Punkten reduzierte. Im Wilcoxon-Test (zweiseitig; abhängige Stichproben) erwies sich diese Differenz als signifikant ($p < 0,02$).

Hinsichtlich der SANS-Subscores war die Besserung am deutlichsten bei den Subscores „Affektverflachung" und „Alogie" und am wenigsten beim Subscore „Aufmerksamkeitsstörungen" ausgeprägt. Bei der BPRS zeigte sich im Subscore „Anergie", in den die Items „emotionale Zurückgezogenheit", „psychomotorische Verlangsamung" und „Affektverflachung" eingehen und der daher häufig zur Darstellung der Negativsymptomatik verwandt wird, mit Mittelwerten von $14,9 \pm 2,7$ (Tag 0) und $11,3 \pm 2,5$ (Tag 28) eine der SANS vergleichbare Befundänderung. Der Zeitverlauf des „Anergie"-Subscores der BPRS ist in Abb. 3 wiedergegeben.

Da bei schizophrenen Patienten im Rahmen oder neben einer Negativsymptomatik auch depressive Symptomkonstellationen auftreten können, wurde auch die BRMS erhoben. Hier ergab die „Endpoint"-Analyse innerhalb des 4wöchigen Behandlungsintervalls eine Reduktion des Gesamtscores von $15,2 \pm 3,1$ auf $10,5 \pm 5,4$ Punkte und damit einen mit dem Subscore „Anergie" der BPRS fast deckungsgleichen Zeitverlauf (Abb. 3).

Insgesamt zeigten 2 Patienten unter der Behandlung eine deutliche (Verminderung der initialen SANS-Punktsumme um mindestens 50%) und weite-

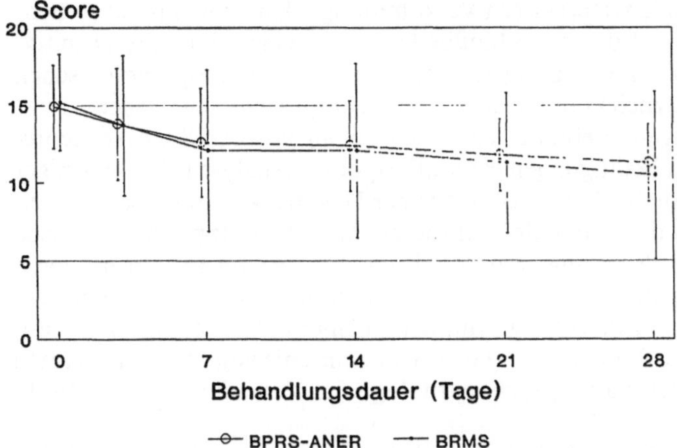

Abb. 3. Zeitverlauf der Mittelwerte des BPRS-Subscores „Anergie" und des BRMS-Gesamtscores bei 10 Patienten mit Negativ-Symptomatik unter Roxindol-Behandlung („Endpoint"-Analyse)

re 2 Patienten eine mäßiggradige Besserung (Reduktion des SANS-Gesamtscores um mindestens 33%). Nimmt man trotz der kleinen Fallzahl eine Trennung in diagnostische Untergruppen vor, so ergibt sich, daß alle 4 der so definierten Therapie-Responder dem residualen Subtyp der Schizophrenie zugehörten.

Bei 2 Patienten mußte die klinische Prüfung vorzeitig abgebrochen werden, weil sich unter der Behandlung mit Roxindol in Dosen von 1,2 bzw. 15 mg/Tag typische Positivsymptome entwickelten. – Im übrigen erwies sich Roxindol als gut verträglich. Zeitweilig traten bei einigen wenigen Patienten – v. a. bei Dosissteigerungen – Nebenwirkungen wie Übelkeit und Schwindel in leichter Ausprägung auf. Extrapyramidalmotorische Symptome wurden nicht beobachtet.

Diskussion

Im Hinblick auf die Behandlung von Negativsymptomen haben Carpenter et al. (1985) eine primäre von einer sekundären Negativsymptomatik unterschieden. Sekundäre Negativsymptome können sowohl im Gefolge von Positivsymptomen als auch im Rahmen einer Neuroleptikabehandlung und der hierdurch bedingten extrapyramidalmotorischen Nebenwirkungen auftreten. Darüber hinaus können Negativsymptome eine Folge einer sozialen Unterstimulierung bei längerfristiger Hospitalisierung sein. Schließlich können sie mit einer gleichzeitig vorhandenen depressiven Symptomatik assoziiert sein. Mit Ausnahme des letzten Faktors – einige wenige Patienten litten tatsächlich an einer konkomittierenden depressiven Verstimmung – kann bei unserer Patientenpopulation aufgrund der Ausschlußbedingungen eine sekundäre Negativsymptomatik, die die Beurteilung der beobachteten psychopathologischen Veränderungen zusätzlich komplizieren könnte, ausgeschlossen werden.

Unsere vorläufigen Befunde einer 25–30%igen SANS-Gesamtscore-Reduktion unter den Bedingungen einer „Endpoint"-Analyse nach 4wöchiger Roxindol-Behandlung bei Patienten mit reiner Negativsymptomatik geben einen ersten Hinweis, daß Roxindol bei dieser Patientengruppe therapeutisch wirksam sein könnte. Allerdings war der Umfang der Besserung nur bei 4 von 10 Patienten zufriedenstellend, wobei diese Therapieresponder mit einer zumindest mäßiggradigen Besserung sämtlich an einer Schizophrenie vom residualen Typ litten. Bei Patienten mit einer Schizophrenie vom desorganisierten Typ hingegen konnten kaum psychopathologische Veränderungen beobachtet werden.

Auf Symptomebene zeigte sich eine Besserung v.a. bei Affekt- und Antriebsstörungen, Anhedonie und depressiver Stimmung. Häufig konnten jedoch Patienten die unter Roxindol beobachtbare psychomotorische Aktivierung nicht adäquat nutzen und kaum sinnvoll in Handlungszusammenhänge integrieren, wenn gleichzeitig nennenswerte Konzentrations- und formale Denkstörungen vorlagen.

Allerdings müssen die genannten Befunde mit Vorsicht interpretiert werden, da die beobachteten psychopathologischen Veränderungen aufgrund der offenen Prüfbedingungen nicht eindeutig der verabreichten Substanz zugeschrieben werden können. Andere spezifische Faktoren wie z.B. ergotherapeutische Maßnahmen bzw. unspezifische Faktoren wie der Umstand der Krankenhausaufnahme sind als relevante Einflußgrößen nicht auszuschließen. Eine zuverlässige Beurteilung des therapeutischen Potentials von Roxindol würde daher eine placebokontrollierte Doppelblindstudie voraussetzen. Im Hinblick auf den häufig chronischen Verlauf und die relative Therapieresistenz von Negativsymptomen sollten jedoch ein Behandlungszeitraum von deutlich länger als 4 Wochen gewählt und die Erfolgskriterien für eine zufriedenstellende Besserung nicht zu hoch angesetzt werden.

Literatur

Andreasen NC, Olsen SA (1982) Negative vs positive schizophrenia: definition and validation. Arch Gen Psychiatry 39:789–794

Arnt J, Hyttel J (1984) Postsynaptic dopamine agonistic effects of 3-PPP enantiomers revealed by bilateral 6-hydroxy-dopamine lesions and by chronic reserpine treatment in rats. J Neural Transm 60:205–223

Carpenter WT, Heinrichs DW, Alphs LD (1985) Treatment of negative symptoms. Schizophr Bull 11:440–452

Clark D, Hjorth S, Carlsson A (1985) Dopamine-receptor agonists: mechanisms underlying autoreceptor selectivity. I. Review of the evidence. J Neural Transm 62:1–52

Corsini GU, Del Zompo M, Manconi S, Cianchetti C, Mangoni A, Gessa GL (1977) Sedative, hypnotic and antipsychotic effects of low doses of apomorphine in man. Adv Biochem Psychopharmacol 16:645–648

Crow TJ (1980) Molecular pathology of schizophrenia: more than one disease process? Br Med J 280:66–68

Crow TJ (1985) The two-syndrome concept: origins and current status. Schizophr Bull 11:471–486

Cutler NR, Jeste DV, Karoum F, Wyatt RJ (1982) Low-dose apomorphine reduces serum homovanillic acid concentrations in schizophrenic patients. Life Sci 30:753–756

Davidson M, Kendler KS, Davis BM, Horvath TB, Mohs RC, Davis KL (1985) Apomorphine has no effect on plasma homovanillic acid in schizophrenic patients. Psychiatry Res 16:95–99

Ferrier IN, Johnstone EC, Crow TJ (1984) Clinical effects of apomorphine in schizophrenia. Br J Psychiatry 144:341–348

Gerbaldo H, Demisch L, Lehmann C-O, Bochnik J (1988) The effect of OPC-4392, a partial dopamine receptor agonist, on negative symptoms: results of an open study. Pharmacopsychiatry 21:387–388

Goldberg SC (1985) Negative and deficit symptoms in schizophrenia do respond to neuroleptics. Schizophr Bull 11:453–456

Hollister LE, Davis KL, Berger PA (1980) Apomorphine in schizophrenia. Comm Psychopharmacol 4:277–281

Johnstone EC, Crow TJ, Frith CD, Husband J, Kreel L (1976) Cerebral ventricular size and cognitive impairment in chronic schizophrenia. Lancet II:924–926

Kammen DP van, Kammen WB van, Mann LS, Seppala T, Linnoila M (1986) Dopamine metabolism in the cerebrospinal fluid of drug-free schizophrenic patients with and without cortical atrophy. Arch Gen Psychiatry 43:978–983

Levy MI, Davis BM, Mohs RC et al. (1984) Apomorphine and schizophrenia. Arch Gen Psychiatry 41:520–524

Mackay AVP (1980) Positive and negative schizophrenic symptoms and the role of dopamine. Br J Psychiatry 137:379–383

Meltzer HY (1980) Relevance of dopamine autoreceptors for psychiatry: preclinical and clinical studies. Schizophr Bull 6:456–475

Meltzer HY, Sommers AA, Luchins DJ (1986) The effect of neuroleptics and other psychotropic drugs on negative symptoms in schizophrenia. J Clin Psychopharmacol 6:329–338

Olbrich R, Schanz H (1988) The effect of the partial dopamine agonist terguride on negative symptoms in schizophrenia. Pharmacopsychiatry 21:389–390

Roth RH, Wolf ME, Deutch AY (1987) Neurochemistry of midbrain dopamine systems. In: Meltzer HY (ed) Psychopharmacology: the third generation of progress. Raven Press, New York, pp 81–94

Seyfried CA, Greiner HE, Haase AF (1989) Biochemical and functional studies on EMD 49980: a potent, selectively presynaptic D-2 dopamine agonist with actions on serotonin systems. Eur J Pharmacol 160:31–41

Smith RC, Tamminga CA, Davis JA (1977) Effect of apomorphine on schizophrenic symptoms. J Neural Transm 40:171–176

Tamminga CA, Schaffer MH, Smith RC (1978) Schizophrenic symptoms improve with apomorphine. Science 200:567–568

Weinberger DR (1987) Implications of normal brain development for the pathogenesis of schizophrenia. Arch Gen Psychiatry 44:660–669

Weinberger DR, Bigelow LB, Kleinman JE, Klein ST, Rosenblatt JE, Wyatt RJ (1980) Cerebral venticular enlargement in chronic schizophrenia: an association with poor response to treatment. Arch Gen Psychiatry 37:11–13

Wiedemann K, Benkert O, Holsboer F (1990) B-HT 920 – a novel dopamine autoreceptor agonist in the treatment of patients with schizophrenia. Pharmacopsychiatry 23:50–55

Empirische Befunde zum Einsatz von Antidepressiva zur Therapie von Minussymptomen

J. TEGELER

Einleitung

Schon kurz nach Einführung der Antidepressiva wurden diese Substanzen nicht nur bei depressiven Patienten, sondern auch bei Schizophrenen eingesetzt. So beschrieb Kuhn (1957) einen günstigen affektiv distanzierenden und sedativen Effekt des Imipramins bei nichterregten Schizophrenen. Pöldinger (1963) sah bei chronisch katatonen Schizophrenen unter Amitriptylin eine therapeutische Wirksamkeit und bezeichnete Amitriptylin als Thymoleptikum mit neuroleptischer Wirkungskomponente. In den späten 50er und 60er Jahren berichteten verschiedene Autoren über einen günstigen therapeutischen Effekt von Imipramin, Nortriptylin und Amitriptylin bei Schizophrenien mit Minussymptomen (Feldman 1959; Arnold et al. 1960; Haider 1966). Gross u. Huber (1980) empfahlen die Verabreichung von Desipramin bei depressiv-apathischen Syndromen im Rahmen schizophrener Erkrankungen. In den letzten Jahren wurden zahlreiche kontrollierte Studien durchgeführt, in denen die Wirksamkeit der Antidepressiva und Monoaminooxydasehemmer als Monotherapie oder in Kombination mit Neuroleptika geprüft wurde.

Überlegungen zum Einsatz von Antidepressiva zur Therapie von Minussymptomen

Folgende Überlegungen könnten für den Einsatz von Antidepressiva zur Behandlung von Minussymptomen bei schizophrenen Psychosen sprechen:

1. Nach Möller (1987) lassen sich in der klinischen Psychopharmakologie zwei Grundpositionen unterscheiden. Der nosologische Ansatz sieht die Krankheitsdiagnose als das entscheidende Indikationskriterium an (Klein 1968). Danach sollten bei depressiv-apathischen Syndromen im Rahmen von Schizophrenien Neuroleptika verabreicht werden. Der symptomatologische bzw. syndromatologische Ansatz dagegen orientiert sich an den Zielsymptomen bzw. Zielsyndromen (Freyhan 1957) und würde sich damit für die Verordnung von Antidepressiva bei Kranken mit depressiv-apathischen Syndromen aussprechen.

2. Bei den schizophrenen Minussymptomen sollte zwischen ätiologisch unterschiedlichen, klinisch aber schwer voneinander abgrenzbaren Formen differenziert werden. Es besteht kein Konsens darüber, inwieweit ein Zusammenhang zwischen einer Negativsymptomatik und einem depressiv-apathischen Syndrom besteht. Dies betrifft vor allem Patienten mit Apathie, Anhedonie und Affektverflachung entsprechend der Skala von Andreasen (1982). Carpenter et al. (1985) unterschieden primäre und sekundäre Minussymptome. Während die primären Minussymptome den eigentlichen Defizienzsymptomen entsprechen, sind die sekundären Minussymptome entweder als Reaktion des Patienten auf die floride Psychose, als soziale Unterstimulation im Sinne des Hospitalismus, als unerwünschte Wirkungen der Neuroleptika in Form einer Akinese oder als depressiv-dysphorisches Syndrom aufzufassen. Nach Siris et al. (1988) wiesen 50% der Patienten mit einer postpsychotischen Depression gleichzeitig eine Negativsymptomatik auf.

Gaebel et al. (1989) untersuchten Determinanten schizophrener Residualsymptomatik im Rahmen einer prospektiven Studie zur Evaluation neuroleptischer Langzeit-Behandlungsstrategien (Pietzcker et al. 1986). Dabei wurden 365 nach RDC diagnostizierte ambulante schizophrene Patienten u. a. mit Hilfe des AMDP-Systems, der BPRS, der PDS und der EPS-Skala von Simpson und Angus untersucht. Korrelationsstatistisch bestand ein Zusammenhang zwischen den BPRS-Faktoren Anergie und Angst/Depression von $r = 0{,}36$. Die geringe gemeinsame Varianz von 13% weist aber eher auf die Selbständigkeit als auf die Zusammengehörigkeit beider Syndrome hin. Prosser et al. (1987) stellten ebenfalls bei ambulant behandelten Schizophrenen einen Zusammenhang zwischen einer Negativsymptomatik anhand der BPRS und depressiven Symptomen fest. Demgegenüber fanden Barnes et al. (1989) bei stationär behandelten chronisch Schizophrenen keinen Zusammenhang zwischen affektiver Verflachung entsprechend der SANS und einer depressiven Stimmungslage entsprechend dem PSE und nur eine Tendenz zwischen dem SANS-Faktor Alogie und der depressiven Symptomatik. McKenna et al. (1989) kamen zu dem Ergebnis, daß eine Negativsymptomatik von einer depressiven Symptomatik abgegrenzt werden konnte.

Die Inkonsistenz der Befunde ist u. a. auf die Heterogenität der Stichproben und die Verwendung unterschiedlicher Beurteilungsskalen zurückzuführen.

Es stellt sich auch die Frage, inwieweit Negativsymptome und Parkinson-Symptome assoziiert sind. Gaebel et al. (1989) berechneten einen Korrelationskoeffizienten von $r = 0{,}33$ zwischen dem BPRS-Faktor Anergie und dem Gesamtscore der Simpson-Skala. Prosser et al. (1987) kamen zu einem vergleichbaren Ergebnis.

3. Nach Johnstone et al. (1978), Weinberger et al. (1980), Andreasen (1982) und Keefe et al. (1987) sollen schizophrene Patienten mit Minussymptomen wenig bis gar nicht auf Neuroleptika therapeutisch ansprechen, so daß ein Behandlungsversuch mit Antidepressiva erwogen werden könnte.

Andererseits haben Goldberg (1985), Breier et al. (1987), Meltzer u. Zureick (1989) und Kane u. Mayerhoff (1989) darauf hingewiesen, daß sich Störungen des Antriebs, der Affektivität und der Kontaktfähigkeit durchaus unter Neuroleptika bessern können.

Empirische Befunde zur Behandlung von schizophrenen Erkrankungen mit Antidepressiva

Der in verschiedenen offenen Studien beschriebene positive Effekt der Antidepressiva auf chronisch schizophrene Syndrome ließ sich in placebokontrollierten Doppelblindstudien häufig nicht mehr nachweisen. Siris et al. (1978) stellten die Befunde dieser kontrollierten Studien zusammen (Tabelle 1). In drei Studien wurden akut Schizophrene, in fünf Untersuchungen chronisch anerge schizophrene Kranke einbezogen. In den meisten Studien fand sich kein signifikanter Wirkungsunterschied zwischen Imipramin oder Amitriptylin und Placebo. Nach Klein u. Oaks (1967) war Imipramin bei Patienten mit einer pseudoneurotischen Schizophrenie mit Angst- und Zwangssymptomen sowie körperlichen Beschwerden dem Placebo überlegen. Pishkin (1972) sah bei chronisch Schizophrenen mit depressiven Symptomen unter

Tabelle 1. Doppelblindstudien zur Behandlung schizophrener Patienten mit Antidepressiva. (Nach Siris et al. 1978)

Studie	Patienten	Medikation	Kontrolle	Ergebnisse
Overall et al. (1964)	68 akute S.	Imipramin	Thioridazin	Thioridazin überlegen
Greenblatt et al. (1962)	60 akute S. o. Schizoaffekt.	Imipramin Phenelzin Isocarboxazid	Placebo ECT	ECT Trend besser
Klein u. Oaks (1967)	142 akute S.	Imipramin	Placebo	Imipramin bei pseudoneurotischen Pat. überlegen
Leuthold et al. (1961)	52 chron. S.	Imipramin Nialamid	Placebo	Trend besser
Simpson et al. (1972)	20 chron. S.	Imipramin	Placebo	Verschlechterung; emotionale Zurückgezogenheit und motorische Verlangsamung besser
Pishkin (1972)	72 chron. S.	Imipramin	Placebo	Besserung
Hanlon et al. (1964)	108 chron. S.	Amitriptylin	Placebo	Kein Unterschied
Chouinard et al. (1975)	96 chron. S.	Amitriptylin	Placebo	Kein Unterschied

Tabelle 2. Doppelblindstudien zur Behandlung schizophrener Patienten mit MAO-Hemmern. (Nach Siris et al. 1978)

Studie	Patienten	Medikation	Kontrolle	Ergebnisse
Kamman et al. (1953)	90 chron. S.	Iproniazid	Placebo	Kein Unterschied
Hoshino u. Cease (1958)	64 chron. S.	Iproniazid	Placebo	Kein Unterschied
Hedberg et al. (1971)	96 akute S.	Tranylcypromin	Placebo Trifluoperazin	Pseudoneurot. S. besser
Bennet et al. (1954)	60 chron. S.	Iproniazid	Placebo	Kein Unterschied
Guertin et al. (1960)	48 chron. S.	Isocarboxazid	Placebo	Kein Unterschied

Imipramin bis zu 200 mg/Tag eine deutliche Besserung im Vergleich zu Placebo. Leuthold et al. (1961) beschrieben einen Trend in Richtung einer Besserung bei chronisch regredierten Schizophrenen. Simpson et al. (1972) beobachteten bei chronisch anergen Schizophrenen eine allgemeine Verschlechterung unter Imipramin, aber eine leichte Besserung der Symptome emotionale Zurückgezogenheit und motorische Verlangsamung.

Siris et al. (1978) sowie Brenner u. Shopsin (1980) faßten die Befunde zur Behandlung von Schizophrenien mit MAO-Hemmern zusammen. Während in offenen Studien bei 49% der Patienten unter dieser Medikation eine deutliche Besserung der Symptomatik beobachtet wurde, konnte dies in placebo-kontrollierten Untersuchungen überwiegend nicht bestätigt werden (Tabelle 2).

Hedberg et al. (1971) registrierten bei pseudoneurotisch Schizophrenen eine deutliche Besserung unter Gabe des MAO-Hemmers. Demgegenüber fanden vier von fünf Arbeitsgruppen keinen wesentlichen Unterschied hinsichtlich der Wirksamkeit zwischen dem MAO-Hemmer und Placebo.

Die Interpretation der mit Antidepressiva und MAO-Hemmern durchgeführten Studien wird u. a. dadurch erschwert, daß keine einheitliche Diagnostik und standardisierte Befunddokumentation verwendet wurde. Wie Siris et al. (1978) betonten, wurden in die meisten Studien chronisch anerge Schizophrene, aber nicht Kranke mit einem eindeutigen depressiv-apathischen Syndrom einbezogen. Außerdem würden die als pseudoneurotisch schizophren bezeichneten Patienten nach den gegenwärtigen Kriterien nicht als Schizophrene diagnostiziert werden. In den meisten Studien war die Dosierung des Antidepressivums variabel und häufig relativ niedrig, z. B. 125–150 mg Amitriptylin pro Tag.

Trotz aller methodischer Bedenken scheint nach den vorliegenden Ergebnissen eine kleine Gruppe chronisch Schizophrener von einer Behandlung mit Antidepressiva zu profitieren.

Empirische Befunde zur Behandlung schizo-depressiver Syndrome mit Antidepressiva

Die Ergebnisse der Studien zur Behandlung schizo-depressiver Syndrome mit Antidepressiva sind von den jeweils verwendeten diagnostischen Konzepten abhängig (Kendell 1986; Berner u. Lenz 1986; Taylor 1986; Möller u. Morin 1989). Während in älteren Studien meistens nur zwischen stimmungskongruentem Wahn und stimmungsinkongruentem Wahn bei psychotischen Depressionen unterschieden wurde, wurden in neueren Untersuchungen operationalisierte Diagnosesysteme eingesetzt, denen aber unterschiedliche Krankheitskonstrukte zugrunde liegen. Nach Möller u. Morin (1989) unterscheiden sich die einzelnen diagnostischen Konzepte schizoaffektiver Psychosen hinsichtlich der Definition und zeitlichen Relation der schizophrenen und depressiven Symptomatik.

Spiker (1981), Nedopil u. Rüther (1983), Goodnick u. Meltzer (1984), Taylor (1986) sowie Möller u. Morin (1989) haben die Ergebnisse aus Studien über die Antidepressivabehandlung schizo-depressiver Symptome zusammengefaßt. In Tabelle 3 sind entsprechend der Übersicht von Möller u. Morin (1989) die Befunde einzelner Studien dargestellt. Mit Ausnahme der Untersuchung von Avery u. Winokur (1977) sind alle Studien prospektiv angelegt, davon zwei offen und die übrigen doppelblind. In drei Studien wurde ein operationalisiertes Diagnosesystem, entweder das RDC oder das PSE, verwandt. Möller u. Morin (1989) berechneten eine Responserate von durchschnittlich 41% bzw. von 28%, wenn man zwei Studien mit geringer Fallzahl nicht berücksichtigte. Wurden die drei Untersuchungen, die ein operationalisiertes Diagnoseschema eingesetzt haben, zusammengefaßt, ergab sich eine Responserate von 37%. Demgegenüber profitierten 45% der unipolar Depressiven von einer Monotherapie mit Antidepressiva. Möller u. Morin (1989) kamen zu dem Schluß, daß die Behandlung schizo-depressiver Syndrome mit Antidepressiva allein nicht ausreichend sei.

Empirische Befunde zur Kombination von Antidepressiva und Neuroleptika bei schizo-depressiven Syndromen

In der klinischen Praxis ist es allgemein üblich, bei depressiv-apathischen Syndromen im Rahmen von Schizophrenien Thymoleptika gemeinsam mit Neuroleptika zu verabreichen. Die Überlegenheit einer derartigen Kombinationstherapie im Vergleich zu einer neuroleptischen Monotherapie ist in kontrollierten Studien umstritten. Siris et al. (1978) faßten die Befunde aus älteren Studien zusammen, eine neuere Literaturübersicht stammt von Kramer et al. (1989). Nach der Übersicht von Siris et al. (1978) zeigten nur zwei von zwölf Studien eine Überlegenheit der Kombination im Vergleich zur neuroleptischen Monotherapie. Es sollte aber berücksichtigt werden, daß in diese Studien entweder chronisch anerge Schizophrene oder akut erkrankte Patienten,

Tabelle 3. Zusammenfassende Übersicht der Studien zur Behandlung schizodepressiver Syndrome. (Nach Möller u. Morin 1989)

Studie	Patienten	Diagnose-kriterien	Response-meßinstrument	Medikation	Dauer	Bedin-gungen	Ergebnisse
Angst (1961)	41 MD 17 RD, 7 SA	des Autors	des Autors	Imipramin 200 mg	2 Wochen	Offen	% gebessert MD: 63,4; RD: 58,8; SAD: 57,1
Greenblatt et al. (1962)	25 MD 24 Psycho-neurot. 10 Psychot. 31 SA	der Autoren	Globalurteil (der Autoren)	EKT ($\geqq$9 Behandlungen) Isocarboxacid 40–50 mg Phenelzin 60–75 mg Imipramin 150–187 mg	8 Wochen	DB	% deutlich gebessert 　 AD EKT Gesamt MD 40,0 80,0 48,0 Psychoneurot. 87,0 71,0 33,0 Psychot. 30,0 50,0 33,0 SAD 23,0 60,0 29,0
Hordern et al. (1963)	110 NWD 23 D	der Autoren	HAMD	Amitriptylin 200 mg Imipramin 200 mg Nonresponder erhalten EKT (alle SA auf Amitriptylin)	4–6 Wochen	DB	% gebessert auf Amitriptylin nicht wahnhaft 88,0 wahnhaft 67,0 SAD 50,0
Small et al. (1975)	14 S 4 SAD	Feighner +der Autoren	BPRS CGI NOSIE	Fortführung der NL Lithium 0,6–1,0 mEq/l Plazebo	4 Wochen	DB	% gutes Ansprechen S: 43; SAD: 25,0
Avery u. Winokur (1977)	444 UP 47 BP 54 SA	Feighner RDC (SA)	Klinisches Global-urteil	Amitriptylin 150 mg Imipramin 150 mg Desipramin 150 mg Nortriptylin 150 mg Protriptylin 45 mg Phenelzin 45 mg Tranylcypromin 30 mg Isocarboxacid 30 mg EKT 5 Behandlungen	4 Wochen (minde-stens 2 Wo-chen)	Retro-spektiv	% gebessert nach Behandlung 　 AD EKT UP 26 52 BP 33 43 SAD 33 41
Brockington et al. (1978)	41 SA (36 auf-genom-men)	PSE +Autoren	BPRS PSE	Amitriptylin 150–250 mg (13) CPZ 450–750 mg (11) Kombination (12)	1 Monat	DB	% gebessert nach Behandlung (alle SAD) Amitriptylin 45 CPZ 54 Amitriptylin+CPZ 75

Alexander et al. (1979)	5 S 5 SAD	RDC DSM-II	Bunney-Hamburg	Lithium ∅ 1600 mg 0,7–1,2 mEq/l Plasma Plazebo	3 Wochen	DB	% gebessert S 40 SAD 40
Van Kammen et al. (1980)	1 S 10 SAD	RDC	Bunney-Hamburg	Lithium 900–2100 mg 0,7–1,3 mEq/l Plasma	3 Wochen	DB	Gebesserter Depressivitätswert (>1,5) 60% der SAD
Prusoff et al. (1979)	40 DS	DSM-II NHSI +Auto- ren	NHSI BPRS HAMD Raskin SCL-90 SAS II	Fortführung Perphenazin Amitriptylin 100–200 mg Plazebo	1–6 Monate	DB	Symptombesserung auf einem Signifi- kanzniveau von 0,05 BPRS Denkstörungen (6 Monate) HAMD Somatisierung (2 Monate) HAMD Angst-Depression (4 Monate) Raskin Depression (4 Monate)
Hirschkowitz et al. (1980)	20 S 9 SAD 2 SAM	RDC	NHSI ADRS	Lithium 1,1–1,4 mEq/l	2 Wochen	Offen	% gebessert S 25 SA 36
Brockington et al. (1980)	4 S 8 MD 60 SAD 4 andere	RDC	des Autoren	Trizyklische AD, verschiedene NL EKT	Verschie-den	Offen	% gebessert durch SA Trizyklika 33 Neuroleptika 55 EKT 62
Carman et al. (1981)	11 S 2 SAD	RDC	BPRS	Fortführung NL Lithium 0,75–1,3 mEq/l Plazebo	4 Wochen	DB	% gebessert Psychosen Depression S 18 36 SAD 0 50

AD Antidepressiva	*EKT* Elektrokrampftherapie	*RD* rezidivierende Depression
ADRS Affective Disorder Rating Scale	*HAMD* Hamilton Depression Score	*S* Schizophrenie
BP bipolar	*MD* manisch-depressiv	*SA* schizoaffektiv
BPRS Brief Psychiatric Rating Scale	*NHSI* New Haven Schizophrenia Index	*SAD* schizoaffektiv depressiv
CGI Clinical Global Impression	*NL* Neuroleptika	*SAM* schizoaffektiv manisch
CPZ Chlorpromazin	*NOSIE* Nurses Observation Scale for Inpatient Evaluation	*SAS* Social Adjustment Scale
DB doppelblind		*SCL-90* Symptom Checklist 90
DS depressiv schizophren	*NWD* nicht wahnhafte Depression	*UP* unipolar
DSM Diagnostical and Statistical Mannual	*PSE* Present State Examination	*WD* wahnhafte Depression

Tabelle 4. Doppelblindstudien zur Kombination von Antidepressiva und Neuroleptika bei schizo-depressiven Syndromen. (Nach Kramer et al. 1989)

Studie	Patienten	Antidepressivum	Neuroleptikum	Ergebnisse
Prusoff et al. (1979)	40	Amitriptylin 6 Monate	Perphenazin	Kombination überlegen
Waehrens u. Gerlach (1980)	17	Maprotilin 8 Wochen	Verschiedene Neuroleptika	Kein Unterschied
Singh et al. (1980)	60	Trazodon 6 Wochen	Verschiedene Neuroleptika	Kombination überlegen
Johnson (1981)	50	Nortriptylin 5 Wochen	Fluphenazin u. Flupentixol-Dekanoat	Kein Unterschied
Kurland u. Nagaraju (1981)	22	Viloxazin 4 Wochen	Verschiedene Neuroleptika	Kein Unterschied
Siris et al. (1987)	31	Imipramin 6 Wochen	Fluphenazin-Dekanoat mit Benztropin	Kombination überlegen
Dufresne et al. (1988)	38	Buspiron 5 Wochen	Thiothixen	Kein Unterschied

aber keine Probanden mit einem eindeutigen depressiven Syndrom aufgenommen wurden.

Die Befunde aus neueren Studien, die eher heutigen methodologischen Ansprüchen genügen, wurden von Kramer et al. (1989) zusammengefaßt (Tabelle 4). Danach war die Kombination der alleinigen Verabreichung eines Neuroleptikums in drei von sieben Studien überlegen. Prusoff et al. (1979) sahen nach 2- bzw. 4monatiger Behandlung mit Amitriptylin und Perphenazin eine stärkere Besserung der Angst/Depression und Somatisierung als unter Perphenazin. Singh et al. (1978) kamen zu dem Ergebnis, daß die mit Trazodon behandelten Patienten nach 6 Wochen signifikant weniger depressive Symptome boten. Siris et al. (1988) behandelten 46 Schizophrene mit einer postpsychotischen Depression nach RDC, die unter ambulanter Verabreichung von Fluphenazin-Dekanoat mindestens 3 Wochen psychisch stabil waren und unter Benztropin keine Parkinson-Symptome zeigten, entweder mit maximal 200 mg Imipramin oder mit Placebo. Nach 6wöchiger Behandlung zeigten die mit Imipramin behandelten Patienten im Vergleich zu der Kontrollgruppe signifikant niedrigere Punktwerte auf der CGI und einzelnen depressiven Symptomen.

Danach führten Siris et al. (1989) bei 10 Patienten, die unter der Kombination von Fluphenazin-Dekanoat und Imipramin eine Besserung der postpsychotischen Depression gezeigt hatten, einen placebo-kontrollierten Absetzversuch des Antidepressivums durch. Im Laufe der folgenden 6 Wochen kam es bei 6 Kranken zu einer Remanifestation depressiver Symptome und bei 3 Patienten zu einer Exazerbation der schizophrenen Psychose, während nur einer von 4 Patienten unter fortgesetzter Gabe des Antidepressivums eine Zunahme depressiver Symptome bot.

Kramer et al. (1989) behandelten ihre Patienten mit Haloperidol und Benztropin. Kranke mit einer postpsychotischen Depression erhielten dann entweder eine Zusatzmedikation von Desipramin, Amitriptylin oder Placebo. Am Ende der 4wöchigen Behandlung war die Kombination der neuroleptischen Monotherapie nicht überlegen. Patienten mit Amitriptylin oder Desipramin wiesen nach 4 Wochen höhere Punktwerte der BPRS-Faktoren Halluzinationen und Denkstörungen auf, was die Autoren als langsamere Rückbildung produktiver Symptomatik unter der Verabreichung von Antidepressiva interpretierten.

Nach dem Literaturüberblick von Siris et al. (1978) registrierten nur vier von zwölf Arbeitsgruppen unter der Kombination eines MAO-Hemmers mit einem Neuroleptikum einen günstigeren therapeutischen Effekt als unter der neuroleptischen Monotherapie.

Symptomprovokation unter der Behandlung mit Antidepressiva

Heinrich beschrieb 1960 eine Exazerbation paranoid-halluzinatorischer Symptomatik bei chronisch anergen Schizophrenen unter der Verabreichung von antriebssteigernden Antidepressiva oder MAO-Hemmern. Vergleichbare Beobachtungen wurden von Klein u. Fink (1962) sowie Pollack et al. (1965) gemacht. Demgegenüber hielten Glatzel u. Seyfeddinipur (1981) die Symptomprovokation für ein sehr seltenes Ereignis, da sie dieses nur bei einem von 86 Patienten unter Gabe von Imipramin oder Desipramin beobachteten. Inwieweit es sich bei den schon genannten Symptomverschlechterungen unter der Kombination eines Antidepressivums mit einem Neuroleptikum (Prusoff et al. 1979; Kramer et al. 1989) um Symptomprovokationen handelt, läßt sich nicht eindeutig klären. Klieser (1988) sah bei 11 von 20 mit Amitriptylin behandelten Schizophrenen eine Symptomprovokation im Vergleich zu einem von 17 mit Trazodon behandelten Patienten und keinem einzigen von 16 Kranken unter Placebo. Mit Hilfe des AMDP-Systems ließ sich zeigen, daß die Patienten mit einer Symptomprovokation signifikant höhere Punktwerte der meisten AMDP- und BPRS-Faktoren aufwiesen.

Schlußfolgerungen

Antidepressiva werden in der klinischen Praxis häufig bei depressiv-apathischen Syndromen im Rahmen schizophrener Erkrankungen eingesetzt. Die Befunde aus kontrollierten Studien sind nicht eindeutig, was u. a. auch auf die Heterogenität der Stichproben und Unterschiede der Dosierungen zurückzuführen ist. Neuere Studien, die das depressive Syndrom operationalisiert und den Einfluß von Parkinson-Syndromen berücksichtigt haben, kommen eher zu dem Ergebnis, daß die Kombinationstherapie mit einem Antidepressivum und einem Neuroleptikum für einzelne Patienten erfolgversprechend sein kann.

Literatur

Alexander PE, Kammen DP van, Bunney ER jr (1979) Antipsychotic effects of lithium in schizophrenia. Am J Psychiatry 136:283–287

Andreasen NC (1982) Negative symptoms in schizophrenia: definition and reliability. Arch Gen Psychiatry 36:784–788

Angst J (1961) A clinical analysis of the effects of tofranil in depression. Psychopharmacologia 2:381–407

Arnold OH, Hift ST, Hoff H (1960) Die Stellung der psychotropen Drogen im Gesamtbehandlungsplan der Psychiatrie. Wien Med Wochenschr 11:238–245

Avery D, Winokur G (1977) The efficacy of electroconvulsive therapy and antidepressants in depression. Biol Psychiatry 12:507–523

Barnes TRE, Curson DA, Liddle PF, Patel M (1989) The nature and prevalence of depression in chronic schizophrenic in-patients. Br J Psychiatry 154:486–491

Bennett IF, Cohen D, Starer E (1954) Isoniazid in treatment of the chronic schizophrenic patient. Arch Neurol Psychiatry 71:54–65

Berner P, Lenz G (1986) Definitions of schizoaffective psychosis: mutual concordance and relationship to schizophrenia and affective disorder. In: Marneros A, Tsuang MT (eds) Schizoaffective psychoses. Springer, Berlin Heidelberg New York Tokyo

Breier A, Wolkowitz OM, Doran AR, Roy A, Boronow J, Hommer DW, Pickar D (1987) Neuroleptic responsivity of negative and positive symptoms in schizophrenia. Am J Psychiatry 144:1549–1556

Brenner R, Shopsin B (1980) The use of monoamine-oxidase inhibitors in schizophrenia. Biol Psychiatry 15:633–647

Brockington IF, Kendell RE, Kellett JM, Curry SH, Wainwright S (1978) Trials of lithium, chlorpromazine and amitriptyline in schizoaffective patients. Br J Psychiatry 133:162–168

Brockington IF, Kendell RE, Wainwright S (1980) Depressed patients with schizophrenic or paranoid symptoms. Psych Medicine 10:665–675

Carman JS, Bigelow LB, Wyatt RJ (1981) Lithium combined with neuroleptics in chronic schizophrenic and schizoaffective patients. J Clin Psychiatry 42:124–128

Carpenter WT, Heinrichs DW, Alphs LD (1985) Treatment of negative symptoms. Schizophr Bull 11:440–452

Chouinard G, Annable L, Serrano M (1975) Amitriptyline-perphenazine interaction in ambulatory schizophrenic patients. Arch Gen Psychiatry 32:1295–1307

Dufresne RL, Kass DJ, Becker RE (1988) Bupropion and thiothixene versus placebo and thiothixene in the treatment of depression in schizophrenia. Drug Dev Res 12:259–266

Feldman PE (1959) The treatment of anergic schizophrenia with imipramine. J Clin Exp Psychopathol 20:235–242

Freyhan FA (1957) Psychomotilität extrapyramidaler Syndrome und Wirkungsweisen neuroleptischer Therapie. Nervenarzt 28:504–509

Gaebel W, Köpcke W, Linden M, Müller P, Müller-Spahn F, Pietzcker A, Tegeler J (1989) Determinanten schizophrener Residualsymptomatik. Vortrag DGPN-Kongreß Erlangen

Glatzel J, Seyfeddinipur N (1981) Die sogenannte Symptomprovokation bei schizophrenen Psychosen. In: Huber G (Hrsg) Die Bedeutung der Neuroleptika für die Behandlung schizophrener Erkrankungen. Das Ärztliche Gespräch, Bd 31. pmi-pharm and medical information, Frankfurt/M.

Goldberg SC (1985) Negative and deficit symptoms in schizophrenia do respond to neuroleptics. Schizophr Bull 11:453–456

Goodnick P, Meltzer H (1984) Treatment of schizoaffective disorders. Schizophr Bull 10:30–48

Greenblatt M, Grosser GH, Wechsler H (1962) A comparative study of selected antidepressant medications and ECT. Am J Psychiatry 119:144–153

Gross G, Huber G (1980) Depressive Syndrome im Verlauf von Schizophrenien. Fortschr Neurol Psychiat 48:438–446

Guertin WH, Regnier WO, Good RW (1960) Response of chronic schizophrenics to a monoamine oxidase inhibitor. Dis Nerv Syst 21:330–332

Haider I (1966) A comparative trial of nortriptyline and amitriptyline in chronic schizophrenia. Br J Clin Pract 20:416–417

Hanlon TE, Nussbaum K, Wittig B (1964) The comparative effectiveness of amitriptyline, perphenazine, and their combination in the treatment of chronic psychotic female patients. J New Drugs 4:52–60

Hedberg DL, Houck JH, Glueck BC (1971) Tranylcypromine-trifluoperazine combination in the treatment of schizophrenia. Am J Psychiatry 127:1141–1146

Heinrich K (1960) Die gezielte Symptomprovokation mit monoaminooxydasehemmenden Substanzen in Diagnostik und Therapie schizophrener Psychosen. Nervenarzt 31:507–572

Hirschkowitz J, Casper R, Garver DL, Chang S (1980) Lithium response in good prognosis schizophrenia. Am J Psychiatry 137:916–920

Hordern A, Holt NF, Burt CG, Gordon WF (1963) Amitriptyline in depressive states. Br J Psychiatry 109:815–825

Hoshino A, Cease EA (1958) Iproniazid phosphate in the treatment of the chronic hospitalized schizophrenic. Am J Psychiatry 114:1111

Johnson DAW (1981) Studies of depressive symptoms in schizophrenia. Br J Psychiatry 139:89–101

Johnstone EC, Frith CD, Crow TJ, Carney MWP, Price JS (1978) Mechanism of the antipsychotic effect in the treatment of acute schizophrenia. Lancet I:848–851

Kamman GR, Freeman JG, Lucero RJ (1953) The effect of 1-isonicothynl 2-isopropyl hydrazide on the behavior of long-term mental patients. J Nerv Ment Dis 118:391–407

Kammen DP van, Alexander PE, Bunney WE (1980) Lithium-treatment in postpsychotic depression. Br J Psychiatry 136:479–485

Kane JM, Mayerhoff D (1989) Do negative symptoms respond to pharmacological treatment? Br J Psychiatry 155(Suppl 7):115–118

Keefe RSE, Mohs RC, Losonczy MF et al. (1987) Characteristics of very poor outcome schizophrenia. Am J Psychiatry 144:889–895

Kendell RE (1986) The relationship of schizoaffective illnesses to schizophrenic and affective disorders. In: Marneros A, Tsuang MT (eds) Schizoaffective psychoses. Springer, Berlin Heidelberg New York Tokyo

Klein DF (1968) Importance of psychiatric diagnosis in prediction of clinical drug effect. Psychopharmacology 13:359–386

Klein DF, Fink M (1962) Psychiatric reaction patterns to imipramine. Am J Psychiatry 119:432–438

Klein DF, Oaks G (1967) Importance of psychiatric diagnoses in prediction of clinical drug effects. Arch Gen Psychiatry 16:118–126

Klieser E (1988) Experimentelle Untersuchung zur Differentialindikation von Neuroleptika und Thymoleptika. Habilitationsschrift, Düsseldorf

Kramer MC, Vogel WH, DiJohnson C et al. (1989) Antidepressants in „depressed" schizophrenic inpatients. Arch Gen Psychiatry 46:922–928

Kuhn R (1957) Über die Behandlung depressiver Zustände mit einem Iminodibenzylderivat (G 22 355). Schweiz Med Wochenschr 87:1135–1140

Kurland AA, Nagaraju A (1981) Viloxazine and the depressed schizophrenic: methodological issues. J Clin Pharmacol 21:37–41

Leuthold CA, Bradshaw FJ, Arndt GW (1961) Behavioral evaluation of imipramine and nialamide in regressed schizophrenic patients with depressive features. Am J Psychiatry 118:354–355

McKenna PJ, Lund CE, Mortimer AM (1989) Negative symptoms: relationship to other schizophrenic symptomclasses. Br J Psychiatry 155 (Suppl 7):104–107

Meltzer HY, Zureick J (1989) Negative symptoms in schizophrenia: a target for new drug development. In: Dahl SG, Gram LF (eds) Clinical psychopharmacology in psychiatry. Psychopharmacol Series 7. Springer, Berlin Heidelberg New York Tokyo

Möller HJ (1987) Konsequenzen aus der klinischen Pharmakologie für die nosologische und syndromatologische Klassifikation funktioneller psychischer Störungen. In: Simhandl C, Berner P, Luccioni H (Hrsg) Klassifikationsprobleme in der Psychiatrie. Medizinisch-Pharmazeutische Verlagsgesellschaft, Purkersdorf

Möller HJ, Morin C (1989) Behandlung schizodepressiver Syndrome mit Antidepressiva. In: Marneros A (Hrsg) Schizoaffektive Psychosen – Diagnose, Therapie und Prophylaxe. Springer, Berlin Heidelberg New York Tokyo

Nedopil N, Rüther E (1983) Psychopharmakatherapie bei schizoaffektiven Psychosen. In: Langer G, Heimann H (Hrsg) Psychopharmaka. Grundlagen und Therapie. Springer, Wien New York

Overall JE, Hollister LE, Meyer F (1964) Imipramine and thioridazine in depressed and schizophrenic patients. JAMA 189:605–608

Pietzcker A, Gaebel W, Köpcke W et al. (1986) A german multi-center study on the neuroleptic longterm therapy of schizophrenic patients. Pharmacopsychiatry 19:161–166

Pishkin V (1972) Concept identification and psychophysiological parameters in depressed schizophrenic as functions of imipramine and nialamide. J Clin Psychol 28:335–339

Pöldinger W (1963) Laroxyl (Amitriptylin), ein Thymoleptikum mit neuroleptischer Wirkungskomponente. Nervenarzt 34:80–84

Pollack M, Klein DF, Willner A (1965) Imipramine – induced behavioral disorganisation in schizophrenic patients. Rec Adv Biol Psychiatry 7:53–61

Prosser ES, Csernansky JG, Kaplan J, Thieman S, Becker TJ, Hollister LE (1987) Depression, parkinsonian symptoms, and negative symptoms in schizophrenics treated with neuroleptics. J Nerv Ment Dis 175:100–105

Prusoff BA, Williams DH, Weisman MM, Astrachan BA (1979) Treatment of secondary depression in schizophrenia. Arch Gen Psychiatry 36:569–575

Simpson GM, Amin M, Angus JWS (1972) Role of antidepressants and neuroleptics in the treatment of depression. Arch Gen Psychiatry 27:337–347

Singh AN, Saxena B, Nelson HL (1978) A controlled study of trazodone in chronic schizophrenic patients with pronounced depressive symptomatology. Curr Ther Res 23:485–499

Siris SG, Kammen DP van, Docherty JP (1978) Use of antidepressant drugs in schizophrenia. Arch Gen Psychiatry 35:1368–1377

Siris SG, Morgan V, Fagerstrom R, Rifkin A, Cooper TB (1987) Adjunctive imipramine in the treatment of postpsychotic depression: a controlled trial. Arch Gen Psychiatry 44:533–539

Siris SG, Adan F, Cohen M, Mandeli J, Aronson A, Casey E (1988) Postpsychotic depression and negative symptoms: an investigation of syndromal overlap. Am J Psychiatry 145:1532–1537

Siris SG, Cutler J, Owen K, Mason S, Gingerich S, Lang MP (1989) Adjunctive imipramine maintenance treatment in schizophrenic patients with remitted postpsychotic depression. Am J Psychiatry 146:1495–1497

Small JG, Kellams JJ, Milstein V, Moore J (1975) A placebo controlled study of lithium combined with neuroleptics in chronic schizophrenic patients. Am J Psychiatry 132:1315–1317

Spiker DG (1981) Schizoaffective disease and atypical psychosis. Psychopharmacol Bull 17:75–78

Taylor MA (1986) The validity of schizoaffective disorders: treatment and prevention studies. In: Marneros A, Tsuang MT (eds) Schizoaffective psychoses. Springer, Berlin Heidelberg New York Tokyo

Waehrens J, Gerlach J (1980) Antidepressant drugs in anergic schizophrenia: a double-blind cross-over study with maprotiline and placebo. Acta Psychiatr Scand 61:438–444

Weinberger TR, Bigelow LB, Kleinman JE (1980) Cerebral ventricular enlargement and poor response to treatment. Arch Gen Psychiatry 37:11–13

Medikamentöse Kombinationsbehandlung bei schizophrener Minussymptomatik

M. Dose

Einleitung

Zur symptomatischen und rezidivprophylaktischen Behandlung schizophrener Psychosen werden sowohl bei stationären wie bei ambulanten Patienten neben einer Monotherapie mit Neuroleptika verschiedene Psychopharmaka miteinander kombiniert. Derartige Kombinationsstrategien (Tabelle 1) beruhen teils auf durch wenige kontrollierte Untersuchungen abgesicherten, empirischen Befunden, teils auf Hypothesen zum Wirkungsmechanismus einzelner Stoffgruppen und der Pathophysiologie einzelner psychiatrischer Syndrome. Zu den empirisch entwickelten Kombinationsstrategien gehört z. B. die Kombination hoch- und niederpotenter Neuroleptika oder die zusätzliche Gabe von Tranquilizern, Antidepressiva, Lithium, Antikonvulsiva und Beta-

Tabelle 1. Kombinationsstrategien bei schizophrenen Psychosen (Einzelheiten im Text)

Neuroleptika kombiniert mit	Indikation bei Minussymptomen
Neuroleptika	
hochpotenten	−
mittel-/niederpotenten	(+)
atypischen (Clozapin, Sulpirid)	+
Antidepressiva	
trizyklischen	+
nichttrizyklischen	+
MAO-Hemmstoffen	+
Antiparkinsonmitteln	
Biperiden	+
L-Dopa	+
anderen Medikamenten	
Tiaprid	+
Benzodiazepine	+
Lithium	+
Beta-Blockern	(+)
Antikonvulsiva	?
Kalziumantagonisten	?

Rezeptorenblockern. Auf Hypothesen zur Entstehung des neuroleptisch bedingten Parkinson-Syndroms und das anticholinerge bzw. dopaminerge Wirkprinzip von Antiparkinsonmitteln stützen sich demgegenüber der Einsatz von Dopaminrezeptoragonisten (Bromocriptin, L-Dopa) oder Anticholinergika (Biperiden).

Kombinationen verschiedener Medikamente können additive (aber auch „subtraktive" und antagonistische), synergistische, pharmakokinetische oder pharmakodynamische Wechselwirkungen hervorbringen. Sie können auf völlig unterschiedliche Rezeptoren und Transmittersubstanzen einwirken, oder auch an einem Rezeptoren- und Transmittersystem agonistische und antagonistische bzw. partiell agonistische und antagonistische Wirkungen ausüben. Minussymptome bereiten in der medikamentösen Behandlung wegen meist nicht guten Ansprechens auf herkömmliche Neuroleptika oft erhebliche Probleme, für die vom jeweiligen Standpunkt unterschiedlicher Forschergruppen ganz verschiedene Erklärungen und Behandlungsansätze angeboten werden. So postuliert Crow (1980) aufgrund hirnmorphologischer Befunde bei einigen schizophrenen Patienten und des besseren bzw. schlechteren Ansprechens auf Neuroleptika zwei schizophrene Syndrome mit unterschiedlichen Ansätzen für die medikamentöse Therapie: Typ 1, charakterisiert durch das Vorherrschen sog. „positiver" Symptome (Wahnvorstellungen, Halluzinationen, Assoziationslockerung), den akuten Krankheitsbeginn, das Fehlen von Residualsymptomen; die postulierte Hyperaktivität des Dopaminsystems soll danach gut auf Neuroleptika ansprechen. Typ 2 ist demgegenüber nach Crow gekennzeichnet durch das Vorherrschen „negativer" Symptome (Affektstörungen, Sprachverarmung, sozialer Rückzug, chronischer Verlauf, das Auftreten von Residualsymptomen, einer postulierten degenerativen Hirnatrophie („Hypofrontalität")mit möglicher Hypofunktionalität der dopaminergen Übertragung) und verlangt eine entsprechend differenzierte Pharmakotherapie. Von anderen Autoren wird hingegen postuliert, daß es sich bei „positiven" und „negativen" Symptomen um unterschiedliche Ausprägungen *eines* krankhaften Prozesses handelt, der keiner differenzierten medikamentösen Therapie bedarf (Breier et al. 1987). Ungeachtet dieser grundlegenden Differenzen sollen im vorliegenden Beitrag einige Kombinationsstrategien vom Standpunkt der klinischen Empirie auf ihre Brauchbarkeit bei schizophrenen Minussymptomen diskutiert werden.

Kombination von Neuroleptika mit Neuroleptika

Die gleichzeitige Gabe mehrerer Neuroleptika gehört teilweise in stationären Einrichtungen zur – leider oft zu wenig kritisch durchdachten – Standardbehandlung schizophrener Patienten. Dabei kann die Kombination eines hoch- und *eines* niederpotenten Neuroleptikums durchaus als sinnvoll angesehen werden, wenn die Zielsymptomatik der hochpotenten Neuroleptika produktive, wahnhafte Symptome, die der niederpotenten Agitation, Schlafstörungen und Erregung ist. Vielfach ist jedoch nicht nachzuvollziehen und – wegen häufiger unerwünschter Nebenwirkungen – auch für Patienten nicht von Nutzen, wenn gleichzeitig *mehrere* hoch- und niederpotente Neuroleptika gegeben werden. In besonderem Maße gilt dies für Patienten mit schizophrener Minussymptomatik, die ohnedies oft schon unter einer neuroleptischen Monotherapie subjektiv entweder unter extrapyramidalmotorischen Nebenwirkungen leiden oder aber durch die sedierende Wirkung der Neuroleptika über noch stärkere Antriebsminderung und Anhedonie klagen. Für sie kommen von den angegebenen Kombinationsmöglichkeiten nur einige ausgewählte in Frage: Niederpotente Neuroleptika können aufgrund ihrer anticholinergen Eigenwirkungen unerwünschte extrapyramidalmotorische Symptome lindern; darüber hinaus können ihre sedierenden Eigenschaften zur Schlafförderung, aber auch gegen psychotische Angst und Unruhe eingesetzt werden. Durch Kombination mit atypischen Neuroleptika kann das unterschiedliche Wirkprofil herkömmlicher Neuroleptika erweitert werden, was u. U. positive klinische Konsequenzen hat. So können Patienten mit ausgeprägter Minussymptomatik, die durch ein hochpotentes Neuroleptikum zu stark beeinträchtigt, mit einem atypischen Neuroleptikum (Clozapin, Sulpirid) jedoch nicht ausreichend behandelt waren, von der Kombination beider profitieren. Dabei ist zu beachten, daß der Hersteller von Clozapin von der Kombination mit trizyklischen Substanzen wegen der möglichen Potenzierung unerwünschter Wirkungen (besonders der Agranulozytosegefahr) eher abrät. Unter Beachtung der Herstellerauflagen ist aber die Kombination von Clozapin mit einem Butyrophenonpräparat in mittlerer Dosierung durchaus möglich; der Vorteil einer derartigen Kombination ist darin zu sehen, daß möglicherweise durch die Wirkungseigenschaften des Clozapins unerwünschte Wirkungen der hochpotenten Neuroleptika bei gleichzeitiger Verstärkung des antipsychotischen Effektes abgemildert werden. Die Anwendung von Sulpirid, das als präferentieller D_2-Rezeptorantagonist das Wirkungsspektrum herkömmlicher gemischter D_1/D_2-Rezeptorantagonisten erweitern kann, unterliegt keinen Einschränkungen von seiten des Herstellers. Es ist allerdings zu beachten, daß bei hohen Dosen von Sulpirid in Kombination mit herkömmlichen Neuroleptika durchaus verstärkt extrapyramidalmotorische, unerwünschte Wirkungen auftreten können.

Kombination von Neuroleptika mit Antiparkinsonmitteln

Sowohl zur Behandlung der meist zu Beginn einer Therapie mit Neuroleptika, oft aber (bei körperlicher Anstrengung oder psychischer Belastung) im weiteren Behandlungsverlauf auftretenden Dyskinesien, wie beim neuroleptisch induzierten Parkinson-Syndrom, werden dopaminagonistische oder anticholinerg wirksame Antiparkinsonmittel eingesetzt. Besonders bei Patienten mit vorherrschender Minussymptomatik kann eine sich unter neuroleptischer Behandlung entwickelnde Akinese und Antriebsverarmung z. T. schwer von der

Zielsymptomatik der medikamentösen Therapie zu unterscheiden sein und sogar eine Zustandsverschlechterung hervorrufen. Daher muß gegenwärtig offen bleiben, ob die unter einer Kombination von L-Dopa/Carbidopa (Ogura et al. 1976) mit Neuroleptika beschriebenen günstigen Wirkungen auf Minussymptome lediglich auf der Aufhebung dopaminantagonistischer Effekte durch Dopaminagonisten beruhen, oder auf den bislang nur hypothetischen Zusammenhang von Minussymptomen mit einer Hypoaktivität der dopaminergen Übertragung zurückzuführen ist. *Für* eine derartige Annahme sprechen (bislang nicht replizierte) Befunde einer drastischen Besserung von Minussymptomen bei jugendlichen Schizophrenen nach intravenöser Gabe des Anticholinergikums Biperiden als Monotherapie (Klieser 1985). Ähnliche Befundbesserungen konnten jedoch in eigenen Untersuchungen durch intravenöse Biperidengabe nur bei solchen Patienten erzielt werden, die mit hochpotenten Neuroleptika vorbehandelt waren (auch wenn diese bereits bis zu 2 Wochen abgesetzt waren), nicht jedoch bei neuroleptisch nicht vorbehandelten Patienten. Daraus läßt sich auf eine Antagonisierung neuroleptisch bedingter Veränderungen des dopaminerg-cholinergen Übertragungssystems als Wirkungsprinzip dieser positiven Effekte schließen.

Antidepressiva

Die als „Zwei-Zügel-Therapie" in die Behandlung wahnhafter Depressionen erfolgreich eingeführte Kombination von Neuroleptika mit Antidepressiva wird vielfach auch beim Vorliegen depressiver Symptome im Rahmen schizophrener Erkrankungen mit umstrittenem Erfolg eingesetzt (Siris u. Rifkin 1982). Zur Behandlung von Minussymptomen wie Anhedonie, Antriebsschwäche und affektiver Nivellierung eignen sich besonders antriebssteigernde Antidepressiva (Imipramin, Clomipramin, MAO-Hemmer), deren Gefährlichkeit mit Hinblick auf die mögliche Provokation produktiver psychotischer Symptome bei gleichzeitiger Gabe von Neuroleptika in der Regel überschätzt wird. Auch bei im Verlauf chronifizierter, durch Minussymptomatik gekennzeichneter Psychosen häufiger auftretenden Grübelzwängen, Zwangsgedanken und panikartigen Angstgefühlen können die genannten Antidepressiva sinnvoll eingesetzt werden. Ihre z. T. vorhandenen anticholinergen Begleitwirkungen können bei der Kombination mit Neuroleptika im Sinne der Vermeidung extrapyramidalmotorischer Symptome, bzw. der Einsparung von Anticholinergika, genutzt werden.

Benzodiazepine

Angstsymptome im Rahmen schizophrener Psychosen sprechen oft nur unzureichend auf Neuroleptika an (Kellner et al. 1975) oder erfordern hohe Dosierungen, die wiederum vermehrte unerwünschte Nebenwirkungen hervorrufen können. Deshalb wird bei akut psychotischen Symptomen die Verwendung von Benzodiazepinen durchaus empfohlen (Astrup u. Vatten 1984), während positive Effekte bei ausgeprägten Minussymptomen nicht beschrieben worden sind. Die Verwendung von Benzodiazepinen zur Behandlung von Minussymptomen ist daher lediglich für solche Patienten zu empfehlen, die unter einer neuroleptischen Dauermedikation zu intermittierend auftretenden Angstzuständen oder dem vorübergehenden Aufflackern produktiver psychotischer Symptome neigen. Bei dieser Indikation ist das Abhängigkeitsrisiko begrenzt, das bei Patienten mit psychotischen Erkrankungen, verglichen mit anderen psychischen Störungen, ohnedies am niedrigsten zu sein scheint (Schmidt u. Grohmann 1988).

Lithium

Nicht nur bei Patienten mit akuten oder schizoaffektiven Symptomen, sondern auch bei ausgeprägter Minussymptomatik zeigt sich bei etwa 50% der Patienten unter einer Kombinationsbehandlung von Neuroleptika mit Lithium ein befriedigendes therapeutisches Ansprechen (Donaldson et al. 1983). Dabei sprechen nicht nur – wie es eigentlich die „Theorie" der Lithiumwirkung erwarten ließe – „affektive" Symptome, sondern auch schizophrene „Kernsymptome" wie Denkstörungen, Autismus und Wahn auf die Kombinationsbehandlung mit Lithium an. Das von einigen Untersuchern herausgestellte Risiko der „Neurotoxizität" der Kombination von Neuroleptika und Lithium (Shopsin et al. 1970) ist bei nicht hirnorganisch vorgeschädigten Patienten und therapeutischen Serumkonzentrationen von Lithium (0,6–0,8 mmol/l) von der Mehrzahl der Untersucher nicht bestätigt worden.

Beta-Rezeptorenblocker

Ausgehend von psychotropen Wirkungen von Beta-Rezeptorenblockern im Rahmen akuter Porphyrien wurden in den 70er Jahren zahlreiche Versuche unternommen, Betablocker als antipsychotische Medikation einzusetzen (von Zerssen 1976). Die dabei verwendeten Dosierungen (bis zu 4 g pro Tag) und damit verbundenen Nebenwirkungen ließen diese Ansätze jedoch nicht über das Stadium klinischer Erprobungen hinauskommen. In niedrigerer Dosis, kombiniert mit Neuroleptika, erweisen sich Beta-Rezeptorenblocker jedoch als wirksames Adjuvans der medikamentösen Behandlung akuter schizophrener Psychosen (Donaldson et al. 1983). Bei neuroleptisch bedingten Akathisien (Zubenko et al. 1984), bei tachykarden Beschwerden und somatisierten Ängsten, stellen Betablocker (in niedriger Dosierung von 40–160 mg/Tag) eine therapeutisch sinnvolle Ergänzung der neuroleptischen Behandlung chronifizierter Psychosen dar. Kontrollierte Untersuchungen über ihre Wirkung bei schizophrenen Minussymptomen liegen jedoch nicht vor.

Kalziumantagonisten

Aufgrund spekulativer Hypothesen über Störungen des Kalziummetabolismus bei psychiatrischen Erkrankungen und wegen der Ähnlichkeit einiger pharmakologischer Eigenschaften organischer Kalziumantagonisten mit Lithium wurde 1983 erstmals Verapamil (160 mg pro Tag) erfolgreich zur Behandlung einer manischen Patientin eingesetzt (Dubovsky u. Franks 1983). Antimanische Effekte kalziumantagonistischer Substanzen sind seitdem in einzelnen Untersuchungen immer wieder bestätigt worden. Bisherige Untersuchungen zur Wirksamkeit organischer Kalziumantagonisten bei chronisch schizophrenen Psychosen zeigten jedoch keine überzeugende Wirkung. Daher sind Befunde, daß Neuroleptika vom Diphenylbutylpiperidin-Typ (z. B. Pimozid), denen eine gute Wirkung auf schizophrene Minussymptome zugeschrieben wird, kalziumantagonistische Wirkung haben (Gould et al. 1983), und daß Kalziumantagonisten wie Neuroleptika Hyperprolaktinämie, Galaktorrhoe und extrapyramidalmotorische Nebenwirkungen (Akathisie, tardive Dyskinesien) hervorrufen können, gegenwärtig nur von theoretischem Interesse.

Antikonvulsiva

Die durch mittlerweile zahlreiche kontrollierte Studien erwiesene Wirksamkeit der Antikonvulsiva Valproinat und Carbamazepin bei affektiven Störungen hat diesen Substanzen in den letzten Jahren als Alternative bei mangelhaftem Ansprechen auf eine Behandlung mit Lithium bei affektiven Psychosen zunehmend Geltung verschafft (Emrich 1984). Über die Wirksamkeit einer kombinierten Behandlung schizophrener Psychosen mit Neuroleptika und Antikonvulsiva liegen demgegenüber nur wenige kontrollierte Studien vor: Positive Effekte der Kombinationsbehandlung mit Valproinat auf Symptome wie „emotionale Zurückgezogenheit" und „Kooperationsbereitschaft" ergaben sich dabei lediglich bei einer von vier kontrollierten Studien (Linnoila et al. 1976). Die kombinierte Behandlung schizophrener Patienten mit Carbamazepin und Neuroleptika ergab demgegenüber sowohl bei Patienten mit unspezifischen EEG-Veränderungen (Neppe 1983) wie auch bei Patienten ohne EEG-Auffälligkeiten (Dose et al. 1987) Hinweise auf eine adjuvante Wirkung von Carbamazepin. Dabei ergab sich, daß Carbamazepin – im Vergleich zu zwei weiteren Antikonvulsiva (Valproinat und Beclamid) neben der Einsparung von Neuroleptika und anticholinerger Zusatzmedikation und der Vermeidung extrapyramidalmotorischer Nebenwirkungen auch mit Hinblick

Tabelle 2. Wirkung einer Kombinationsbehandlung mit niedrigdosiertem Haloperidol und Carbamazepin (CBZ), Valproinat (VPA) oder Beclamid (BCD) auf Sub-Scores der Brief Psychiatric Rating Scale (BPRS) innerhalb von 4 Wochen im Vergleich zu Placebo. (+ ≙ statistisch signifikant auf dem 1% Niveau; (+) ≙ grenzwertiger Befund).

	CBZ	VPA	BCD
Angst/Depression	+	−	(+)
Anergie	+	−	(+)
Denkstörung	+	−	−
Aktivierung	−	−	(+)
Feindseligkeit/Mißtrauen	+	−	−

auf für die schizophrenen Minussymptome wichtige Sub-Scores der BPRS überlegen war (Tabelle 2).

Insgesamt ist das medikamentöse Repertoire zur Kombinationsbehandlung von Minussymptomen schizophrener Psychosen nur ungenügend entwikkelt. Dies reflektiert einerseits die Unsicherheit des Wissens über die Pathophysiologie derartiger Symptome, andererseits aber auch den Mangel an kontrollierten Untersuchungen zur therapeutischen Effizienz der verschiedenen medikamentösen Behandlungsstrategien.

Literatur

Astrup C, Vatten L (1984) Effect of the benzodiazepine derivative estazolam in schizophrenia. Biol Psychiatry 19:85–88

Breier A, Wolkowitz OM, Doran AR, Roy A, Boronow J, Hommer DW, Pickar D (1987) Neuroleptic responsivity of negative and positive symptoms in schizophrenia. Am J Psychiatry 144:1549–1555

Crow TJ (1980) Positive and negative schizophrenic symptoms and the role of dopamine. Br J Psychiatry 137:383–386

Donaldson SR, Gelenberg AJ, Baldessarini RJ (1983) The pharmacologic treatment of schizophrenia: a progress report. Schizophr Bull 9:504–527

Dose M, Apelt S, Emrich HM (1987) Carbamazepine as an adjunct of antipsychotic therapy. Psychiatry Res 22:303–310

Dubovsky SL, Franks RD (1983) Intracellular calcium ions in affective disorders: a review and an hypothesis. Biol Psychiatry 18:781–797

Emrich HM, Okuma T, Müller AA (1984) Anticonvulsants in affective disorders. Excerpta Medica, Amsterdam

Gould RJ, Murphy KMM, Reynolds IJ, Snyder SH (1983) Antischizophrenic drugs of the diphenylbutylpiperidine type act as calcium channel antagonists. Proc Natl Acad Sci USA 80:5122–5125

Kellner R, Wilson RM, Muldawer MD, Bathak D (1975) Anxiety in schizophrenia. The responses to chlordiazepoxide in an intensive designed study. Arch Gen Psychiatry 32:1246–1254

Klieser E (1985) Intravenöse Biperidengabe zur Beseitigung von depressiven Syndromen bei Hebephrenen. Psycho 11:452

Linnoila M, Viukari M, Hietala O (1976) Effect of sodium valproate on tardive dyskinesia. Br J Psychiatry 129:114–119

Neppe VM (1983) Carbamazepine as adjunctive treatment in nonepileptic chronic inpatients with EEG temporal lobe abnormalities. J Clin Psychiatry 44:326–331

Ogura C, Kishimoto A, Nakao T (1976) Clinical effect of L-dopa on schizophrenia. Curr Ther Res 20:308–318

Schmidt LG, Grohmann R (1988) Zur Häufigkeit primärer Benzodiazepin-Abhängigkeit. Dtsch Ärztebl 85(38):B-1809

Shopsin B, Johnson G, Gershon S (1970) Neurotoxicity with lithium: differential drug responsiveness. Intern Pharmacopsychiatry 5:170–182

Siris SG, Rifkin AE (1982) Response of postpsychotic depression to adjunctive imipramine or amitriptyline. J Clin Psychiatry 43:485–486

Zerssen D von (1976) Beta-adrenergic blocking agents in the treatment of psychoses. Adv Clin Pharmacol 12:105–114

Zubenko GS, Lipinski JF jr, Cohen BM, Barreira PJ (1984) Comparison of metoprolol and propranolol in the treatment of akathisia. Psychiatry Res 11:143–149

Teil IV
Psychosoziale Therapieansätze

Zur Bedeutung psychosozialer Maßnahmen bei Apathiesyndrom und Minussymptomatik

A. Uchtenhagen

Einleitung

Die folgende kurze Übersicht befaßt sich mit Fragestellungen, Ansätzen und Befunden zu nichtmedikamentösen Anteilen der Behandlung schizophrener Patienten mit erheblicher Minussymptomatik. Noch 1985 konnten Carpenter et al. in ihrer Arbeit über „Treatment of Negative Symptoms" auf Grund eingehender Literatursichtung feststellen, daß eine erfolgreiche Behandlung nur bei sekundärer Negativsymptomatik möglich sei. Das 1989 publizierte Symposium über „Negative Symptoms in Schizophrenia" von 1987 fokussiert fast ausschließlich auf die konzeptionellen und diagnostischen Fragestellungen und schließt mit nur gerade einem kurzen Beitrag über „Psychological Treatments for Negative Symptoms" von Slade u. Bentall. Dieser Mangel an Befunden hat nicht in erster Linie damit zu tun, daß psychosoziale Behandlungsansätze keine weitere Entwicklung erfahren hätten; aus den letzten Jahren ist in diesem Bereich im Gegenteil eine rege Forschungsaktivität zu verzeichnen. Hingegen unterscheidet eine Mehrzahl dieser Arbeiten nicht differenziert genug nach Syndromen und Symptombildern, so daß über die differentielle Anwendbarkeit und Wirksamkeit psychosozialer Maßnahmen mit Blick auf die Negativsymptomatik nur wenig ausgesagt werden kann. Erst eine Verbindung der beiden Perspektiven, der Differentialdiagnostik der Positiv- und Negativsymptome einerseits, spezialisiertem Einsatz psychosozialer Interventionen andererseits, wird uns hier allenfalls einen Schritt weiterführen.

Apathiesyndrom, Minussymptomatik, Negativsymptomatik

Unterschiedliche theoretische Perspektiven haben zu unterschiedlichen begrifflichen Fassungen und Interpretationen der Negativsymptomatik bei Schizophrenen geführt, wie dies Sass in seinem Beitrag zum genannten Symposium gezeigt hat (Sass 1989). Sein Bogen reicht von Griesinger bis zu Huber und Janzarik, mit Berücksichtigung vor allem deutscher Forschung. In England entwickelte sich im Umfeld von Wing ein deskriptiver Zugang zum Syndrom sozialen Rückzugs, assoziiert mit Verlangsamung, Passivität, Interesse- und Sprachverlust (Wing 1959, 1961). Hier galt das Forschungsinteresse insbesondere einer eindeutigen Erfassung, aber auch der Beeinflussung dieses Syndroms.

Angesichts der mangelhaften Vergleichbarkeit der Ansätze und Befunde stieg das Interesse an klaren Operationalisierungen und Abgrenzungen dessen, was mit Negativsymptomatik gemeint ist. Nicht zuletzt gilt dabei das Interesse der Frage, wieweit es sich hier um ein schizophrenie-spezifisches Syndrom handle. Auch diesbezüglich gingen die Meinungen sehr auseinander: Ließen das Hospitalismuskonzept, das Konzept des *„secondary handicap"* nach Wing und der Begriff eines allgemeinen residualen Psychosyndroms nach Ernst eine Schizophreniespezifität vermissen, so wurde andererseits auf dem Boden biologischer Theoriebildung die Negativsymptomatik als hochspezifische Folge eines Grundprozesses verstanden, so etwa bei Huber (1966) oder Crow (1989) sowie Crow et al. (1981).

Schwierig abzugrenzen ist das Apathiesyndrom nach Gebhardt; von Zerssen hält es überdies für schizophrenie-unspezifisch. Er hat das im IMPS (Inpatient Multidimensional Psychiatric Scale von Lorr u. Klett) erfaßte Apathiesyndrom wegen schlechter Abgrenzbarkeit mit dem depressiven Syndrom und dem Erschöpfungssyndrom zu einem Superfaktor „depressiv-apathisches Syndrom" zusammengefaßt (von Zerssen u. Cording 1978). Auch die Basisstörungen im Sinne Süllwolds (Süllwold 1977), die vielfache Beziehungen zur Negativsymptomatik aufweisen, sind keineswegs schizophrenie-spezifisch (Kasper u. Mundt 1986).

Für unser Thema von erheblicher Bedeutung ist nicht nur der Umstand, daß die Negativsymptomatik bislang nicht in einer schizophrenie-spezifischen Ausprägung erfaßt werden konnte, sondern daß sie auch bei schizophrenen Patienten keine einheitliche Ätiologie aufweist. Beim Schizophrenen kann es auf unterschiedliche Weise zu Minussymptomen kommen, woraus sich für das therapeutische Vorgehen wichtige Hinweise entnehmen lassen.

Ätiologiespezifische Maßnahmen

Zunächst einmal wird grundsätzlich unterschieden zwischen primärer und sekundärer Negativsymptomatik.

Sekundäre Negativsymptomatik

Während die primäre Form sich im wesentlichen deckt mit dem Konzept des schizophrenen Defekts, sind die sekundären Formen ein Sammeltopf von Formen unterschiedlichster Genese. Die therapeutischen Ansätze sind entsprechend vielgestaltig. Die folgende Zusammenstellung (vgl. Carpenter et al. 1985) kann keinen Anspruch auf Vollständigkeit erheben.

Negativsymptomatik als Antwort auf Unterstimulation

Die „klassische" Form des Hospitalismus wurde im berühmt gewordenen Spitalvergleich von Wing und Brown als Folge eines anregungsarmen Milieus erkannt und dokumentiert, womit gleichzeitig der Weg für eine entsprechende Abhilfe vorgezeichnet war (Brown et al. 1966; Wing u. Brown 1970). Zusammen mit den Erfahrungen der therapeutischen Gemeinschaft (Jones 1968) bildete diese Arbeit eine wesentliche Grundlage für die Milieutherapie schizophrener Psychosen, wobei das soziale Lernen in der Gruppe einen wesentlichen Faktor darstellt (Heim 1978). Zahlreiche Anregungen sind von dieser Grundlage ausgegangen und haben vielerorts zu wichtigen Veränderungen vor allem in der stationären Psychiatrie geführt. Auch spektakuläre Vorgänge wie etwa die Umgestaltung psychiatrischer Kliniken durch Basaglia in Gorizia und Triest gingen von verwandten Erkenntnissen und Prinzipien aus (Bennett 1980). Es ist freilich unverkennbar, daß andererseits auf weite Strecken die Bedeutung des Milieus für die Entstehung einer sekundären Negativsymptomatik außer acht gelassen wurde, so etwa bei der Unterbringung chronisch schizophrener Patienten in schlecht geführten, personell und materiell ungenügend ausgerüsteten und unzureichend kontrollierten Heimen. Entsprechende Untersuchungen haben denn auch den antitherapeutischen Charakter derartiger Unterbringung aufgedeckt (Kunze 1981; Brown 1985).

Im extramuralen Bereich haben milieutherapeutische Ansätze ebenfalls breite Anwendung gefunden. Das Konzept beispielsweise von Teilzeitkliniken (Tages- und Nachtkliniken, Tageszentren) beruht in seiner neueren Form auf der Absicht, den Patienten durch Vermeidung von Vollhospitalisierung wichtige Bereiche der Selbstverantwortlichkeit und Eigenaktivität zu belassen und damit eine unnötige Einbuße an sozialer Kompetenz zu vermeiden. Aber auch gezielte Rehabilitations- und Trainingsprogramme sind vielfach in derartigen Einrichtungen realisiert. Zahlreiche Auswertungsstudien bei schizophrenen Patienten haben die Brauchbarkeit der Teilzeithospitalisierung sowohl im Vergleich zur Vollhospitalisierung wie im Vergleich zur ambulanten Behandlung dargelegt (Linn 1989). Auch wenn die besondere Eignung für Schizophrene mit chronischem Krankheitsverlauf daraus hervorgeht, ist eine spezifische Besserung der Negativsymptomatik meistens weder speziell beabsichtigt noch beobachtet. Bei einem Vergleich von Klinikpatienten und Nachtklinikpatienten ließ sich immerhin feststellen, daß die Klinikpatienten katamnestisch signifikant häufiger Defizite im Sinne der Negativsymptomatik aufwiesen, obwohl anamnestisch die Nachtklinikpatienten signifikant mehr depressive Symptome und signifikant weniger produktive Symptome erkennen ließen (Gmür 1987). Dies könnte sowohl einen präventiven wie einen therapeutischen Stellenwert der Teilzeithospitalisierung bezüglich Negativsymptomatik belegen.

Andere extramurale Einrichtungen wie Patientenklubs, gemeindenahe Sozialprogramme, Einsatz von freiwilligen Helfern, Arbeit mit Angehörigen, Nachbarn oder Arbeitgebern (*network therapy*) dienen der sozialen Unterstützung und der Verbesserung der Sozialkontakte. Zweifellos haben alle diese

Bemühungen zum Abbau von Hospitalismen bei den „*old long-stay patients*"
geführt und wohl auch dem Entstehen neuer Hospitalismen vorgebeugt, doch
ist eine meßbare Reduktion der Negativsymptomatik in kontrollierten Versuchen immer noch zu leisten. Der Einsatz sozialtherapeutischer Methoden in
der ambulanten Nachbetreuung schließlich führt, einer Zusammenstellung
von Gmür zufolge, zu günstigen Resultaten im Sinne besserer sozialer Bewäh-
rung und geringerer Hospitalisierungswahrscheinlichkeit, aber nur, wenn die
produktiven Symptome vorgängig oder gleichzeitig medikamentös in Schach
gehalten werden (Gmür 1986).

Negativsymptomatik als Antwort auf Überstimulation

Hier ist an die vielfach belegte klinische Erfahrung gedacht, wonach schizophrene Patienten auf Überforderungssituationen mit Symptomverstärkung
im Sinne der Positivsymptomatik, häufig aber auch mit vermehrtem sozialem
Rückzug reagieren, einer Art Totstellreflex vergleichbar und psychologisch als
Ausdruck einer Abwehrhaltung verstanden. Eine Chronifizierungstendenz
angesichts von Überforderungssituationen, die den Patienten bei Klinikent-
lassung erwarten würden, ist schon länger belegt worden (s. zusammenfassend
Benedetti et al. 1962; Benedetti u. Rauchfleisch 1975). An neueren und spezifischeren Forschungsarbeiten ist hier an die „*expressed-emotion*"-Forschung zu
denken, die eine Erhöhung der Rückfallsgefährdung bei entsprechenden familiären Gegebenheiten nachweist. Sowohl bei den älteren wie bei den jüngeren
Arbeiten ist freilich anzumerken, daß ein spezielles Augenmerk auf die Verstärkung und Aufrechterhaltung einer Negativsymptomatik durch streßreiche
Situationen und Überstimulation bisher nicht erfolgt ist.

Negativsymptomatik bei Depression

Daß depressive Verstimmungen sowohl initial wie begleitend wie im Anschluß
an eine psychotische Episode auftreten, ist hinreichend bekannt und belegt.
Ebenfalls bekannt ist, daß es Schwierigkeiten bereitet, diese depressive Symptomatik klar abzugrenzen gegenüber einer aus anderen Gründen entstande-
nen Negativsymptomatik. Als therapeutische Vorgehensweise empfiehlt sich
eine antidepressive Behandlung, vorwiegend medikamentös, aber auch stüt-
zend psychotherapeutisch dort, wo Verarbeitungsschwierigkeiten im Hintergrund der depressiven Verstimmung vermutet werden. Vor allem bei postpsychotischen Depressionen ist außerdem die Situation des Patienten zu Hause
im Auge zu behalten, die ein globales Management unter Einschluß aktiver
Arbeit mit den Angehörigen verlangt.

Negativsymptomatik als Nebenwirkung antipsychotischer Medikation

Nebenwirkungen von Neuroleptika können mitunter eine Negativsymptomatik vortäuschen, vor allem dann, wenn ein offensichtlicher Parkinsonismus
fehlt. Hier steht therapeutisch ein Wechsel des Neuroleptikums, eine Dosie-

rungsanpassung oder eine Verordnung von Anti-Parkinsonmitteln im Vordergrund (Carpenter u. Heinrichs 1983). Es ist aber nicht außer acht zu lassen, daß die subjektive Wahrnehmung derartiger Nebenerscheinungen ohne Kenntnis des Patienten über ihre Natur zu Entmutigung und resignativer Entwicklung führen kann, auf dem Hintergrund einer Fehlinterpretation der Eigenwahrnehmung. Eine adäquate Information des Patienten, allenfalls auch seiner Angehörigen, ist hier eine wesentliche Hilfe.

Primäre Negativsymptomatik

Die primäre Negativsymptomatik, auch als Persönlichkeitsveränderung, schizophrener Defekt, Verlust des energetischen Potentials etc. beschrieben, gilt häufig als stabil und therapeutischer Veränderung wenig zugänglich. Negativsymptome scheinen auch ein stärkeres genetisches Gewicht zu haben als die positiven Symptome (Flekkoy 1987). Dies hat zweifellos die Hypothesen für eine biologisch gesteuerte Entstehung dieser Symptomatik gefördert. Im Vordergrund stehen beispielsweise die Hypothesen einer Dysfunktion im Frontallappen oder im Aminostoffwechsel (Carpenter et al. 1985). Ältere Hypothesen einer psychogenen Entstehung der defizitären Persönlichkeitsveränderungen (Meyer-Gross; Schindler) sind dagegen in den Hintergrund getreten. Dies mag mit der Beobachtung neuer Langzeitverläufe (*new long-stay patients*) in Zusammenhang stehen, bei denen aktive Förderung und Rehabilitation auch bei behutsamem Vorgehen ein chronifiziertes Rückzugsverhalten nicht verhindern konnten. Freilich ist noch nicht ausreichend erforscht, in welcher Weise sich diese neuen Langzeitpatienten mit chronischem Rückzugsverhalten von den rehabilitierbaren unterscheiden. Neuere Arbeiten zur Auswertung intensiver Psychotherapie bei Schizophrenen wie z. B. die *Boston Psychotherapy Study* weisen darauf hin, daß gerade Patienten, die von anderen Behandlungsmethoden kaum profitierten, im Rahmen intensiver Psychotherapie eine Besserung ihrer Negativ- und Defizitsymptomatik zeigen (Katz u. Gunderson 1990).

Methodenspezifische Maßnahmen

Bei der Entwicklung neuerer therapeutischer Zugänge zum chronisch schizophrenen Patienten wurde wenig Wert auf die Unterscheidung von primärer und sekundärer Negativsymptomatik gelegt, wohl nicht zuletzt deshalb, weil die Abgrenzung ohnehin in vielen Fällen nicht klar vorzunehmen ist oder erst ex juvantibus in der Form vorgenommen wird, daß der nicht beeinflußbare Anteil der Symptomatik als primär gilt. Es ist aber mehr als fraglich, ob diese Art der Abgrenzung aufrechtzuerhalten ist. Es soll deshalb davon unabhängig versucht werden, einige der verwendeten therapeutischen Methoden im Überblick darzustellen (vgl. auch Slade u. Bentall 1989; McGlashan et al. 1990).

Milieutherapeutische Lernprogramme

Außer den bereits genannten milieutherapeutischen Ansätzen sind hier noch andere, auf soziales Lernen ausgerichtete Maßnahmen zu erwähnen. Zum einen handelt es sich um verhaltenstherapeutisch orientierte Programme, die unter dem Etikett *„token economy"* bekannt wurden (Ayllon u. Azrin 1968). Es geht um Belohnungssysteme, die den Patienten bei Verhaltensänderungen in der gewünschten Richtung gewisse Annehmlichkeiten und Leistungen gewähren, die ihnen sonst vorenthalten bleiben. Entsprechende Programme wurden in den USA, später in Europa eingeführt, vor allem in größeren Kliniken, mit z.T. eindrucksvollen Resultaten. Insbesondere die Negativsymptomatik bei langfristig hospitalisierten Schizophrenen konnte innerhalb des stationären Behandlungsrahmens verbessert werden. Enttäuschungen zeigten sich allerdings, wenn es darum ging, das so veränderte Verhalten in ein anderes, z.B. extramurales Milieu zu übertragen. Auch meldeten sich Zweifel daran, ob es das Belohnungssystem oder nicht vielmehr die Aktivierung und vermehrte Zuwendung des Personals sei, das die Veränderung bewirkte (Baker et al. 1977). Andererseits entstand im Laufe des Ausbaues von Patientenrechten und im Laufe der Sensibilisierung für Ethikfragen die Schwierigkeit, Patienten gewisse Freiheiten und Leistungen vorzuenthalten oder sie ihnen u.U. wieder zu entziehen (Karasu 1981). In weniger rigoroser Form freilich hat sich der Gedanke einer Verstärkung erwünschten Verhaltens durch Gratifikation, Anerkennung etc. in vielerlei Abwandlungen durchzusetzen vermocht, dies allerdings eher im Sinne eines generellen Gestaltungsfaktors als im Sinne speziell geführter Klinikabteilungen mit Sonderprogramm.

Im extramuralen Bereich ist außerdem die *Arbeit mit Angehörigen* zu erwähnen, die sich in vielfacher Form entwickelt hat und eine milieutherapeutische Maßnahme par excellence darstellt. Der Fächer reicht von Familientherapie in ihren verschiedenen Schulen über Trainingsprogramme mit Angehörigen von Schizophreniekranken bis zur professionell geförderten Selbsthilfe der Angehörigen. Dabei hat sich die Angehörigenarbeit weitgehend aus der Verbindung mit einer ätiologischen Theorie gelöst, welche die Ursprünge der Schizophrenieentstehung vor allem in entsprechende familiäre Konstellationen und Kommunikationsformen verlegte (z.B. Bateson et al. 1969). Der Abschied vom Konzept der „schizophrenogenen Familie" bedeutete aber keineswegs den Verzicht auf therapeutische Arbeit mit der Familie; diese wurde im Gegenteil von unnötigen Hemmnissen und der Erzeugung antitherapeutischer Schuldgefühle bei den Angehörigen entlastet. Nur ausnahmsweise wurden allerdings die Langzeiteffekte familientherapeutischer Arbeit mit Schizophrenen einer systematischen Überprüfung unterzogen (Kaufmann u. Pancheri 1976). Auf der Basis des Vulnerabilitäts-/Streßmodells der Schizophrenie sind die neueren Methoden insbesondere der Gruppenarbeit mit Angehörigen schizophrener Patienten entstanden (Fiedler et al. 1986). Insbesondere im Rahmen der *„expressed-emotion"*-Forschung wurde eine systematische Arbeit mit Angehörigen entwickelt und auch ausgewertet in ihrer Bedeutung für den Verlauf der Psychose (Vaughn u. Leff 1976; Hogarty et al. 1986). Die *Behavioural*

Family Therapy BFT kombiniert Anleitung zur Selbsthilfe für Angehörige mit Aufklärung und Verhaltensstrategien, die ein Verweilen der Patienten außerhalb der Klinik nachweisbar zu unterstützen vermögen (Falloon 1990). Und schließlich ist in vielen Ländern eine bedeutsame Tendenz zur Bildung von Selbsthilfegruppen und Vereinigungen unter Angehörigen Schizophreniekranker entstanden, die durch Informations- und Unterstützungsarbeit der unheilvollen Isolierung nach außen und Verstrickung nach innen, wie sie viele Familien Schizophrener erleben, entgegenwirken; eine Evaluierung dieser Anstrengungen ist mancherorts im Gange (Angermeyer u. Finzen 1984). Soweit bisher ersichtlich, ist eine günstige Wirkung auf die Negativsymptomatik zurückzuführen auf die Vermeidung von spezifischer Überstimulation (z. B. Abbau von *expressed emotion*) oder Unterstimulation (Distanzierung und Gleichgültigkeit von Angehörigen, z. B. aus Selbstschutz).

Lernprogramme zur sozialen Interaktion

In der Negativsymptomatik nimmt ein beeinträchtigtes Sozialverhalten mit sozialem Rückzug, Sprachverarmung, Beeinträchtigung des affektiven Kontakts eine zentrale Stellung ein. Es sind deshalb Methoden entwickelt worden, die insbesondere eine Förderung des Interaktionsverhaltens beim Patienten zum Ziele haben. Dabei wird unterschieden zwischen Lernprogrammen für „*social skills*" und für „*life skills*".

Social skills training (SST) ist in den USA entwickelt worden und hat auch in Europa Verwendung gefunden. Es umfaßt eine Reihe von Komponenten, darunter: Ausdrucksverhalten (sprachliches, nonverbales), soziale Wahrnehmung (Aufmerksamkeit, Decodierung von Fremdverhalten, Einordnen von Fremdverhalten) sowie interaktionelles Gleichgewicht (Timing der Reaktionen, Quittierung von Äußerungen). Die Trainingsprogramme sind meistens für Patientengruppen angelegt und werden in einer hochstrukturierten Form angewandt. Bevorzugt werden Programme, die auf die individuellen Defizite der beteiligten Patienten eingehen. Spezielle Techniken sind die Verwendung von Vorbildern, Rollenspiel, Feedback, Hausaufgaben (Morrison u. Wixted 1989). Evaluierung von Trainingsprogrammen hat zwar vielfache Verhaltensänderungen dokumentiert, bezüglich Übertragbarkeit dieser Veränderungen auf andere Lebenssituationen und bezüglich Dauer der Veränderungen allerdings Zweifel erweckt (Morrison u. Bellack 1984). Besser wurden die Resultate bezüglich Transferierbarkeit, wenn dieser Transfer spezifisch trainiert wurde. Kontrollierte Studien mit „*social skills training*" im Tagesklinikrahmen (Bellack et al. 1984) sowie im stationären Rahmen (Liberman et al. 1986) kommen zu recht unterschiedlichen Ergebnissen bezüglich klinisch relevanter Verhaltensänderung und Rückfälligkeit; die Unterschiede sind möglicherweise durch Unterschiede der Trainingsintensität, aber auch durch Unterschiede in der Zusammensetzung der Patientengruppen erklärbar. Empirische Befunde und theoretische Überlegungen sprechen dafür, daß solche Programme sich vor allem für Patienten mit Negativsymptomatik eignen könnten, doch stehen entsprechende Forschungsresultate noch aus. Einen besonderen Aspekt bildet die wiederholt dokumentierte Verbindung zwischen Negativsymptomatik und intellektuellen Defiziten, die auch die Lernfähigkeit im Rahmen der genannten Programme beeinträchtigen (Andreasen u. Olsen 1982; Pogue-Geile u. Harrow 1985). Aber auch Interesse- und Antriebsmangel beim Apathiesyndrom schränken die Anwendbarkeit von *„social skills training"* ein.

In Anbetracht der Bewältigungsprobleme im Alltag, wie sie insbesondere bei schizophrenen Patienten mit Negativsymptomatik beobachtet werden, sind die Trainingsprogramme auch auf andere Fähigkeiten ausgedehnt worden (sog. *life skills training*). Ein solches umfaßt beispielsweise auch Bereiche wie Ernährung und Mahlzeitenplanung, Gesundheit und Hygiene, Umgang mit Geld, Tagesstrukturierung, Benützung öffentlicher Einrichtungen und Dienstleistungen (Brown 1982). Mittel- bis längerfristige Effekte solcher Maßnahmen sind bislang nicht genügend bekannt.

Lernprogramme zur verbesserten Selbstwahrnehmung

Ebenfalls lerntheoretisch orientiert sind Verfahren zur Verhaltensmodifikation im kognitiven Bereich. Sie gehen mehr als andere Trainingsprogramme aus von der Fähigkeit des Patienten, sein Verhalten selbst zu planen und zu regulieren (Lowe u. Higson 1981). Das einfachste Verfahren ist das *„self instructional training"* (SIT), welches Patienten anleitet, sich selbst zu kontrollieren, bezüglich kognitiver Aufgaben wie auch zum Abbau psychotischer Äußerungen (Meichenbaum u. Cameron 1973). Ein Problem scheint wiederum die Generalisierbarkeit des Erlernten zu sein. Ausgewertete Studien zeigten, daß SIT das Kognitionsverhalten zwar zu verbessern vermag, insbesondere bei Patienten mit Negativsymptomatik, daß aber die Generalisierbarkeit im Sinne breiterer Anwendbarkeit solcher Verbesserungen sich sehr in Grenzen hält (Bentall et al. 1987). Ein gezieltes Eingehen auf die besonderen Defizite der einzelnen Patienten könnte noch Verbesserungen bringen (Slade u. Bentall 1989). Auch beim *Therapieprogramm zum integrierten Training kognitiver, kommunikativer und sozialer Fähigkeiten* nach Brenner wird festgestellt, daß zwar auf der kognitiv-perzeptiven Funktionsebene, weniger aber auf den Ebenen des offenen Verhaltens Verbesserungen zu beobachten sind; auch hier wird mit der Möglichkeit gerechnet, daß die Wirkung vor allem individuell ist und im Gruppenvergleich nicht statistisch relevant wird (Brenner 1986; Brenner et al. 1987).

Eine andere Methode wurde unter dem Etikett *„problem solving"* entwickelt. *„Problem solving"* geht davon aus, daß Patienten mit Negativsymptomatik sowohl mit der Initiierung von Reaktionen und Antworten auf äußere Stimuli wie auch mit der Gestaltung ihrer Reaktionen und Antworten Mühe haben. Es wird angenommen, daß es sich dabei um zwei unterschiedliche Formen von Defizienz handle (Liddle 1987). Entsprechende Beobachtungen waren schon früher gemacht worden anhand der *Wing Ward Behaviour Rating*

Scale, in dem Sinne, daß chronische schizophrene Patienten in ihrem Sozialverhalten zwei Komponenten erkennen ließen, nämlich sozialen Rückzug und Reaktionslosigkeit auf äußere Stimuli, andererseits sozial störende Formen des Reagierens auf äußere Stimuli (Wing 1961). Neuere Studien haben sich diese Erfahrungen zunutze gemacht, und entsprechende Interventionstechniken sind seit Mitte der 70er Jahre vielerorts eingeführt und überprüft worden. Ein Defizit an Problemlösungsfähigkeiten wurde in hohem Maße assoziiert gefunden mit dem Fehlen tatsächlicher sozialer Anpassung (z. B. Goldsmith u. McFall 1975). Menschen mit erheblichem Defizit in *„problem solving"* werden eher abgelehnt als andere (Spivack u. Shure 1974). Daraus kann sich ein eigentlicher Circulus vitiosus ergeben. Dies ist bei schizophrenen Patienten besonders gravierend, die ohnehin über ein geringeres soziales Netzwerk verfügen. Die in Trainingsprogrammen verwendeten Techniken sind recht variabel (Übersicht bei St. Lawrence 1989). Evaluierung bezüglich Langzeiteffekten ist bislang selten; eine Studie stellte einen Rückgang der Trainingseffekte im Laufe einer Nachbeobachtungsperiode von 4 Monaten fest (Hansen et al. 1985).

Ausblick

Auch wenn Konzept und Differenzierung der Minussymptomatik noch viele Fragen offen lassen, ist es lohnend, die in der Schizophrenietherapie angewendeten Verfahren daraufhin zu prüfen, wieweit sie sich für eine Verbesserung oder Überwindung der Funktionsdefizite eignen, die wir heute als Minussymptomatik zusammenfassen und die ein wichtiges Hindernis sind für die angestrebte selbständige Lebensführung Schizophrener. Der derzeitige Kenntnisstand läßt sich dahin charakterisieren, daß mit unterschiedlichen Verfahren sehr wohl derartige Verbesserungen zu erreichen sind, daß Patienten aber recht individuell darauf ansprechen, daß die Verbesserungen schlecht generalisierbar sind und sich nach Absetzen der Behandlung oftmals als nicht von Dauer erweisen. Wichtigste Schlußfolgerungen sind meines Erachtens, daß psychosoziale Maßnahmen deshalb nicht außer acht gelassen werden, sondern im Gegenteil in möglichst patientengerechter Form breite Verwendung finden sollten, wenn nötig auch als langfristige oder repetitive Unterstützung des Patienten und seiner Angehörigen, und daß ein differenziertes Studium der Therapieversager zum Ausgangspunkt für weitere Entwicklungen wird. McGlashan et al. haben denn auch die Charakteristika psychosozialer Strategien zur Behandlung der Minussymptomatik umschrieben mit den Stichworten: individuelle Defizite feststellen, Fähigkeiten und Stärken erproben, vernünftige Erwartungen setzen, angemessenes aktives Vorgehen kombinieren mit dem erforderlichen Schutz allenfalls auch auf lange Sicht (frei übersetzt nach McGlashan et al. 1990).

Literatur

Andreasen NC, Olsen S (1982) Negative vs. positive schizophrenia: definition and validation. Arch Gen Psychiatry 39:789–794

Angermeyer MC, Finzen A (Hrsg) (1984) Die Angehörigengruppe: Familien mit psychisch Kranken auf dem Weg zur Selbsthilfe. Enke, Stuttgart

Ayllon T, Azrin NH (1968) The token economy. Appleton-Century-Crofts, New York

Baker R, Hall JN, Hutchinson K et al. (1977) Symptom changes in chronic schizophrenic patients on a token economy: a controlled experiment. Br J Psychiatry 131:381–393

Bateson G, Jackson DD, Haley J, Weakland JW (1969) Auf dem Weg zu einer Schizophrenie-Theorie. In: Bateson G et al. (Hrsg) Schizophrenie und Familie. Suhrkamp, Frankfurt/M, S 11–43

Bellack AS, Turner SM, Hersen M, Luber RF (1984) An examination of the efficacy of social skills training for chronic schizophrenic patients. Hosp Community Psychiatry 35:1023–1028

Benedetti G, Rauchfleisch U (1975) Die Schizophrenie in unserer Gesellschaft: Forschungen zur Schizophrenielehre 1966–1972. Thieme, Stuttgart

Benedetti G, Kind H, Johansson AS (1962) Forschungen zur Schizophrenielehre 1956–1961: Übersicht. 1. und 2. Teil. Fortschr Neurol Psychiatr 7/8:341–439; 9:445–505

Bennett DH (1980) An Italian model: Trieste. In: WHO Regional Office for Europe, Copenhagen (ed) Changing Patterns in Mental Health Care. Report on a WHO Working Group, Cologne 1978, pp 9–14

Bentall RP, Higson PJ, Lowe CF (1987) Teaching self-instructions to chronic schizophrenic patients: efficacy and generalisation. Behav Psychother 15:58–76

Brenner HD (1986) Zur Bedeutung von Basisstörungen für Behandlung und Rehabilitation. In: Böker W, Brenner HD (Hrsg) Bewältigung der Schizophrenie. Huber, Bern, S 142–157

Brenner HD, Hodel B, Kube G, Roder V (1987) Kognitive Therapie bei Schizophrenen: Problemanalyse und empirische Ergebnisse. Nervenarzt 58:72–83

Brown GW, Bone M, Dalison B, Wing JK (1966) Schizophrenia and social care: a comparative follow-up study of 339 schizophrenic patients. Oxford University Press, London

Brown M (1982) Maintenance and generalisation issues in skills training with chronic schizophrenics. In: Curran JP, Monti PM (eds) Social skills training: a practical handbook for assessment and treatment. Guilford Press, New York

Brown P (1985) The transfer of care: Psychiatric deinstitutionalization and its aftermath. Routledge & Kegan Paul, London

Carpenter WT jr, Heinrichs DW (1983) Early intervention, time-limited, targeted pharmacotherapy in schizophrenia. Schizophr Bull 9:533–542

Carpenter WT jr, Heinrichs DW, Alphs LD (1985) Treatment of negative symptoms. Schizophr Bull 11:440–452

Crow TJ (1989) A current view of the type II syndrome: age of onset, intellectual impairment, and the meaning of structural changes in the brain. Br J Psychiatry 155 (Suppl 7): 15–20

Crow TJ, Corsellis JAN, Cross AJ et al. (1981) The search for changes underlying the type II syndrome of schizophrenia. In: Perris C, Struwe G, Jansson B (eds) Biological Psychiatry 1981: Elsevier, Amsterdam, pp 727–731

Falloon IRH (1990) Behavioral family therapy with schizophrenic disorders. In: Herz MI, Keith SJ, Docherty JP (eds) Handbook of schizophrenia, vol 4:Psychosocial treatment of schizophrenia. Elsevier, Amsterdam, pp 135–151

Fiedler P. Niedermeyer T, Mundt C (1986) Gruppenarbeit mit Angehörigen schizophrener Patienten: Materialien für die therapeutische Arbeit mit Angehörigen und Familien. (Materialien für die psychosoziale Praxis). Psychologie Verlags Union, München Weinheim

Flekkoy K (1987) Epidemiologie und Genetik. In: Kisker KP, Lauter H, Meyer JE, Müller C, Strömgren E (Hrsg) Schizophrenien. Psychiatrie der Gegenwart, Bd 4, 3. Aufl. Springer, Berlin Heidelberg New York Tokyo, S 119–153

Gmür M (1986) Schizophrenieverlauf und Entinstitutionalisierung. Enke, Stuttgart

Gmür M (1987) Die Prognose der Schizophrenie unter sozialpsychiatrischer Behandlung: Langjährige Katamnese von Nachtklinik- und Klinikpatienten. Enke, Stuttgart

Goldsmith JB, McFall RM (1975) Development and evaluation of an interpersonal skill training program for psychiatric inpatients. J Abnorm Psychol 84:51–58

Hansen DJ, Lawrence JSS, Christoff KA (1985) Effects of interpersonal problem-solving training with chronic aftercare patients on problem-solving component skills and effectiveness of solutions. J Consult Clin Psychol 53:167–174

Heim E (Hrsg) (1978) Milieu-Therapie: Erlernen sozialer Verhaltensmuster in der psychiatrischen Klinik. Huber, Bern

Hogarty GE, Anderson CM, Reiss DJ, Kornblith SJ, Greenwald DP, Javna CD, Madonia MJ (1986) Family psychoeducation, social skills training, and maintenance chemotherapy in the after-care treatment of schizophrenia I: one year effects of a controlled study on relapse and expressed emotion. Arch Gen Psychiatry 43:633–642

Huber G (1966) Reine Defektsyndrome und Basisstadien endogener Psychosen. Fortschr Neurol Psychiatr 34:409–426

Jones M (1968) Beyond the therapeutic community. Yale University Press, London

Karasu T (1981) Ethical aspects of psychotherapy. In: Bloch S, Chodoff P (eds) Psychiatric ethics. Oxford University Press, Oxford

Kasper S, Mundt C (1986) Diagnostische Spezifität der sogenannten Negativsymptome, Basissymptome bzw. verminderten Intentionalität. Erste Ergebnisse. Psycho 5:385–386

Katz HM, Gunderson JG (1990) Individual psychodynamically oriented psychotherapy for schizophrenic patients. In: Herz MI, Keith SJ, Docherty JP (eds) Handbook of schizophrenia, vol 4:Psychosocial treatment of schizophrenia. Elsevier, Amsterdam, pp 69–90

Kaufmann L, Pancheri E (1976) Beurteilung der Familientherapie in der Nachuntersuchung. In: Richter HE, Strotzka H, Willi J (Hrsg) Familie und seelische Krankheit: Eine neue Perspektive der psychologischen Medizin und der Sozialtherapie. Rowohlt, Reinbek, S 301–328

Kunze H (1981) Psychiatrische Übergangseinrichtungen und Heime: Psychisch Kranke und Behinderte im Abseits der Psychiatrie-Reform. Enke, Stuttgart

Liberman RP, Mueser KT, Wallace CJ (1986) Social skills training for schizophrenic individuals at risk for relapse. Am J Psychiatry 143:523–526

Liddle PF (1987) The symptoms of chronic schizophrenia: a re-examination of the positive-negative dichotomy. Br J Psychiatry 151:145–151

Linn MW (1989) Partial hospitalization. In: Bellack AS (ed) A clinical guide for the treatment of schizophrenia. Plenum Press, New York, pp 163–185

Lowe CF, Higson PJ (1981) Self-instructional training and cognitive-behaviour modification. In: Davey G (ed) Aspects of conditioning theory. Methuen, London

McGlashan TH, Heinssen RK, Fenton WS (1990) Psychosocial treatment of negative symptoms in schizophrenia. In: Andreasen NC (ed) Modern problems of pharmacopsychiatry, vol 24: Schizophrenia: positive and negative symptoms and syndromes. Karger, Basel, pp 175–200

Meichenbaum DM, Cameron R (1973) Training schizophrenics to talk to themselves: a means of developing attentional controls. Behav Ther 4:515–534

Morrison RL, Bellack AS (1984) Social skills training. In: Bellack AS (ed) Schizophrenia: treatment, management, and rehabilitation. Grune & Stratton, New York, pp 247–279

Morrison RL, Wixted JT (1989) Social skills training. In: Bellack AS (ed) A clinical guide for the treatment of schizophrenia. Plenum Press, New York, pp 237–261

Pogue-Geile MF, Harrow M (1985) Negative symptoms in schizophrenia: their longitudinal course and prognostic importance. Schizophr Bull 11:427–439

Sass H (1989) The historical evolution of the concept of negative symptoms in schizophrenia. Br J Psychiatry 155 (Suppl 7):26–31

Slade P, Bentall R (1989) Psychological treatments for negative symptoms. Br J Psychiatry 155 (Suppl 7):133–135

Spivack G, Shure M (1974) Social adjustment of young children. Jossey-Bass, San Francisco

St. Lawrence JS (1989) Social problem-solving interventions in the treatment of schizophrenia. In: Bellack AS (ed) A clinical guide for the treatment of schizophrenia. Plenum Press, New York, pp 283–304
Süllwold L (1977) Symptome schizophrener Erkrankungen. Uncharakteristische Basisstörungen. Springer, Berlin Heidelberg New York
Vaughn CE, Leff JP (1976) The influence of family and social factors on the course of psychiatric illness: a comparison of schizophrenic and depressed neurotic patients. Br J Psychiatry 129:125–137
Wing JK (1959) The measurement of behaviour in chronic schizophrenia. Acta Psychiatr Neurol 35:245–254
Wing JK (1961) A simple and reliable subclassification of chronic schizophrenia. J Ment Sci 107:862–875
Wing JK, Brown GW (1970) Institutionalism and schizophrenia. Cambridge University Press, London
Zerssen D von, Cording C (1978) The measurement of change in endogenous affective disorders. Arch Psychiatr Nervenkr 226:95–112

Kognitive Therapie und Sozialtraining in ihrer Wirkung auf Basisdefizienzen chronisch-schizophrener Patienten [1]

S. Kraemer, H.-J. Zinner und H.-J. Möller

Entwicklungslinien in der Verhaltenstherapie schizophrener Patienten

Probleme der sozialen Interaktion und Schwierigkeiten in kognitiven Funktionen können übergreifend als wesentliche und jeweils nur kurzfristig von akut produktiver Symptomatik überdeckte Kennzeichen chronisch schizophrener Menschen beurteilt werden.

Medikation und globale Rehabilitationsmaßnahmen sind die grundlegenden Pfeiler der Behandlung dieser Patienten. Dazu kommen je nach Orientierung eines professionellen Teams speziellere psychotherapeutische Verfahren (Tabelle 1). Die traditionellen verhaltenstherapeutischen Zugangsweisen – nämlich Social-Skills-Training und Token-Economy-Programme – näherten

[1] Die Studie wurde vom 1.4.1987–31.12.1988 von der Sander-Stiftung Neuburg a. d. Donau finanziert.

Tabelle 1. Entwicklungslinien in der Verhaltenstherapie schizophrener Patienten

Ziele	Verfahren	Vertreter/Autoren
1. Förderung sozialer Fähigkeiten	Token economy; Sozialtraining mit Rollenspiel	Ayllon u. Azrin (1965), Cohen et al. (1973), Liberman et al. 1975), Bellack et al. (1976), Möller et al. (1981)
2. Förderung sozialer Fähigkeiten unter Berücksichtigung kognitiver Defizienzen	Problemlösungsansätze integriert in Sozialtraining mit Rollenspiel	Liberman et al. (1986)
3. Verbesserung kognitiver Defizienzen; Verbesserung von Problemlösungsfertigkeiten; Förderung sozialer Fähigkeiten (Spezifikation und Differenzierung von Therapiezielen und Maßnahmen)	Kognitive Therapie; Problemlösungstraining; Sozialtraining; kognitive Übungen	Brenner (1989), Buchkremer u. Fiedler (1987), Hermanutz u. Gestrich (1987), Hubmann et al. (1989), Kraemer et al. (1987, 1989), Möller et al. (1989), Spaulding et al. (1986), Sulz et al. (1987)

sich in unterschiedlich elaborierter Form wohl am ehesten zunächst den spektakulären und beobachtbaren sozialen Defizienzen. Wesentliche Ziele waren dabei hauptsächlich bezogen auf hospitalisierte chronische Schizophrene, die Kranken aus ihrer Apathie und ihrem sozialen Rückzug herauszuholen und ihnen soziale Kompetenzen zu vermitteln, d. h. grob gesagt, Negativsymptome zu verringern.

Experimentalpsychologische Kenntnisse schizophrenietypischer kognitiver Störungen flossen dabei zunehmend subliminal mit ein, indem zunächst noch recht unspezifische Variablen bezüglich des Therapeut-Klient-Settings wie etwa klare, einfache Information, Redundanz, Vermeidung von Überstimulation u. a. im Therapieablauf berücksichtigt wurden.

Allmählich wurde nicht nur der Therapiestil auf kognitive Störungen abgestellt, sondern diese wurden global mit einbezogen im Sinne einer speziellen Problemlöse-Strategie, die die verhaltensübenden Verfahren in Social-Skills-Trainings ergänzten. Das Ziel bestand in einer besseren kognitiven Repräsentation des Gelernten.

Zuletzt schließlich kam es wieder zu einer leichten Schwerpunktverlagerung bzw. Ergänzung der bisherigen Ansätze in Richtung auf die Untersuchung und therapeutische Gewichtung kognitiver Störungen im Rahmen eines Informations-Verarbeitungsmodells, in das die Inhalte der Basisstörungsdiskussion und experimentalpsychologische Befunde bei schizophrenen Patienten eingeordnet werden konnten.

Die – abgesehen von einzelfallbezogenen therapeutischen Vorgehensweisen, wie Süllwold (1990) sie z. B. beschrieben hat – diesbezüglich elaborierteste Behandlung ist wahrscheinlich das von Brenner entworfene integrierte psychologische Therapieprogramm für Schizophrene (Roder et al. 1988).

Brenner folgte auf der theoretischen Grundlage der Basisstörungsdiskussion und von experimentalpsychologischen Befunden der verhaltenstherapeutischen Tradition der Breitbandprogramme (Lazarus 1976). Er stellte fünf Behandlungsabschnitte zusammen, die von ausgeprägt kognitiven – wie kognitive Übungen zur Förderung von Abstraktionsfähigkeit, Aufmerksamkeit, Konzentration und Wahrnehmung sowie Problemlösestrategien – zu ausgeprägt sozialen – wie standardisierte Social-Skills-Trainings – Zielen und Verfahren reichten. Sie sollten schizophrenietypische Behinderungen in diesen Bereichen mildern.

Zunächst als Ganzes überprüft, erwies sich das Programm auch im Katamnesezeitraum von 9 Monaten nicht nur in sog. therapieinternen Maßen, sondern auch in globalen externen Variablen wie Rückfall, soziale Anpassung als erfolgreich (Brenner et al. 1987).

Sicher wieder neu angeregt von Konzepten der Basisstörungen und Negativsymptome kam es zu einer Differenzierung und Spezifikation der Therapieforschung in diesem Bereich. Die Fragestellungen richteten sich nun bevorzugt auf die spezifischen Effekte kognitiver Verfahren – eine im übrigen generelle Entwicklung in der Verhaltenstherapie. Würden sich also kognitive Therapieansätze tatsächlich spezifisch auf kognitive Störungen bzw. Basisstörungen auswirken? Dies war die allgemeine Fragestellung. Buchkremer u. Fiedler

(1987) untersuchten, noch unabhängig von sog. Basisstörungen, ein kognitives Training, das auf den adäquaten Umgang mit der Erkrankung zielte, ein Sozialtraining und eine Kontrollgruppe mit schizophrenen Patienten und fanden im Katamnesezeitraum weniger Rückfälle bei den Patienten, die mit kognitiven Bewältigungsstrategien vertraut gemacht worden waren.

Andere Autoren – etwa Hubmann et al. (1989), Roder (1988), Funke et al. (1989) – nahmen speziell die Bestandteile des Brenner-Programms unter die Lupe. Sie untersuchten allerdings lediglich die kognitiven Übungen (d. h. ohne Problemlösestrategien) entweder alleine oder im Vergleich mit einem Sozialtraining und/oder einer Kontrollgruppe.

Hier zeigten sich jeweils nur minimale Effekte, die auch nur mit Mühe als spezifisch interpretiert werden können (s. auch Olbrich u. Mussgay 1988).

Unsere Arbeitsgruppe erweiterte die einfachen kognitiven Übungen um ein komplexes kognitives Verfahren, nämlich selbstinstruktive Problembewältigung nach Meichenbaum (1977), und untersuchte diese Behandlungsbestandteile zunächst einzelfallanalytisch, dann im Kontrollgruppen-Design. Die entsprechenden Effekte erschienen spezifisch, insofern ermutigend (Kraemer et al. 1987).

Nun wollten wir diese komplexeren kognitiven Inhalte noch einmal einem Sozialtraining gegenüberstellen mit der Hoffnung, spezielle Therapiebestandteile würden spezielle Effekte bewirken.

Wir formulierten also folgende Hypothesen:

1. Das kognitive Training (mit den Verfahren kognitive Differenzierung, soziale Wahrnehmung und Problemlösungsstrategien) sollte sich vorwiegend in Variablen der Basisstörungen auswirken.
2. Das Sozialtraining [verhaltenstherapeutisches Rollenspiel nach Feldhege et al. (1979) und Liberman et al. (1975)] sollte sich vorwiegend auf Variablen des Sozialverhaltens auswirken.

Methode

In einem Rehabilitationszentrum[2] für schizophrene Patienten wurden 56 Patienten randomisiert zu den zwei Gruppen zugeteilt. Die Gruppen wurden jeweils gleichzeitig und mit 4mal eineinhalb-stündigen Sitzungen pro Woche über ca. 3 Monate durchgeführt.

Die umfangreiche Mehrebenen-Dokumentation mit unterschiedlichen Meßzeitpunkten berücksichtigte hypothetische Basisstörungen, Basissymptome, Psychopathologie, Sozialverhalten, „locus of control", Streßverarbeitung, Compliance, Aktivierung, Medikation u. a. mehr.

In der vorliegenden Arbeit werden nur die zwei oben bereits erwähnten Hauptstörungsbereiche chronisch schizophrener Patienten – nämlich kogniti-

[2] Sozialpsychiatrisches Zentrum des DPWV. Wir danken dem damaligen Leiter, Herrn L. van Hout sowie den beiden stellvertretenden Leitern, Frau Dr. M. Wetzel und Herrn H. Kiefer für die gute Kooperation.

ve Störungen und Sozialverhalten – und diese auch nur in Ausschnitten beschrieben.

Wegen der unterschiedlichen Terminologie bezüglich Basisstörungen oder Basissymptomen (Huber 1983; Klosterkötter 1982; Süllwold 1977) entschieden wir uns, zwei verschiedene Ebenen zu definieren.

Als Basisstörungen verstanden wir mit Olbrich (1988) relativ elementare, weitestgehend experimentalpsychologisch geprüfte, vielleicht sogar als morbustypisch bzw. substratnah zu bezeichnende Funktionen.

Sie wurden erfaßt mit folgenden kognitiven Tests und Aktivierungsmaßen: 3 Subtests der Repeated Psychological Measurements (RPM) (Fahrenberg et al. 1977); d2 (Konzentration) (Brickenkamp 1978); Continuous Performance Test (CPT)[3]; Span of Apprehension (SPA)[3]; Reaktionszeit[3]; Elektrodermale Aktivität (Orientierungsreaktion).

Die zweite Ebene ist unserer Ansicht nach eine mehr komplexe, phänomenologische, die eventuell den subjektiven und objektiven Eindruck von Basisstörungen widerspiegeln könnte. Wir zählten dazu den Frankfurter Beschwerdefragebogen, die Skala zur Einschätzung von Negativsymptomen (SANS) von Andreasen (1982) und die Intentionalitätsskala (InSka) von Mundt et al. (1985).

Zuletzt kommen wir zu den Variablen des Sozialverhaltens, die hier nur mit dem Unsicherheits-Fragebogen (Ullrich et al. 1976) und einer Einschätzung des therapeutischen Personals erfaßt wurden (EBP, Schmid 1984).

Von den 56 aufgenommenen Patienten verblieben 43 für die Auswertung. Diese waren durch folgende Hintergrundvariablen gekennzeichnet:

DSM-III Diagnose: chronisch schizophrene Störung; Alter: 34 (22–49); Intelligenz: 106 (88–136); Krankheitsdauer: 11 Jahre (3–26); Hospitalisierung: 16 Monate (0–26); Dauer der Rehabilitation: 20 Monate (3–76); Medikation/Patient: durchschnittlich 12 000 CPZ-Einheiten/Monat.

Statistik

Wegen der geringen Fallzahl, der Verteilungs- und Skalenqualitäten bevorzugten wir ein nonparametrisches Verfahren, nämlich den Wilcoxon-Matched-Pairs-Signed-Ranks-Test.[4]

Ergebnisse

Zu Beginn der Therapie ergaben sich in den verschiedenen Variablen keinerlei signifikante Unterschiede zwischen den Gruppen.

---

[3] In dankenswerter Kooperation mit Prof. Dr. K. Hahlweg, Dipl. Psych. G. Hank und Dipl. Psych. M. Römer, Max-Planck-Institut für Psychiatrie. CPT u. SPA: Version n. Nuechterlein.
[4] Wir danken Frau Sigrid König für die Auswertungen auf BMDP Siemens 2000.

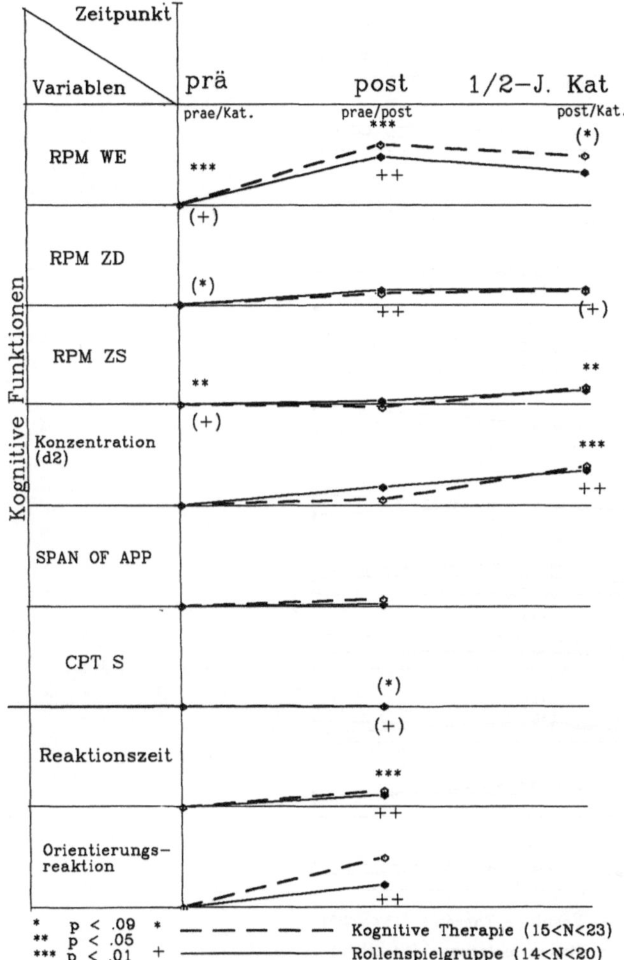

Abb. 1. Differenzen der Basisstörungen innerhalb der Therapiegruppen RPM (Wörter erkennen, Zahlen durchstreichen, Zuordnung Symbole)

Die folgenden Abbildungen zeigen alle die Unterschiede des prozentualen Zugewinns oder der prozentualen Abnahme der Werte innerhalb der Therapiegruppen zu drei verschiedenen Zeitpunkten, nämlich vor Therapiebeginn, nach Therapieende und zum 1/2-Jahres-Katamnese-Zeitraum.

Um die verschiedenen Parameter in den Abbildungen vergleichbar zu machen, sind die Ausgangswerte einfachheitshalber auf Null bezogen. Aufsteigende Linien in den Abbildungen sind immer als Verbesserungen, absteigende Linien als Verschlechterungen zu beurteilen.

Abbildung 1 zeigt die als Basisstörungen definierten Variablen.

Beide Gruppen verbesserten sich signifikant in einem Untertest des RPM („Wörtererkennen"). Ebenfalls in beiden Gruppen wurde die Reaktionszeit

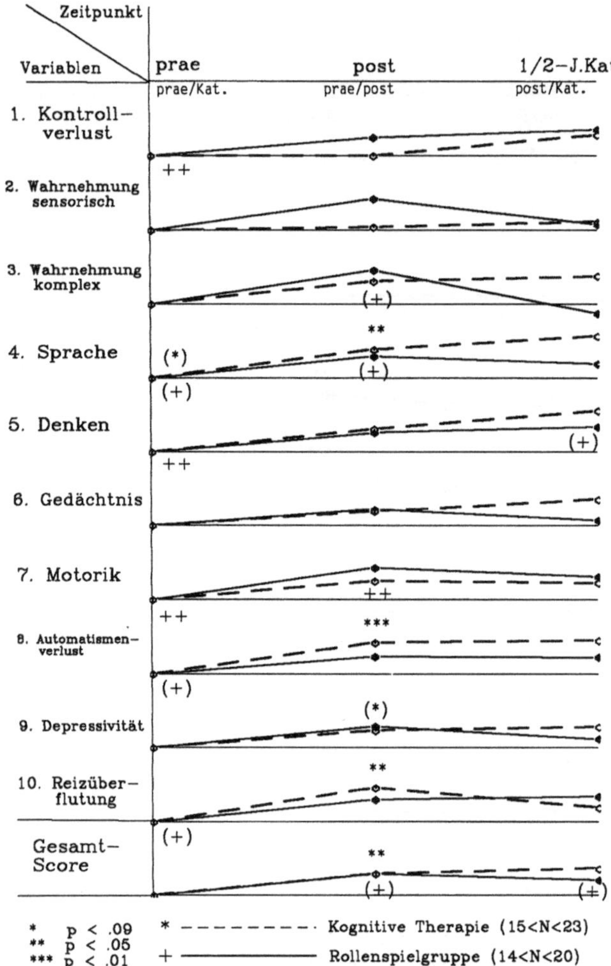

Abb. 2a. Differenzen der Basissymptome innerhalb der Therapiegruppen FBF-Einzelscores und FBF-Gesamtscore

(bezogen auf den Span-of-Apprehension-Test) kürzer. Beide Gruppen zeigten eine in dem engen Feld leider nicht gut sichtbare leichte Verbesserung in einem Hauptmaß des Continuous-Performance-Tests. Verbesserungen in der Konzentration bildeten sich erst zum Katamnesezeitpunkt in beiden Gruppen ab.

Zusammenfassend erzielte also die kognitive Therapie auf der Basistörungsebene keine eigenen Effekte, die als Hinweis für Spezifität gewertet werden könnten. Abbildung 2a zeigt die subjektive Ebene der sog. Basissymptome, nämlich die Ergebnisse des Frankfurter Beschwerdefragebogens (FBF).

Sprache, Automatismusverlust und Reizüberflutung wurden von den Patienten nach der kognitiven Therapie als signifikant weniger beeinträchtigt geschildert. Dies wirkte sich auch im Summenscore dieses Fragebogens aus.

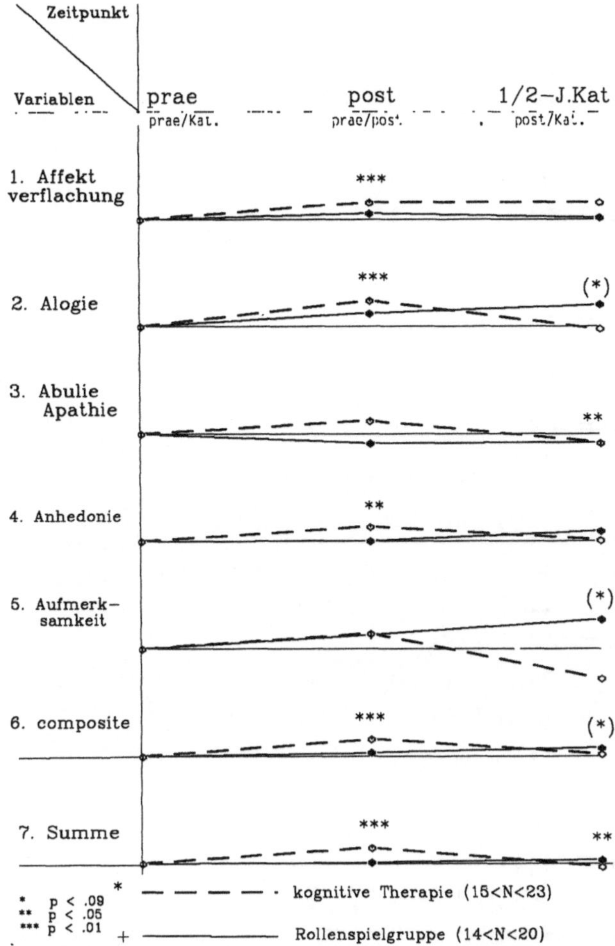

Abb. 2b. Differenzen der Basissymptome innerhalb der Therapiegruppen SANS

Die Rollenspielgruppe erzielte nur eine Verbesserung, nämlich im motorischen Verhalten. Möglicherweise bieten sich hier therapieinhaltlich plausible Verbindungen, die wegen der fehlenden methodischen Stringenz jedoch nicht therapiespezifisch gedeutet werden sollen.

Abbildung 2b zeigt eine objektivere Ebene (Fremdbeurteilung), nämlich die in diesem Zusammenhang als Basissymptome definierten Negativsymptome der SANS.

Die Patienten des kognitiven Trainings erzielten in beiden Gesamtscores hochsignifikante Verbesserungen, die sich zusammensetzen aus einer Verminderung von Affektstörungen, Sprachverarmung und Anhedonie. Allerdings sollte darauf hingewiesen werden, daß diese Verbessereungen im Katamnesezeitraum nicht stabil blieben. Die Patienten des Sozialtrainings erreichten auf dieser Ebene der Negativsymptomatik keinerlei Verbesserungen.

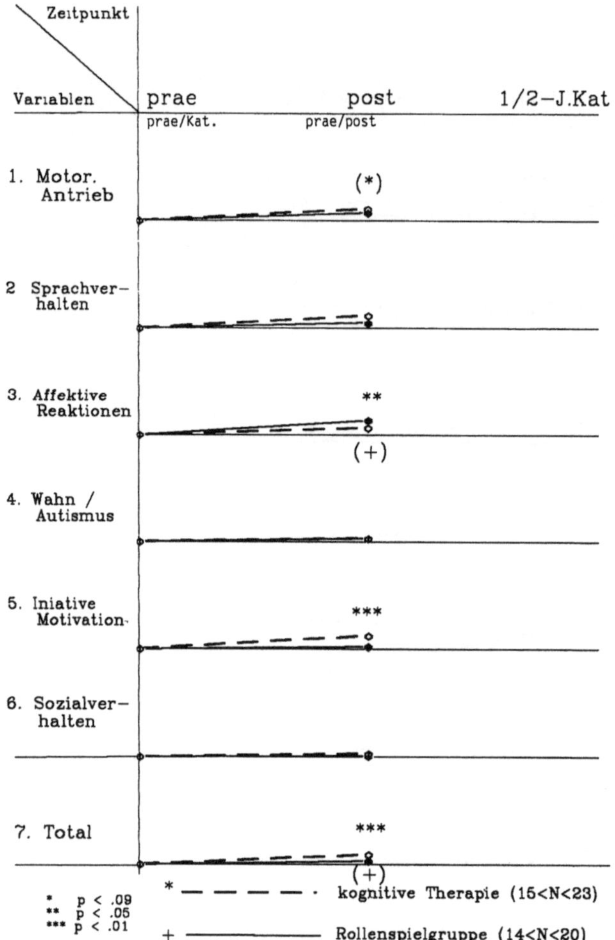

Abb. 2c. Differenzen der Basissymptome innerhalb der Therapiegruppen INSKA

Die Ergebnisse der Intentionalitätsskala sind in Abb. 2c vorgestellt (Zum Katamnesezeitpunkt wurden keine Daten mehr erhoben).

Auch hier wurden die Patienten der kognitiven Gruppen sowohl im Summenscore, als auch im einzelnen im Affekt sowie in Initiative und Motivation besser bewertet.

Die Patienten des Sozialtrainings erzielten nur tendenziell im Gesamtscore wie auch im Faktor „affektive Reaktionen" Verbesserungen.

Die Ergebnisse bezüglich der sozialen Variablen sind in Abb. 3 dargestellt.

Die Patienten des kognitiven Trainings schilderten sich signifikant weniger kritik- und kontaktängstlich und fähiger, Wünsche zu äußern. Die Patienten des Sozialtrainings wurden deutlich kontaktfähiger.

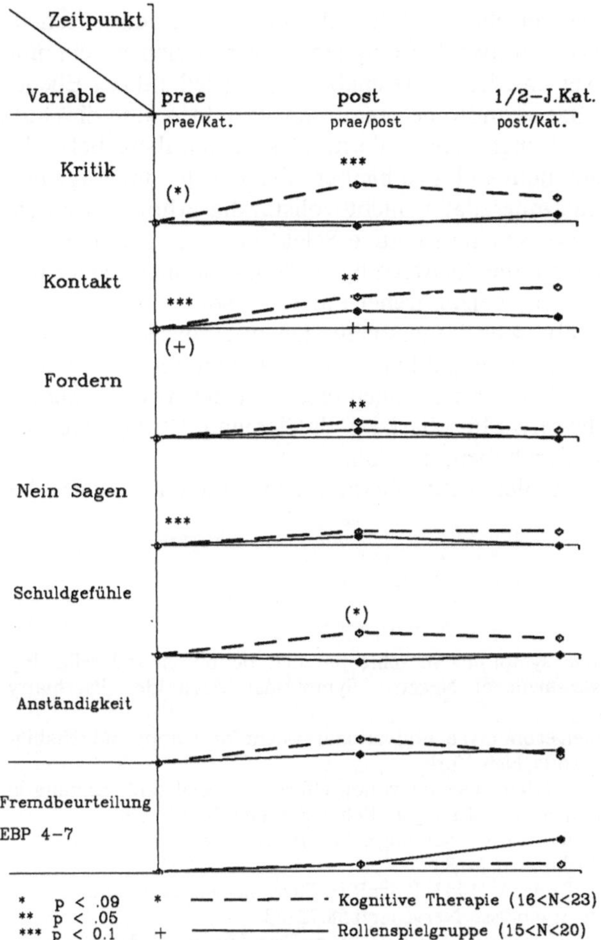

Abb. 3. Differenzen der sozialen Variablen innerhalb der zwei Therapiegruppen. U-Fragebogen

Zusammenfassung und Diskussion

Aus methodischen Gründen sollten bei der Bewertung der Resultate die kleine Fallzahl der Gruppen, die fehlenden spezifischen Zwischengruppenunterschiede und der Mangel einer Kontrollgruppe methodisch berücksichtigt werden. Natürlich sollten auch diese vorläufigen Ergebnisse im Zusammenhang mit komplexeren, externen Variablen wie Rückfall, soziale Anpassung u. a. betrachtet werden.

Bezogen auf die möglicherweise etwas eng formulierten Hypothesen war das kognitive Training nicht verknüpft mit spezifischen Effekten bezüglich spezieller kognitiver Störungen. Das Sozialtraining andererseits erbrachte nicht die erwarteten Effekte in den sozialen Variablen. Mit den erwähnten methodischen Einschränkungen versehen und deshalb mehr unter heuristischen Gesichtspunkten scheint das kognitive Training jedoch verbunden zu sein mit mehr Verbesserungen auf verschiedenen Datenebenen, speziell auf der Ebene der Negativ- bzw. von uns Basissymptome genannten Variablen, und dies auf der Selbst- und Fremdbeurteilungsebene. Allerdings scheinen diese Befunde bis zum Katamnesezeitraum nicht stabil zu bleiben. Dabei sollte im Auge behalten werden, daß die Katamnesedaten nicht vollständig erhoben werden konnten und sich möglicherweise eine negative Selektion herausgebildet haben könnte. Wegen der großen, die Auswertungsmethodik immer wieder behindernden Varianz der Gruppe schizophrener Patienten sollten weitere Forschungen auch einzelfallanalytische Untersuchungen miteinbeziehen. Nicht nur unter forschungsmethodischen Aspekten, sondern auch unter Berücksichtigung therapeutisch praktischer Überlegungen erscheint die Anwendung eines Verlaufsmodells, wie dies etwa Prochaska u. di Clemente 1983 (allerdings für den Suchtbereich) formuliert haben, sinnvoll.

Kanfer (1989) formulierte hierzu die Maxime: „Join the client where he is."

Literatur

Andreasen NC (1982) Negative symptoms in schizophrenia: definition and reliability (SANS-Scale for the Assessment of Negative Symptoms). Arch Gen Psychiatry 39:784–788

Ayllon T, Azrin NH (1965) Token economy: a motivational system for therapy and rehabilitation. Appleton-Century-Crofts, New York

Bellack AS, Hersen M, Turner S (1976) Generalization effects of social skills training in chronic schizophrenics: an experimental analysis. Behav Res Ther 14:391–398

Brenner HD (1989) The treatment of basic psychological dysfunctions from a systemic point of view. Br J Psychiatry 155 (Suppl 5):74–83

Brenner HD, Hodel B, Kube G, Roder V (1987) Kognitive Therapie bei Schizophrenie: Problemanalyse und empirische Ergebnisse. Nervenarzt 58:72–83

Brickenkamp R (1978) Test d$_2$, Aufmerksamkeits-Belastungs-Test. Hogrefe, Göttingen

Buchkremer G, Fiedler P (1987) Kognitive versus handlungsorientierte Therapie. Vergleich zweier psychotherapeutischer Methoden zur Rezidivprophylaxe bei schizophrenen Patienten. Nervenarzt 58:481–488

Cohen R, Florin I, Grusche A, Meyer-Osterkamp S, Sell A (1973) Dreijährige Erfahrungen mit einem Münzsystem auf einer Station für extrem inaktive, chronisch schizophrene Patienten. Z Klin Psychol 2:243–256

Fahrenberg J, Kuhn M, Kulick B, Myrtek M (1977) Methodenentwicklung für psychologische Zeitreihenstudien. Diagnostica 23:15–36

Feldhege FJ, Krauthan G (1979) Verhaltenstrainingsprogramm zum Aufbau sozialer Kompetenz. Springer, Berlin Heidelberg New York Tokyo

Funke B, Reinecker H, Commichau A (1989) Grenzen kognitiver Trainingsmethoden bei schizophrenen Langzeitpatienten. Nervenarzt 60:750–756

Hermanutz M, Gestrich J (1987) Kognitives Training mit Schizophrenen: Beschreibung des Trainings und Ergebnisse einer kontrollierten Therapiestudie. Nervenarzt 58:91–96

Huber G (1983) Das Konzept substratnaher Basissymptome und seine Bedeutung für Theorie und Therapie schizophrener Erkrankungen. Nervenarzt 54:23–32

Hubmann W, Pior R, Mohr F, Rid K (1989) „Spezifische" versus „unspezifische" Trainingsprogramme bei schizophrenen Störungen – erste Ergebnisse. Vortrag auf der 31. Tagung experimentell arbeitender Psychologen (Teap) in Bamberg

Kanfer FH (1989) Basiskonzepte in der Verhaltenstherapie: Veränderungen während der letzten 30 Jahre. In: Hand I, Wittchen H-U (Hrsg) Verhaltenstherapie in der Medizin. Springer, Berlin Heidelberg New York Tokyo

Klosterkötter J (1982) Assoziationspsychologische versus lernpsychologische Schizophrenietheorie. Fortschr Neurol Psychiat 50:165–170

Kraemer S, Sulz KHB, Schmid R, Lässle R (1987) Kognitive Therapie bei standardversorgten schizophrenen Patienten. Nervenarzt 58:84–90

Kraemer S, Zinner HJ, Möller HJ (1989) Kognitive Therapie und Sozialtraining: Vergleich zweier verhaltenstherapeutischer Behandlungskonzepte für chronisch-schizophrene Patienten. Erste und vorläufige Ergebnisse. In: Schüttler R, Bell v. Blumenthal S, Neumann N, Vogel R (Hrsg) Kognitive Therapieverfahren bei Schizophrenien. Bestandsaufnahme, Kritik und Ausblick. Zuckschwerdt, München (im Druck)

Lazarus AA (1976) Multimodal behavior therapy. New York. Dt Ausg: Multimodale Verhaltenstherapie, Fachbuchhandlung für Psychologie, Verlagsabt., Frankfurt 1978

Liberman RP, King LW, De Risi WJ, McCann M (1975) Personal effectiveness. Research Press, Champaign/Ill.

Liberman RP, Mueser KT, Wallace CJ, Jacobs HE, Eckman T, Massel HK (1986) Training skills in the psychiatrically disabled: learning coping and competence. Schizophr Bull 12:631–647

Meichenbaum DW (1977) Methoden der Selbstinstruktion. In: Kanfer F, Goldstein AP (Hrsg) Möglichkeiten der Verhaltensänderung. Urban & Schwarzenberg, München

Möller HJ, Kraemer S, Zinner HJ (1989) Möglichkeiten und Grenzen der Verhaltenstherapie bei Patienten mit schizophrenen Erkrankungen. In: Wahl R, Hautzinger M (Hrsg) Verhaltensmedizin. Konzepte, Anwendungsgebiete, Perspektiven. Deutscher Ärzteverlag, Köln, S 223–234

Möller HJ, Nobis E, Möller C (1981) Erfahrungen beim Aufbau eines Realitätstrainings für schizophrene Patienten. Psychother Med Psychol 31:74–82

Mundt C, Fiedler P, Pracht B, Rettig R (1985) InSka (Intentionalitätsskala). Ein neues psychopathometrisches Instrument zur quantitativen Erfassung der schizophrenen Residualsymptomatik. Nervenarzt 56:146–149

Olbrich R (1988) Mündliche Mitteilung

Olbrich R, Mussgay L (1990) Reduction of schizophrenic deficits by cognitive training: an evaluative study. Eur Arch Psychiatr Neurol Sci 239:366–369

Prochaska JO, di Clemente C (1983) Stages and processes of self-change of smoking: Toward an integrated model of change. J Consult Clin Psychol 51:390–395

Roder V (1988) Experimentalpsychologische Therapiestudie zur Beurteilung des Behandlungsverlaufs chronisch schizophrener Patienten: Spezifikation der Kontrollmittel und inhaltliche Überarbeitung des Unterprogramms „Kognitive Differenzierung" aus dem Integrierten Psychologischen Therapieprogramm (IPT). Unveröffentlichte Doktorarbeit, Universität Bern

Roder V, Brenner HD, Kienzle N (1988) Integriertes Psychologisches Therapieprogramm für schizophrene Patienten (IPT). Psychologie Verlags Union, München

Schmid R (1984) Psychotherapeutische Zusatzbehandlung zur Verbesserung kognitiver Basisstörungen schizophrener Patienten. Eine Pilotstudie. Unveröffentlichte Diplomarbeit, LMU München

Spaulding WD, Storms L, Goodrich V et al. (1986) Applications of experimental psychopathology in psychiatric rehabilitation. Schizophr Bull 12:560–577

Süllwold L, Herrlich J (1990) Psychologische Behandlung schizophren Erkrankter. Kohlhammer, Stuttgart Berlin Köln

Süllwold L (1986) Frankfurter Beschwerde-Fragebogen. Springer, Berlin Heidelberg New York Tokyo

Sulz SKD, Kraemer S, Bittner R, Michl R, Wachinger A (1987) Ein verhaltenstherapeutischer Ansatz in der Therapie chronisch Schizophrener – eine kontrollierte Therapiestudie. In: Sulz SKD (Hrsg) Psychotherapie in der klinischen Psychiatrie. Thieme, Stuttgart

Ullrich R, Ullrich de Muynck R (1976) Die Unsicherheitsfragebogen-Testmappe und Anleitungen für den Therapeuten. Pfeiffer, München

Neuroleptikabedarf und familiäre Umwelt

T. Held und D. Kempkens

Problemstellung

Seit etwa 15 Jahren verbinden sich in den Landeskliniken der Bundesrepublik Deutschland, wenngleich in unterschiedlichem Ausmaß, die Überzeugungen der Psychiater und die Bedürfnisse der Kostenträger in dem Bestreben, Dauerunterbringungen chronisch psychisch kranker Patienten, sofern sie fortbestehen, durch Enthospitalisierung zu beenden und neue Dauerunterbringungen gar nicht mehr entstehen zu lassen. Parallel dazu wurde versucht, ein möglichst breites Spektrum alternativer Wohn- und Betreuungsangebote zu schaffen, um den unterschiedlichen Graden an Betreuungsbedürftigkeit der Patienten in ihrer nachstationären Zeit Rechnung zu tragen. Im Umkreis der Rheinischen Landesklinik Bonn ist dies, im Vergleich der Städte und Bundesländer, in eher überdurchschnittlichem Umfang realisiert worden. Entsprechend dem Wandel der Lehrmeinungen ist dabei die Einschätzung der Ursprungsfamilien der Patienten als Betreuungsmilieu einem Wandel unterworfen gewesen: Hatte die Rezeption der frühen Arbeiten von Leff u. Vaughn (1981) noch dazu geführt, zur Rückfallvermeidung reduzierten Kontakt zu den Angehörigen zu verschreiben oder direkte Trennungsempfehlungen auszusprechen, so führte später die verstärkte Arbeit mit Angehörigen einzeln und in Gruppen zu einer positiveren Bewertung ihres Einflusses und zu der Konzeption direkter Hilfen für Familien, die mit ihren schizophrenen Angehörigen zusammenleben. Dies ändert freilich nichts an der Tatsache, daß in unserer Gesellschaft erwachsene Schizophrene nur relativ selten in ihrer Ursprungsfamilie verbleiben und dies um so seltener, je länger die Erkrankung andauert und je schwerwiegender ihre Erscheinungsformen sind. Wie von Zerssen et al. (1989) im Rahmen einer WHO-Studie kürzlich zeigen konnten, ist dies in einem Entwicklungsland wie Kolumbien durchaus anders: die schizophrene Erkrankung führt in einem viel geringeren Ausmaß zur Trennung von ihrem familiären Ursprungsmilieu, was mit der dort beobachteten günstigeren Verlaufsprognose schizophrener Erkrankungen kausal zusammenhängen könnte. Das bei uns viel größere Angebot außerfamiliärer psychiatrischer Betreuung erscheint im Lichte dieser Befunde als ein nicht unbedingt erfolgreicher Versuch, die haltenden Funktionen eines familiären Netzwerkes zu ersetzen.

Für eine psychiatrische Landesklinik bedeutet dies, daß sich auf ihren Langzeitstationen jene Patienten konzentriert finden werden, die
– keine aufnahmebereite Ursprungsfamilie besitzen und
– die wegen der Erscheinungsform ihrer Erkrankung in eine betreute Einzelwohnung oder eine betreute Wohngemeinschaft bzw. ein psychiatrisches Wohnheim nicht entlassen werden können oder aber dort sich nicht halten konnten.

Sehr rar geworden, weil meist längst entlassen, sind ruhige, stabilisierte Patienten mit leicht durch die Umwelt kompensierbaren Behinderungen. Da sich nach meiner Meinung für die gemeinsame Behandlung auch und gerade der schwerer gestörten Patienten mit vielen anderen Kranken keine anderen als ökonomische Argumente finden lassen, bleibt die Aufgabe einer Klinik wie der unseren, neue Behandlungs- und Betreuungswege zu finden, die zugleich gestatten, die Risiken der Verabreichung hoher Neuroleptikadosen über lange Zeiträume als auch die Risiken gehäufter Rückfälle und des psychiatrischen Hospitalismus zu minimieren.

Die psychiatrische Familienpflege schien uns einen solchen Ansatz zu bieten, bei dem zugleich Zusammenhänge zwischen Neuroleptikadosierung, familiärem Milieu und Rückfallhäufigkeit untersucht werden könnten.

Patienten, Familien und Methoden

In die Untersuchung einbezogen wurden all jene Familienpflege-Patienten, die die Diagnose einer chronischen Schizophrenie hatten, zum Zeitpunkt des Eintritts in die Familie neuroleptisch behandelt wurden und deren Übertritt in die Familienpflege 2 Jahre oder mehr zurückliegt. Nicht einbezogen wurden nicht neuroleptisch behandelte Schizophrene, Patienten anderer Diagnosegruppen und solche, die erst kürzlich in Familienpflege übernommen wurden. Unter Anlegung dieser Ein- und Ausschlußkriterien ergab sich eine Untersuchungspopulation von n=21, und zwar 15 Frauen und 6 Männer. Ihr heutiges Durchschnittsalter beträgt 51 Jahre, die durchschnittliche kumulierte Aufenthaltsdauer (unterbrochen durch Entlassungsversuche) in der Rheinischen Landesklinik 13 Jahre. Alle Patienten bis auf einen wiesen zusätzlich zu den Minussymptomen in Form von Affektverflachung, Antriebsmangel und Sprachverarmung deutliche produktive Symptome wie paranoide Wahnideen und akustische Halluzinationen auf.

Vom Zeitpunkt des Eintritts in die Familienpflege rechneten wir einen 2-Jahres-Zeitraum rückwärts und vorwärts, innerhalb dessen die neuroleptische Behandlung, umgerechnet in Chlorpromazin-Äquivalente, fortlaufend dokumentiert wurde.

Zugleich wurden Exazerbationen und Verschlechterungen des psychopathologischen Zustandes dokumentiert. Diese wurden als Rückfälle dann gewertet, wenn sie bei einem entlassenen Patienten die stationäre Aufnahme notwendig gemacht hatten oder aber wenn sie bei stationären Patienten ein Ausmaß annahmen, das bei außerstationärem Aufenthalt eine stationäre Klinik-aufnahme erforderlich gemacht hätte, also einen Rückfall im Krankenhaus darstellte. Entsprechendes galt für die Definition des Rückfalls in der Familienpflege: eine Verschlechterung des psychischen Zustandes eines Patienten, die die Bewältigungsmöglichkeiten innerhalb der Familie überstieg und eine, sei es auch nur kurzdauernde stationäre Behandlung notwendig machte.

Die Pflegefamilien sind, sozio-ökonomisch gesehen, aus der Arbeiter- und kleineren Angestelltenschicht, die Pflegemütter sind im Durchschnitt 43 Jahre alt, die Familien haben im Schnitt 2,85 Kinder. Die Nennung dieser Durchschnittszahlen sollte allerdings nicht den Blick auf die Tatsache verstellen, daß es sich zwar um normale, aber keinesfalls um durchschnittliche Familien handelt: anders als die immense Mehrheit unserer Bevölkerung sind sie bereit, die soziale Distanz zu einem psychisch Kranken so weit zu vermindern, daß sie ihm einen Platz in der eigenen Familie eröffnen.

Bezüglich ihrer Auswahl sei gesagt, daß ein besonderes Augenmerk auf jene Eigenschaften gelegt wurde, die den sog. Low-expressed-emotions-Familien nachgerühmt werden:

Flexibilität, Fähigkeit, die Zahl kritischer Bemerkungen gering zu halten sowie die Fähigkeit, eine Eskalation negativer Affekte zu verhindern. Da die Situation, die ein High-expressed-emotions-Verhalten auslösen könnte, zum Auswahlzeitpunkt noch nicht besteht, ist es entscheidend wichtig, daß die Pflegefamilie durch das besuchende Team eben jene Unterstützung erfährt, die die Ausbildung negativer Interaktionsmuster verhüten. Bezüglich der Einzelheiten der Beeinflussung der Familienpflegesituation muß ich auf andere Arbeiten von mir verweisen (Held 1989).

Ergebnisse

Von den 21 Patienten unserer Untersuchungspopulation hatten 16, d. h. 76% in den 2 Jahren vor ihrem Übertritt in die Familienpflege Rückfälle im Sinne der oben gegebenen Definition. In den 2 Jahren nach dem Eintritt in die Familienpflege waren es 5, d. h. 24%.

Da wir uns im wesentlichen der Methode des intraindividuellen Vergleichs bedienen und wegen der geringen Gruppengröße Durchschnittswerte stark von den Werten einzelner Patienten beeinflußt werden, wollen wir bei der Entwicklung der Neuroleptikadosen nicht die absoluten Werte bzw. deren Durchschnitt dokumentieren. Nur zur Orientierung möge erwähnt werden, daß zum Zeitpunkt des Übertritts in die Familienpflege die durchschnittliche neuroleptische Tagesdosis 860 mg Chlorpromazin-Äquivalent betrug.

Vielmehr soll der relative Neuroleptikabedarf in dem 4-Jahres-Zeitraum dargestellt werden, bezogen auf die als 100% angesetzte individuelle Tagesdosis zum Zeitpunkt des Übertritts in die Familienpflege. Er entwickelte sich wie in Abb. 1 dargestellt.

Wir sehen, daß sich die Charakterisierung unserer Patienten als nur ungenügend stabilisierte Langzeitpatienten auch in der Entwicklung ihrer medika-

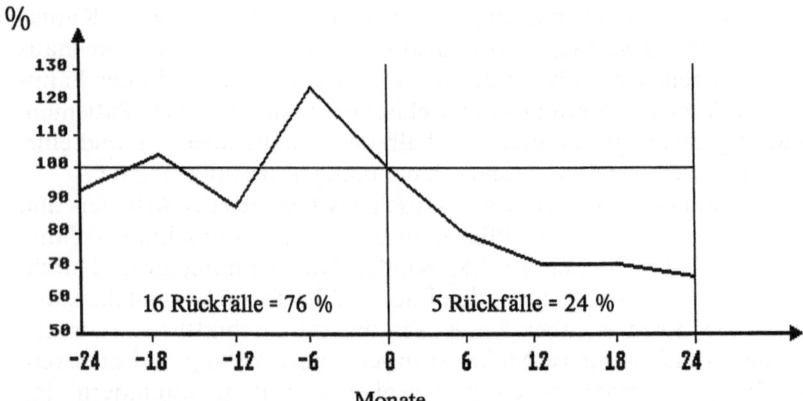

Abb. 1. Entwicklung des relativen Neuroleptikabedarfs vor und nach Eintritt in die Pflegefamilie

mentösen Behandlung wiederfindet: In den 2 Jahren vor Eintritt in die Pflegefamilie sind größere Schwankungen erkennbar, die mit den erwähnten 76%
Rückfällen zusammenhängen. Im Durchschnitt erreicht die individuelle Neuroleptikadosierung einen Höhepunkt 6 Monate vor Eintritt in die Pflegefamilie. In den 2 Jahren der psychiatrischen Familienpflege sinkt nicht nur die
Rückfallhäufigkeit drastisch von 76% auf 24%, auch der Neuroleptikabedarf
stabilisiert sich auf einem Niveau, das am Ende der 2-Jahres-Periode bei 70%
der Dosis liegt, die bei Eintritt in die Pflegefamilie benötigt wurde. Diese Dosis
ist wiederum deutlich geringer als die im Durchschnitt der 2 vorhergehenden
Jahre benötigte.

Da die Beobachtungsdauer einer größeren Zahl von Patienten in der Familienpflege nunmehr bis zu 5 Jahren beträgt, ist es möglich hinzuzufügen,
daß die beiden hier beschriebenen Trends: drastische Senkung der Rückfallhäufigkeit; weniger dramatische, aber deutliche Senkung des Neuroleptikabedarfs, sich später fortsetzen.

Es kann also von einer befriedigenden Stabilisierung von schwerkranken
chronischen Patienten gesprochen werden, die sich in keinem anderen Milieu
inklusive des Krankenhausmilieus hatten stabilisieren können.

Diskussion

Die hier vorgelegten Befunde erlangen ihre Aussagekraft vor allem dann,
wenn sie zusammen gesehen werden. Es handelt sich um eine Population lang-
jährig chronifizierter Patienten, bei denen es aber nicht zu der Ausbildung eines stabilen „reinen Defekts" kam, der durch entsprechende ärztliche, pfle-
gende und soziale Maßnahmen kompensiert werden könnte. Vielmehr haben

die Persistenz produktiver Symptome und/oder die regelmäßige Wiederkehr eskalierender Beziehungsprobleme zu immer wiederkehrenden Rückfällen geführt, obwohl eine ausreichende Neuroleptikadosierung und eine ausreichende Compliance gesichert waren.

Es zeigt sich also, daß unter den Bedingungen psychiatrischer Familienpflege, trotz höherer Stimulation als auf psychiatrischen Langzeitstationen, die Eskalation psychotischer Interaktionsmuster sowie auch die Eskalation neuroleptischer Gegenmaßnahmen weitgehend fehlen. Zur Erklärung dieses konstanten, auch unter anderen kulturellen Bedingungen reproduzierbaren Phänomens haben wir eine Modellvorstellung entwickelt, die etwa folgendes besagt: Familienpflege gelingt, wenn den 3 beteiligten Partnern Patient, Familie und betreuendes Team die nichteskalierende Modulation negativer Affekte gelingt. Dies wiederum wird dadurch ermöglicht, daß die Akteure nicht *eine* zugeschriebene Rolle, sondern deren mindestens 2 haben, zwischen denen sie sich nach ihrem jeweiligen Bedürfnis bewegen können: der Patient ist Gast und Familienmitglied, die Frau des Hauses ist Familienmutter und Pflegemutter. Bei der kausalen Attribution störenden Verhaltens besteht zwischen den Polen „krank" und „nicht krank" ein breites Spektrum, das begabte Pflegemütter sehr flexibel nutzen, um die Verantwortung des Hausgenossen in unterschiedlichem Maße anzusprechen.

Wir haben zeigen können, daß auch die Modulierung der sozialen Distanz *innerhalb* der Familie, d. h. die unterschiedliche Einbeziehung des Patienten in Familienrituale, von guten Familien flexibel gehandhabt und zur Steuerung des Prozesses genutzt wird. Zurück zu den Klinikpatienten: Wenn die Definition des „neuen chronischen" Patienten besagt, daß er trotz von Anfang an adäquater psychiatrischer Behandlung schwere schizophrene Defekte mit der Persistenz produktiver Symptome oder krankheitsbedingter Verhaltensstörungen entwickelt, so trifft dies für die von uns untersuchte Population genauso zu.

Anders ausgedrückt: die „neuen chronischen" Patienten und jene „alten chronischen", die im wesentlichen die noch verbleibenden Langzeitpatienten der Landeskliniken ausmachen, gleichen sich aufs Haar. Es können auch ähnliche Therapieempfehlungen gegeben werden, inklusive jener der psychiatrischen Familienpflege. Es darf aber nicht unerwähnt bleiben, welche die begrenzenden Faktoren der psychiatrischen Familienpflege sind:

Im Einzugsbereich einer Klinik findet sich immer nur eine begrenzte Anzahl von Familien, die zugleich zu dieser Arbeit bereit und für sie geeignet sind. Speziell junge chronische Patienten, die zu ihrer Vitalität auch oft noch eine erhebliche Krankheitsaktivität in die Familienpflegesituation einbringen, können die Bewältigungskapazitäten der Familien erschöpfen. Es ist Aufgabe des Familienpflegeteams, eine solche Erschöpfungssituation in der Familie zu verhüten, um jenen Grad an Lebendigkeit und Flexibilität zu erhalten, um den sich psychiatrische Behandlungsinstitutionen vergeblich bemühen.

Zusammenfassung

Der intraindividuelle Vergleich einer Gruppe von 21 neuroleptisch behandelten schlecht stabilisierten chronisch Schizophrenen 2 Jahre vor und nach dem Übergang aus einer psychiatrischen Klinik in psychiatrische Familienpflege läßt eine deutliche Verminderung der Rückfälle und im Zusammenhang damit eine deutliche Verringerung der durchschnittlichen neuroleptischen Tagesdosis erkennen. Bedingungen bezüglich der Auswahl und der Begleitung der Pflegefamilien werden aufgezeigt.

Literatur

Held T (1989) Psychiatrische Familienpflege. Ergebnisse einer prospektiven elfjährigen Langzeitstudie. Enke, Stuttgart

Leff J, Vaughn C (1981) The role of maintenance therapy and relatives' expressed emotions in relapse of schizophrenia: a two-year follow-up. Br J Psychiatry 139:125–137

Zerssen D von, Leon C, Möller H-J, Wittchen H-U, Pfister H, Sartorius N (1990) Care strategies for schizophrenic patients in a transcultural comparison. Comprehensive Psychiatry 31:398–408

Sachverzeichnis